Å være intensivsykepleier

Den komplette guiden

Nora NILSEN

Innholdsfortegnelse

Kapittel 1: Introduksjon til gjenoppliving   11

Essensen av gjenoppliving   12

Historikk med medisinsk gjenoppliving   14

Moderne gjenoppliving: dagens praksis og problemstillinger   19

Gjenopplivning i akuttmedisinsk sammenheng   23

Gjenopplivningspersonalets rolle   28

Utfordringer og fordeler ved å jobbe på intensivavdelingen   33

Kapittel 2: Intensivsykepleierens rolle   39

Grunnlaget for sykepleierrollen i intensivavdelingen   40

Overvåking og vurdering av intensivpasienter   43

Håndtering av luftveier og ventilasjon   47

Administrering av medisiner og behandlinger   52

Kommunikasjon og støtte til pasienter og pårørende   58

Håndtering av nødsituasjoner og kode blå   63

Nøyaktig dokumentasjon og journalføring 69

Håndtering av stress og personlig velvære 74

Kapittel 3: Gjenopplivningsutstyr og -teknologi 81

De teknologiske pilarene i gjenoppliving 82

Mekanisk ventilasjon og respirasjonsassistanse 85

Overvåking av vitale tegn og kritiske parametere 90

Sirkulasjonsassistanse og deteksjonsutstyr 95

Håndtering av luftveier og intubasjonsutstyr 99

Teknologi for hjerte- og lungeredning (HLR) 104

Forvaltning og vedlikehold av utstyr 109

Etikk og sikkerhet ved bruk av teknologi 114

Kapittel 4: Behandling av intensivpasienter 121

Innleggelse og triage av intensivpasienter 122

Kontinuerlig overvåking av vitale tegn og parametere 127

Luftveishåndtering og mekanisk ventilasjon 132

Hemodynamisk stabilisering og væskebehandling 139

Smerte- og agitasjonsbehandling 143

Forebygging og håndtering av infeksjoner på intensivavdelingen	148
Håndtering av ernæring og metabolsk balanse	153
Overgang til andre behandlingsenheter	157

Kapittel 5: Sykdommer som behandles på intensivavdelingen — 163

Alvorlige traumer og polytraumer	164
Akutte respirasjonsforstyrrelser og respirasjonsinsuffisiens	168
Akutte hjertesykdommer og hjertesvikt	173
Sepsis, septisk sjokk og multiorgansvikt	177
Akutte nevrologiske forstyrrelser: hjerneslag og hodetraumer	182
Akutte forstyrrelser i stoffskiftet og elektrolyttforstyrrelser	186
Behandling av postoperative pasienter på intensivavdelingen	191
Andre spesifikke patologier innen intensivbehandling	195

Kapittel 6: Akuttbehandling på intensivavdelingen — 201

Forberedelser til nødsituasjoner på intensivavdelingen	202
Tiltak ved hjertestans	206
Behandling av alvorlig respirasjonssvikt	210

Behandling av sjokk og sirkulasjonssvikt 214

Reaksjon på akutte komplikasjoner av behandlingen 219

Spesifikke nødsituasjoner på intensivavdelingen 223

Simulering og trening i akuttmedisinske nødsituasjoner 228

Analyse etter hendelser og kontinuerlig forbedring 232

Kapittel 7: Psykososial omsorg på intensivavdelingen 239

Kommunikasjon med bevisstløse eller intuberte pasienter 240

Støtte til familier og pårørende på intensivavdelingen 244

Håndtering av sorg og livets sluttfase på intensivavdelingen 249

Håndtering av stress og traumer hos pasienter 254

Stress- og traumebehandling for fagpersoner 259

Velværepraksis for pasienter og pårørende 264

Effekten av psykososial omsorg på kliniske resultater 269

Trening og ferdigheter i empatisk kommunikasjon 273

Kapittel 8: Etikk og dilemmaer innen intensivbehandling 279

Beslutningstaking i livets sluttfase og begrensning av behandling 280

Ivaretakelse av intensivpasienters verdighet og rettigheter	284
Håndtering av etiske konflikter i teamet	288
Smertebehandling og sedering i livets sluttfase	293
Rettferdighet og ressursallokering innen intensivbehandling	297
Informert samtykke og pasientmedvirkning	302
Gjenopplivningsforskning og etiske overveielser	307
Etisk opplæring og personlig refleksjon på intensivavdelingen	313
Kapittel 9: Etterutdanning og faglig utvikling	319
Betydningen av etterutdanning innen intensivbehandling	320
Tilgang til opplæring og ressurser innen gjenoppliving	325
Utvikling av kliniske og tekniske ferdigheter	330
Styrke team- og krisehåndteringsevnen	335
Etisk opplæring og informert beslutningstaking	340
Utvikling av ferdigheter i kommunikasjon og psykososial omsorg	345
Håndtering av stress og personlig velvære	350
Sertifisering og akkreditering innen intensivbehandling	354

Kapittel 10: Intensivsykepleiernes erfaringer og opplevelser 359

Dagliglivet på intensivavdelingen 360

Minneverdige øyeblikk og inspirerende historier 364

Håndtering av følelser og stress på intensivavdelingen 367

Forholdet til pasienter og pårørende 372

Personlig og faglig utvikling 377

Balanse mellom jobb og privatliv 381

Råd til fremtidige intensivsykepleiere 386

Kapittel 11: Fremtidsutsikter for medisinsk gjenopplivning 391

Teknologiske fremskritt og innovasjon innen intensivbehandling 392

Nye tilnærminger til opplæring og utdanning innen intensivbehandling 396

Å ta hensyn til psykososiale faktorer og psykisk helse 399

Persontilpasset behandling og presisjonsmedisin innen intensivbehandling 403

Miljømessig bærekraft og ressursforvaltning i intensivavdelingen 407

Tverrfaglig samarbeid for optimale resultater 411

Kapittel 12: Ressurser og referanser 417

Oppslagsverk og håndbøker om intensivbehandling 418

Konferanser og arrangementer om gjenoppliving	424
Praktiske verktøy og mobilapplikasjoner	428
Faglige anbefalinger og retningslinjer	431
Ressurser for å håndtere stress og velvære	435
Faglige organisasjoner og nettverksbygging	437
Muligheter for nettverksbygging og engasjement i gjenopplivningsmiljøet.	439

Kapittel 1

Introduksjon til gjenoppliving

Essensen av gjenoppliving

Definisjon og mål for medisinsk gjenoppliving
Medisinsk gjenopplivning, også kjent som intensivbehandling eller intensivavdeling (ICU), er en spesialisert gren av medisinen som er dedikert til behandling av pasienter med akutte og livstruende medisinske tilstander. Målet er å stabilisere, overvåke og behandle pasienter som lider av hemodynamisk ustabilitet, dysfunksjon i vitale organer og andre kritiske helseproblemer. Medisinsk gjenopplivning involverer et tverrfaglig team av helsepersonell, inkludert leger, sykepleiere, teknikere, farmasøyter og terapeuter, som samarbeider om å gi intensivbehandling til pasientene.

Mål for medisinsk gjenoppliving :
- **Stabilisering og overlevelse:** Hovedmålet med medisinsk gjenopplivning er å stabilisere kritisk syke pasienter og forhindre rask forverring av tilstanden. De første intervensjonene tar sikte på å opprettholde vitale funksjoner som pust, sirkulasjon og perfusjon, slik at kroppen får tid til å komme seg og respondere på behandlingen.
- **Kontinuerlig overvåking:** Pasienter på medisinsk intensivavdeling krever tett og kontinuerlig overvåking av vitale tegn, nevrologisk status, hemodynamiske parametere og respons på behandling. Nøye overvåking gjør det mulig å oppdage endringer i pasientens tilstand raskt og justere intervensjonene deretter.
- **Spesialiserte behandlinger :** Medisinsk gjenopplivning gir et miljø som bidrar til gjennomføring av spesialiserte og avanserte behandlinger. Dette kan omfatte administrering av komplekse legemidler, behandling av metabolske forstyrrelser, bruk av teknologier som mekanisk ventilasjon og sirkulasjonsstøtte, og utførelse av viktige medisinske prosedyrer.
- **Forebygging av komplikasjoner:** Medisinske gjenopplivningsteam arbeider aktivt for å identifisere og håndtere risikoen for komplikasjoner knyttet til pasientens akutte sykdom og nødvendige medisinske tiltak. Dette kan innebære å forebygge infeksjoner, opprettholde organfunksjonen og redusere bivirkningene av behandlingen.

- **Psykososial støtte:** I tillegg til medisinsk behandling anerkjenner medisinsk gjenopplivning viktigheten av psykososial omsorg for pasienter og pårørende. Teamene tilbyr emosjonell støtte, informasjon og tydelig kommunikasjon for å hjelpe pasientene med å takle stressende omstendigheter og usikkerhet.
- **Overgang til oppfølgingsbehandling:** Når pasientens tilstand er stabilisert, er målet å legge til rette for en smidig **overgang til** andre behandlings- eller oppfølgingsenheter og samtidig gi omfattende informasjon til påfølgende behandlingsteam for å sikre optimal kontinuitet i behandlingen.

Ved å forstå definisjonen av og de grunnleggende målene for medisinsk gjenoppliving vil fremtidig helsepersonell bedre kunne forstå hvor viktig dette fagområdet er, og få et helhetlig bilde av rollene og ansvaret som er knyttet til intensivbehandling av høy kvalitet.

Gjenopplivingens avgjørende betydning for pasientenes overlevelsessjanser

Medisinsk gjenoppliving spiller en avgjørende rolle for overlevelsen til pasienter i kritisk tilstand og i nødsituasjoner. For mange mennesker som står overfor akutte og livstruende medisinske tilstander, er det ofte avgjørende for om de overlever eller ikke. Gjenopplivningens avgjørende betydning for pasientenes overlevelsessjanser er grunnleggende for å forstå hvor viktig denne medisinske disiplinen er.

Forbedrede sjanser for overlevelse :
- **Tidlig intervensjon:** I mange situasjoner er rask medisinsk gjenopplivning avgjørende for å stabilisere pasienten og forhindre alvorlig organsvikt. Tidlig behandling, inkludert luftveishåndtering, ventilasjon og korrigering av metabolske ubalanser, bidrar til å stabilisere vitale funksjoner og øke sjansene for overlevelse.
- **Tilgang til avanserte behandlinger:** Medisinsk gjenopplivning gir pasientene tilgang til avansert og spesialisert behandling som ikke alltid er tilgjengelig på andre avdelinger. Behandlinger som mekanisk ventilasjon, vasoaktive legemidler og akutt kirurgi kan forbedre sjansene for overlevelse radikalt.

- **Konstant overvåking:** Tett overvåking i forbindelse med medisinsk gjenopplivning gjør det mulig å oppdage tegn på forverring tidlig og justere behandlingen umiddelbart. Dette minimerer potensielle komplikasjoner og forbedrer responsen på medisinske problemer i sanntid.
- **Reagerer i nødsituasjoner:** Opplæringen og ekspertisen til fagfolk innen medisinsk gjenoppliving gjør dem i stand til å reagere effektivt i nødsituasjoner som hjertestans, alvorlig sjokk og akutt respirasjonssvikt. Rask respons kan utgjøre forskjellen mellom liv og død.
- **Støtte til vitale organer:** Pasienter som gjennomgår medisinsk gjenoppliving får intensivbehandling for å opprettholde funksjonen til vitale organer som hjerte, lunger, hjerne og nyrer. Ved å beskytte disse organene mot skade og håndtere ubalanser øker medisinsk gjenoppliving sjansene for overlevelse.
- **Forebygging av komplikasjoner:** Kontinuerlig overvåking, håndtering av infeksjoner og potensielle komplikasjoner samt proaktiv håndtering av medisinske problemer bidrar til å unngå multiorgansvikt og fatale konsekvenser.

At medisinsk gjenoppliving har en avgjørende betydning for pasientenes overlevelseschanser, er tydelig demonstrert av de forbedrede overlevelsesratene som er observert hos pasienter som behandles på intensivavdelinger. Gjenopplivningspersonell er opplært til å ta kritiske beslutninger raskt og iverksette hensiktsmessige tiltak, noe som kan utgjøre en betydelig forskjell for bedring og overlevelse hos pasienter i kritiske medisinske situasjoner.

Historikk med medisinsk gjenoppliving

Gjenopplivningens opprinnelse: fra mytologi til moderne medisin
Historien om medisinsk gjenoppliving går flere tusen år tilbake i tid og har sine røtter i mytologiske fortellinger, vitenskapelige oppdagelser og utviklingen av medisinsk praksis. Fra den enkle troen på oppstandelse til utviklingen av sofistikerte gjenopplivingsteknikker, illustrerer gjenopplivingens historie menneskets oppfinnsomhet og konstante innsats for å redde liv.

Mytologi og eldgammel tro :
De første forestillingene om gjenoppliving har sin opprinnelse i myter og trosforestillinger i ulike gamle kulturer. Historier om oppstandelse og mirakuløs oppvåkning finnes i egyptisk, gresk, romersk og annen mytologi. Guder og helter var ofte involvert i fortellinger om å vende tilbake til livet etter døden, noe som gjenspeiler menneskets fascinasjon for gjenfødelse.

Vitenskapelige og middelalderske fremskritt :
I løpet av århundrene har vitenskapelige og medisinske fremskritt begynt å legge grunnlaget for moderne gjenoppliving. I middelalderen ble det gjort forsøk på gjenoppliving, men de var ofte basert på ineffektive og uvitenskapelige metoder. Disse tidlige forsøkene bidro imidlertid til å stimulere interessen for å forstå livsfunksjoner og blodsirkulasjon.

Utvikling av moderne gjenoppliving :
1700- og 1800-tallet var nøkkelperioder i utviklingen av moderne gjenoppliving. I 1767 utførte den italienske legen Giovanni Aldini eksperimenter med elektrisk stimulering på kadaver, noe som illustrerte potensialet for elektrisk gjenoppliving. Senere, i 1891, ble de første brystkompresjonene beskrevet av Friedrich Maass, noe som la grunnlaget for hjerte-lungeredning (HLR).

Introduksjon til HLR og avanserte teknikker :
På 1900-tallet ble HLR og andre avanserte gjenopplivningsteknikker introdusert og videreutviklet. Utviklingen av kunstig ventilasjon, bruk av elektriske defibrillatorer og utviklingen av intensivbehandling har revolusjonert behandlingen av kritisk syke pasienter.

Kontinuerlig utvikling :
Medisinsk gjenoppliving fortsetter å utvikle seg med integrering av avansert teknologi, spesifikke legemidler og individualiserte behandlingsmetoder. Den medisinske forskningen fortsetter å utforske nye metoder for å forbedre intensivpasienters overlevelseschanser, og etterutdanning av intensivpersonell er fortsatt avgjørende for å implementere de nyeste fremskrittene.

Fra antikkens mytologi til moderne medisin - historien om medisinsk gjenoppliving illustrerer utviklingen av tro, vitenskapelige oppdagelser og medisinsk behandling. Denne utviklingen er et bevis på helsepersonellets kontinuerlige innsats for å flytte grensene for å redde liv og forbedre resultatene for kritisk syke pasienter.

Utviklingen av gjenopplivningspraksis gjennom århundrene
Utviklingen av gjenopplivningsmetoder gjenspeiler vitenskapelige, medisinske og teknologiske fremskritt gjennom århundrene. Fra rudimentære metoder til sofistikerte intervensjoner, vitner historien om medisinsk gjenoppliving om en konstant utvikling med sikte på å redde liv og forbedre utfallet for kritisk syke pasienter.

Antikken og middelalderen :
Gjenopplivningens begynnelse var ofte knyttet til mytologiske forestillinger og rudimentære metoder. I oldtiden ble det noen ganger gjort forsøk på gjenoppliving ved hjelp av stimuli som høye skrik, taktil stimulering og gassing. Disse metodene manglet imidlertid vitenskapelig grunnlag og var sjelden effektive.

Renessanse og medisinske fremskritt:
Renessansen førte til en bedre forståelse av menneskets anatomi og fysiologi, noe som la grunnlaget for en mer vitenskapelig basert gjenopplivningspraksis. Forsøk på gjenoppliving ved hjelp av kunstig ventilasjon, ofte utført ved å blåse direkte inn i pasientens lunger, ble dokumentert.

1700- og 1800-tallet:
På 1700-tallet ble det gjort banebrytende eksperimenter med elektrisk gjenoppliving. Giovanni Aldini brukte for eksempel elektriske støt for å fremkalle bevegelse i kadaver. På 1800-tallet begynte man å utvikle mer strukturerte metoder for hjerte- og lungeredning (HLR), selv om teknikkene fortsatt var rudimentære.

Utvikling av moderne HLR :
På 1900-tallet ble moderne HLR utviklet. Introduksjonen av kunstig ventilasjon og brystkompresjoner gjorde det mulig å opprettholde vitale funksjoner i påvente av profesjonell medisinsk hjelp. På 1960-tallet kom eksterne elektriske defibrillatorer, som gjorde det mulig å gjenopprette normal hjerterytme hos pasienter med hjertestans.

Intensivbehandling og avansert teknologi :
I løpet av de siste tiårene har utviklingen av gjenopplivningsmetoder sammenfalt med utviklingen av intensivavdelinger. Integreringen av avansert teknologi, som kontinuerlig hemodynamisk overvåking, sirkulasjonsstøtteutstyr og avanserte gjenopplivingsteknikker, har forbedret overlevelsesratene for et bredere spekter av kritisk syke pasienter.

Persontilpassede tilnærminger og fremtidens gjenoppliving:
I dag fortsetter den medisinske gjenopplivningen å utvikle seg i retning av mer persontilpassede tilnærminger. Presisjonsmedisin, bruk av medisinske data for å tilpasse behandlinger og fremskritt innen psykososial behandling spiller en stadig viktigere rolle i gjenopplivningspraksisen.
Utviklingen av gjenopplivningsmetoder gjennom århundrene gjenspeiler utviklingen innen medisinsk vitenskap og forståelsen av kroppens mekanismer. Denne kontinuerlige utviklingen understreker viktigheten av forskning, opplæring og kontinuerlig tilpasning for å gi best mulig behandling til kritisk syke pasienter.

Store fremskritt innen gjenoppliving på 1900-tallet
Det 20. århundre var en periode med store forandringer innen medisinsk gjenoppliving, preget av innføringen av revolusjonerende teknikker og teknologier som radikalt endret måten kritisk syke pasienter behandles på. De store fremskrittene i denne epoken bidro til å redde utallige liv og la grunnlaget for moderne gjenopplivningsmetoder.

Innføring av kunstig ventilasjon :
Et av de viktigste fremskrittene i det 20. århundre var innføringen av kunstig ventilasjon. Evnen til å opprettholde adekvat pusting hos pasienter med nedsatt respirasjonsfunksjon åpnet for nye behandlingsmuligheter. Utstyret for mekanisk ventilasjon har utviklet seg betydelig, noe som har gjort det mulig å skreddersy mer effektiv respirasjonsassistanse til pasientens individuelle behov.

Utvikling av moderne HLR :
Hjerte-lunge-redning (HLR) slik vi kjenner den i dag, ble i stor grad utviklet på 1900-tallet. På 1960-tallet ble utvendige brystkompresjoner introdusert i HLR-protokollene. Denne metoden, kombinert med kunstig ventilasjon, gjorde det mulig å

opprettholde minimal sirkulasjon og oksygentilførsel til kroppen i nødsituasjoner.

Integrering av elektriske hjertestartere :
Et av de mest revolusjonerende fremskrittene har vært integreringen av eksterne elektriske defibrillatorer. Disse apparatene har gjort det mulig å gjenopprette normal hjerterytme hos pasienter med hjertestans ved hjelp av kontrollerte elektriske utladninger. Tidlig bruk av eksterne defibrillatorer har økt sjansene for overlevelse ved alvorlige hjertearytmier betraktelig.

Avansert intensivbehandling :
På 1900-tallet ble det også utviklet intensivavdelinger, der kritisk syke pasienter kunne få spesialisert pleie og konstant overvåkning. Utviklingen innen hemodynamisk overvåkningsteknologi, tilgangen på vasoaktive legemidler og proaktiv håndtering av metabolske ubalanser har forbedret behandlingen av intensivpasienter.

Løpende forskning og utvikling av spesifikke behandlinger:
I løpet av 1900-tallet førte medisinsk forskning også til utvikling av spesifikke behandlinger for spesifikke medisinske tilstander. For eksempel ble legemidler som adrenalin introdusert for å støtte sirkulasjonen i nødsituasjoner. I tillegg har økt kunnskap om elektrolytt- og metabolske ubalanser gjort det mulig å tilpasse tiltakene mer presist.

Innvirkning på overlevelsesraten :
Samlet sett har disse fremskrittene hatt en betydelig innvirkning på overlevelsen til kritisk syke pasienter. Pasienter som har fått hjertestans eller akutte respirasjonsproblemer, har fått betydelig bedre sjanser til å overleve takket være kombinasjonen av disse innovative teknikkene og teknologiene.

Kort sagt har 1900-tallets store fremskritt innen medisinsk gjenoppliving radikalt forandret intensivbehandlingen og reddet mange liv. Disse fremskrittene la grunnlaget for moderne gjenopplivningspraksis, som fortsetter å utvikle seg for å gi enda mer personlig tilpasset og effektiv behandling av kritisk syke pasienter.

Moderne gjenoppliving: dagens praksis og problemstillinger

Introduksjon av moderne gjenopplivingsteknikker
Innføringen av moderne gjenopplivingsteknikker markerte et avgjørende skritt i medisinsk behandling og banet vei for mer effektive og målrettede tiltak for kritisk syke pasienter. Moderne gjenopplivingsteknikker er et resultat av flere tiår med forskning, eksperimentering og samarbeid mellom helsepersonell, og har bidratt til å forbedre overlevelsesraten og utfallet for pasienter i akuttsituasjoner betydelig.

Utvikling av hjerte- og lungeredning (HLR) :
Et av de viktigste fremskrittene i innføringen av moderne gjenopplivingsteknikker har vært utviklingen av hjerte-lungeredning (HLR). HLR kombinerer kunstig ventilasjon, som tilfører oksygen, med brystkompresjoner, som opprettholder blodsirkulasjonen. Denne koordinerte tilnærmingen har gjort det mulig å opprettholde vitale funksjoner hos pasienter med hjertestans og forlenge tidsvinduet for medisinsk intervensjon.

Standardiserte HLR-protokoller :
Med tiden har det blitt etablert standardiserte HLR-protokoller for å sikre konsekvente og effektive tiltak. Disse protokollene omfatter spesifikke forholdstall mellom brystkompresjoner og ventilasjon, referanseverdier for dybde og hyppighet av kompresjoner og klare instruksjoner for rollefordelingen i gjenopplivningsteamet. Denne standardiseringen har forbedret kvaliteten på behandlingen av pasienter med hjertestans og økt sjansene for overlevelse.

Bruk av automatiske eksterne defibrillatorer (AED) :
Innføringen av automatiske eksterne defibrillatorer (AED) har vært et stort fremskritt innen moderne gjenopplivingsteknikker. Disse apparatene gjør det mulig for redningsmannskaper og helsepersonell å gi kontrollerte elektriske støt for å gjenopprette normal hjerterytme hos pasienter med ventrikkelflimmer eller pulsløs ventrikkeltakykardi. AED-enheter er enkle å bruke og har bidratt til å utvide rekkevidden av gjenoppliving ved å gjøre elektriske støt tilgjengelig i en rekke miljøer.

Presisjonsmedisin og spesifikk behandling :
Innføringen av moderne gjenopplivingsteknikker har også blitt påvirket av presisjonsmedisin. Helsepersonell kan nå skreddersy intervensjoner etter pasientens spesifikke tilstand, sykehistorie og sanntidsdata fra avansert overvåkningsteknologi. Dette gjør det mulig å skreddersy behandlinger mer presist, noe som øker sjansene for suksess.

Integrering av avansert teknologi :
Moderne gjenopplivingsteknikker har dratt nytte av avansert teknologi som monitorer for vitale tegn, avansert mekanisk ventilasjonsutstyr og overvåkningssystemer i sanntid. Disse teknologiene gjør det mulig for fagfolk å overvåke pasientens tilstand kontinuerlig, raskt diagnostisere komplikasjoner og reagere deretter.

Innføringen av moderne gjenopplivingsteknikker har endret intensivomsorgen ved å muliggjøre rask, koordinert og vitenskapelig basert intervensjon i kritiske situasjoner. Disse fremskrittene har i betydelig grad økt sjansene for at kritisk syke pasienter overlever og blir friske, noe som illustrerer den positive effekten medisinsk forskning og teknologisk innovasjon har på helsevesenet.

Betydningen av rask respons og teamarbeid
Innen medisinsk gjenoppliving er rask inngripen og teamarbeid viktige elementer som kan utgjøre forskjellen mellom liv og død for pasienter i kritisk tilstand. I nødsituasjoner teller hvert sekund, og effektiv koordinering mellom medlemmene i gjenopplivningsteamet kan ha stor betydning for utfallet og sjansene for overlevelse.

Rask respons :
- **Kritisk vindu:** Akutte medisinske tilstander, som hjertestans, alvorlig respirasjonssvikt eller sjokk, kan føre til en rask forverring av pasientens tilstand. Rask inngripen er avgjørende for å forhindre ytterligere forverring og for å gi pasienten best mulig sjanse til å bli frisk.
- **Opprettholde vitale funksjoner:** Tidlig intervensjon har som mål å opprettholde kroppens vitale funksjoner, som blodsirkulasjon og oksygentilførsel. Brystkompresjoner, kunstig ventilasjon og bruk av automatisk ekstern defibrillator (AED) er tiltak som kan stabilisere pasienten inntil mer avansert medisinsk behandling er tilgjengelig.

- **Forebygging av komplikasjoner :** Tidlig intervensjon kan også forebygge utviklingen av potensielt alvorlige komplikasjoner. Ved å sørge for tilstrekkelig oksygentilførsel kan man for eksempel forebygge hjerne- og hjerteskade som følge av oksygenmangel.

Teamarbeid :
- **Optimal koordinering:** Medisinsk gjenoppliving er en kompleks oppgave som krever harmonisk koordinering av flere ulike typer helsepersonell. Hvert medlem av teamet har en spesifikk rolle å spille, enten det dreier seg om å gi brystkompresjoner, administrere medisiner, håndtere luftveiene eller bruke en hjertestarter. Optimal koordinering sikrer at hvert enkelt trinn utføres problemfritt og nøyaktig.
- **Oppgavefordeling:** I nødsituasjoner er det viktig at hvert enkelt medlem av gjenopplivningsteamet er klar over sitt ansvar og sin rolle. Tydelig definisjon av oppgaver og effektiv kommunikasjon bidrar til å unngå feil og maksimere effektiviteten av tiltakene.
- **Kollegial beslutningstaking:** Teamarbeid fremmer kollegial beslutningstaking, der teammedlemmene sammen diskuterer og vurderer de beste alternativene for pasienten. Denne tilnærmingen gjør det mulig å utnytte hver enkelt fagpersons ferdigheter og ekspertise og ta informerte beslutninger.
- **Stressmestring:** Nødsituasjoner kan være stressende, men ved å jobbe som et team kan man dele den følelsesmessige byrden og gi hverandre gjensidig støtte. Teammedlemmene kan stole på at hverandre tar raske og nøyaktige beslutninger, noe som reduserer det individuelle stresset.

Betydningen av rask inngripen og teamarbeid innen medisinsk gjenoppliving kan ikke overvurderes. Kombinasjonen av disse to elementene maksimerer sjansene for at kritisk syke pasienter overlever ved å gi effektiv, koordinert og målrettet behandling. Derfor er kontinuerlig opplæring og praktisering av gjenopplivningsprotokoller avgjørende for å sikre at helsepersonell er forberedt på å håndtere slike nødsituasjoner på en effektiv og trygg måte.

Effekten av teknologiske fremskritt på medisinsk gjenopplivning
Teknologiske fremskritt har ført til store endringer innen medisinsk gjenoppliving og muliggjort mer presise intervensjoner, kontinuerlig overvåking og persontilpasset behandling av kritisk syke pasienter. Integreringen av ny teknologi har forbedret pasientresultatene dramatisk og gjort det mulig for helsepersonell å gi mer effektiv og skreddersydd behandling.

Avansert overvåking av vitale tegn :
- **Multiparametermonitorer: Med** multiparametermonitorer kan helsepersonell overvåke flere aspekter ved pasientens helse i sanntid, for eksempel puls, blodtrykk, respirasjonsfrekvens, oksygenmetning med mer. Dette gjør det mulig å oppdage endringer i pasientens tilstand på et tidlig tidspunkt, noe som gjør det enklere å ta raske og nøyaktige beslutninger.
- **Telemetri:** Telemetri gjør det mulig å fjernovervåke pasientens vitale tegn, noe som er spesielt nyttig for pasienter som krever konstant overvåking, selv når de ikke er i nærheten av helsepersonell. Dette gjør det lettere å reagere på endringer i tilstanden og reduserer responstiden.

Teknologier for respirasjonsassistanse :
- **Avansert mekanisk ventilasjon:** Moderne mekanisk ventilasjonsutstyr tilbyr avanserte ventilasjonsmoduser som er tilpasset pasientens spesifikke behov. De kan automatisk tilpasse seg pasientens parametere og sikre optimal oksygenering og ventilasjon.
- **Ikke-invasiv ventilasjon (NIV): NIV gjør det mulig å** gi oksygen og trykkluft uten å måtte intubere pasienten. Dette kan være spesielt nyttig ved behandling av visse typer respirasjonssvikt, samtidig som man unngår komplikasjonene forbundet med intubasjon.

Automatiserte eksterne hjertestartere (AED) og avanserte hjertestartere :
- **Automatiserte hjertestartere :** Automatiske hjertestartere gjør det mulig for ikke-medisinsk personell å gi kontrollerte elektriske støt ved hjertestans. Disse apparatene har økt

sjansene for overlevelse ved å gjøre gjenoppliving mer tilgjengelig.
- **Avanserte defibrillatorer: I tillegg til å** avgi elektriske støt kan avanserte defibrillatorer gi verdifull informasjon om hjerterytme og perfusjon under gjenoppliving. Noen modeller kan automatisk avgjøre om et støt er nødvendig.

Simulatorer og virtuell trening :
- **Realistisk trening:** Simulatorer og virtuell trening gir helsepersonell muligheten til å trene i et realistisk miljø uten å sette pasientsikkerheten på spill. På denne måten kan de perfeksjonere gjenopplivningsferdighetene sine og gjøre seg kjent med ulike kliniske scenarier.
- **Økt kompetanse:** Simuleringsteknologier bidrar til å øke helsepersonellets selvtillit og kompetanse innen gjenoppliving ved at de kan øve på en rekke komplekse nødsituasjoner.

Den teknologiske utviklingen har hatt en ubestridelig innvirkning på medisinsk gjenoppliving. Disse teknologiene har revolusjonert måten kritisk syke pasienter håndteres på, og muliggjort tettere overvåking, mer presise intervensjoner og mer realistisk opplæring for helsepersonell. Ved å ta i bruk og tilpasse disse nyvinningene kan gjenopplivningsteamene fortsette å forbedre overlevelsesratene og sikre høykvalitetsbehandling av pasienter i akuttsituasjoner.

Gjenopplivning i akuttmedisinsk sammenheng

Intensivavdelingens rolle i akuttbehandlingskjeden
Medisinsk gjenoppliving har en sentral og viktig plass i akuttkjeden. Det er den avgjørende fasen der spesialiserte tiltak iverksettes for å stabilisere pasienter i kritiske situasjoner, holde dem i live og forberede dem på videre medisinsk behandling. Gjenopplivning fungerer som en bro mellom den første nødsituasjonen og den videre medisinske behandlingen.

Overgang fra nødsituasjon til gjenoppliving :
- **Førstehjelp og varsling:** Nødhjelpskjeden begynner ofte med førstehjelp gitt av vitner eller helsepersonell som er til stede på hendelsesstedet. Medisinsk gjenopplivning

aktiveres når situasjonens alvorlighetsgrad krever spesialiserte tiltak utover førstehjelp.
- **Koordinering med nødetatene: De** medisinske gjenopplivningsteamene har tett kontakt med nødetatene, for eksempel redningstjenesten og ambulanser. Denne koordineringen sikrer en smidig overgang mellom de innledende fasene av akuttbehandlingen og de mer avanserte gjenopplivningsintervensjonene.

Stabilisering og spesialisert intervensjon :
- **Opprettholde vitale funksjoner:** Medisinsk gjenopplivning har som mål å opprettholde pasientens vitale funksjoner, spesielt blodsirkulasjon og ventilasjon, for å forhindre rask forverring og sikre bedre respons på påfølgende tiltak.
- **Oppdagelse av medisinske problemer:** Gjenopplivningsteamene er opplært til raskt å identifisere underliggende medisinske problemer som hjertestans, alvorlige respirasjonsproblemer og multiorgansvikt. Denne tidlige oppdagelsen er avgjørende for å tilpasse tiltakene og forebygge komplikasjoner.
- **Bruk av avansert teknologi:** Medisinsk gjenopplivning omfatter avansert teknologi som monitorer for vitale tegn, automatiske eksterne defibrillatorer (AED) og avansert mekanisk ventilasjonsutstyr for å gi målrettet behandling av høy kvalitet.

Overgang til spesialisthelsetjenesten :
- **Overføring til intensivavdeling:** Etter den første gjenopplivningsfasen blir kritisk syke pasienter ofte overført til intensivavdelinger der de kan få spesialisert medisinsk behandling. Dette kan omfatte kirurgiske inngrep, spesifikke medisinske behandlinger og kontinuerlig overvåking.
- **Tverrfaglig samarbeid:** Intensivteamene samarbeider tett med andre medisinske spesialister, for eksempel anestesileger, kirurger og kardiologer, for å sikre at pasientene får helhetlig behandling som er skreddersydd for deres behov.

Betydningen for pasientenes overlevelse :
Resusciteringens plass i akuttkjeden er avgjørende for å forbedre sjansene for overlevelse og utfallet for pasienter i

medisinske nødsituasjoner. Ved å sørge for raske og koordinerte spesialistintervensjoner spiller medisinsk gjenoppliving en nøkkelrolle når det gjelder å stabilisere kritisk syke pasienter og legge til rette for videre spesialistbehandling.

Samarbeid mellom akuttmedisinske tjenester og intensivavdelinger

Tett samarbeid mellom akuttmedisinske tjenester og gjenopplivningsenheter er avgjørende for å sikre smidig og effektiv behandling av pasienter i medisinske nødsituasjoner. Dette samarbeidet muliggjør en smidig overgang fra førstehjelp til spesialisert gjenoppliving, og sikrer at pasientene får behandling av høy kvalitet fra de tidligste stadiene av innsatsen.

Sanntidskommunikasjon :
- **Tidlig varsling:** Akuttmedisinske tjenester varsler gjenopplivningsteam så snart en medisinsk nødsituasjon som krever gjenopplivning er identifisert. Denne tidlige varslingen gjør det mulig for teamene å forberede seg og være klare til å gripe inn raskt.
- **Overføring av informasjon:** Akuttmedisinske team gir viktig informasjon til gjenopplivningsteamene, for eksempel om pasientens tilstand, allerede iverksatte tiltak og sykehistorie. Denne informasjonsoverføringen i sanntid sikrer at gjenopplivningsteamene har all den informasjonen de trenger for å ta informerte beslutninger.

Smidig overgang av pleie og omsorg :
- **Utveksling av roller:** Når kritisk syke pasienter overføres fra akuttmedisinske tjenester til gjenopplivingsteam, skjer det ofte en utveksling av roller mellom helsepersonell. De akuttmedisinske teamene overleverer til gjenopplivningsteamene og gir tydelig informasjon om pasientens tilstand og de tiltakene som allerede er utført.
- **Kontinuitet i behandlingen:** Overgangen må være smidig for å sikre kontinuitet i behandlingen. Gjenopplivningsteamene fortsetter der de akuttmedisinske teamene slapp, og tilpasser og intensiverer tiltakene etter pasientens behov.

Tverrfaglig samarbeid :
- **Komplementære ferdigheter:** Akuttmedisinske team og gjenopplivningsteam har komplementære ferdigheter i pasientbehandlingen. Førstehjelperne er ofte de første som griper inn og gir grunnleggende behandling, mens gjenopplivningsteamene gir mer spesialisert behandling.
- **Felles opplæring :** Felles opplæring mellom akuttmedisinske tjenester og gjenopplivningsteam kan forbedre koordineringen og den gjensidige forståelsen. Forståelse av ferdighetene og rollene til hvert team bidrar til å styrke samarbeidet.

Deling av ferdigheter :
- **Råd og veiledning:** Akuttmedisinske team kan søke råd og veiledning fra gjenopplivningsteam når det oppstår komplekse situasjoner. Denne rådgivningen kan bidra til å ta informerte beslutninger og optimalisere tiltakene.
- **Overføring til intensivavdeling:** Etter den første gjenopplivningen blir pasientene ofte overført til intensivavdelinger der de blir tatt hånd om av medisinske spesialister. Samarbeidet mellom akuttmedisinske tjenester og gjenopplivningsteam letter denne overføringen og sikrer smidig kommunikasjon og en trygg overføring.

Tett samarbeid mellom akuttmedisinske tjenester og gjenopplivningsenheter er avgjørende for å kunne gi kritisk syke pasienter en enhetlig behandling av høy kvalitet. Dette samarbeidet sikrer en smidig overgang mellom de ulike fasene i akuttbehandlingen, noe som maksimerer sjansene for overlevelse og bedring for pasienter i medisinske nødsituasjoner.

Betydningen av koordinering for optimale resultater
Effektiv koordinering mellom alle som er involvert i akuttbehandlingen, fra akuttmedisinske team til gjenopplivningsenheter, spiller en avgjørende rolle for å oppnå optimale resultater for kritisk syke pasienter. En velfungerende koordinering sikrer at hvert trinn i akuttbehandlingen utføres konsekvent og til rett tid, noe som har en direkte innvirkning på pasientenes overlevelse og livskvalitet.

Optimalisering av ressurser :
- **Effektiv tidsbruk:** Koordinering maksimerer bruken av dyrebar tid i nødsituasjoner. Hvert teammedlem vet nøyaktig hva som må gjøres og når, slik at man unngår unødvendige forsinkelser og optimaliserer responstiden.
- **Fordeling av oppgaver: En** godt organisert koordinering fordeler oppgavene mellom teammedlemmene på en effektiv måte. Hvert enkelt helsepersonell konsentrerer seg om sitt kompetanseområde og sørger for at alle aspekter av pleien blir håndtert på riktig måte.

Informert beslutningstaking :
- **Deling av informasjon: God** koordinering legger til rette for deling av viktig informasjon mellom teammedlemmene. Dette gjør det mulig for alle å ha oversikt over pasientens situasjon og ta informerte beslutninger.
- **Samarbeidsdiskusjon:** Koordinering oppmuntrer til samarbeidsdiskusjoner mellom teammedlemmene, noe som kan føre til mer effektive behandlingsmetoder. Helsepersonell kan bidra med sine perspektiver og ideer for å optimalisere gjenopplivningsstrategiene.

Redusere feil og konflikter :
- **Færre feil:** Samordning reduserer risikoen for feil, ettersom hvert trinn utføres i henhold til etablerte protokoller og retningslinjer. Risikoen for forvirring eller feiltolkning minimeres.
- **Unngå konflikter:** Tydelig koordinering definerer rollene og ansvarsområdene til hvert enkelt teammedlem. Dette reduserer potensielle konflikter ved å eliminere usikkerhet om hvem som skal gjøre hva.

Forbedret reaksjonsevne :
- **Rask respons:** Effektiv koordinering gjør det mulig å reagere raskt på endringer i pasientens tilstand. Når alle teammedlemmene er på samme bølgelengde, kan nødvendige tiltak iverksettes uten forsinkelse.
- **Fleksibel tilpasning:** Samordning gjør det også mulig for gjenopplivningsteamene å tilpasse seg raskt til situasjoner som stadig endrer seg. Helsepersonell kan justere strategiene sine i henhold til pasientens reaksjoner.

Pasient- og familieinvolvering :
- **Åpen kommunikasjon :** Koordinering innebærer også kommunikasjon med pasienter og pårørende. Ved tydelig å forklare trinnene i gjenopplivningsprosessen og svare på spørsmål skaper pleieteamene en følelse av tillit og inkludering.
- **Felles beslutningstaking:** Samordning fremmer felles beslutningstaking, der pasienter og pårørende involveres i behandlingsplanen og forstår de tilgjengelige alternativene.

Koordinering er den røde tråden som binder sammen alle faser av akuttbehandlingen, fra førsteinnsats til gjenopplivningsenheter. Solid koordinering gjør det mulig for helsepersonell å samarbeide på en synergistisk måte, optimalisere de tilgjengelige ressursene og maksimere sjansene for overlevelse og helbredelse for pasienter i medisinske nødsituasjoner.

Gjenopplivningspersonalets rolle

Intensivsykepleieres spesifikke oppgaver og ferdigheter
Sykepleiere spiller en avgjørende rolle i medisinske gjenopplivingsteam, der de bidrar med sin ekspertise og sine ferdigheter for å sikre omfattende, koordinert behandling av kritisk syke pasienter. Sykepleiernes rolle er mer enn bare å utføre tekniske oppgaver; de er også involvert i den overordnede pasientbehandlingen, koordinerer pleien og kommuniserer med de andre teammedlemmene.

Luftveishåndtering :
- **Intubasjon og ekstubasjon:** Intensivsykepleiere er dyktige til å intubere (sette inn en pusteslange i luftveiene) og ekstubere (fjerne slangen) pasienter som trenger respirasjonshjelp. De overvåker også effektiviteten av mekanisk ventilasjon.
- **Ikke-invasiv ventilasjon (NIV):** Sykepleiere er opplært i bruk av NIV for å behandle visse typer respirasjonssvikt uten intubasjon. De overvåker og justerer NIV-parametrene i henhold til pasientens respons.

Løpende overvåking og evaluering :
- **Vitale tegn:** Sykepleiere overvåker kontinuerlig pasientenes vitale tegn, som puls, blodtrykk, oksygenmetning og respirasjonsfrekvens. De identifiserer raskt unormale endringer og griper inn deretter.
- **Tolke resultater:** Gjenopplivningssykepleiere er i stand til å tolke resultatene av diagnostiske tester, for eksempel elektrokardiogrammer (EKG) og blodgassanalyser, for å oppdage komplikasjoner og veilede intervensjoner.

Administrering av medisiner og behandlinger:
- **Akuttlegemidler:** Sykepleiere administrerer akuttlegemidler som antiarytmika, vasoaktive legemidler og motgift. De ivaretar pasientsikkerheten og justerer dosene i henhold til responsen.
- **Spesifikke behandlinger:** Sykepleiere er opplært i bruk av spesifikke behandlinger, for eksempel terapeutisk hypotermi etter hjertestans, og overvåker effekten og resultatene nøye.

Koordinering og kommunikasjon :
- **Teamkommunikasjon:** Gjenopplivningssykepleiere sørger for tydelig og kontinuerlig kommunikasjon med leger, andre sykepleiere, teknikere og akuttmedisinske team for å dele viktig informasjon om pasientens tilstand og de tiltakene som er iverksatt.
- **Involvere pasienter og pårørende:** Gjenopplivningssykepleiere kommuniserer også med pasienter og pårørende, forklarer tiltak, gir oppdateringer og tilbyr emosjonell støtte.

Beredskapsledelse :
- **Rask beslutningstaking:** Sykepleiere er ofte de første som griper inn i en nødsituasjon, og de er opplært til å ta raske og presise beslutninger for å stabilisere pasienter i kritiske situasjoner.
- **Reaksjoner på endringer i tilstanden:** Gjenopplivningssykepleiere er opplært til å reagere raskt på endringer i pasientens tilstand og tilpasse tiltakene etter pasientens respons.

Gjenopplivningssykepleiernes rolle omfatter mer enn tekniske ferdigheter, og omfatter også helhetlig behandling av kritisk syke pasienter. Sykepleiernes ferdigheter innen ledelse, kommunikasjon og koordinering bidrar i stor grad til effektiviteten og kvaliteten på gjenopplivningsbehandlingen, samtidig som de gir viktig støtte til pasienter og pårørende i ekstremt stressende situasjoner.

Samarbeid med leger, teknikere og annet helsepersonell
Medisinsk gjenoppliving er en kollektiv oppgave som innebærer et tett samarbeid mellom ulike helsearbeidere, som alle bidrar med sin unike ekspertise for å sikre omfattende og effektiv behandling av kritisk syke pasienter. Et harmonisk samarbeid mellom gjenopplivningssykepleiere, leger, teknikere og andre teammedlemmer er avgjørende for å oppnå de beste resultatene for pasientene.

Leger på intensivavdelingen :
- **Klinisk beslutningstaking:** Intensivleger bidrar med inngående medisinsk ekspertise for å veilede komplekse kliniske beslutninger. Deres vurdering av prøveresultater, diagnoser og anbefalinger spiller en avgjørende rolle i styringen av behandlingen.
- **Behandlingsledelse:** Leger foreskriver og overvåker spesifikke behandlinger, inkludert administrering av legemidler og avanserte medisinske intervensjoner.
- **Avanserte medisinske prosedyrer:** Leger utfører avanserte medisinske prosedyrer som avansert hjerte- og lungeredning (HLR), intubasjoner og håndtering av komplekse medisinske nødsituasjoner.

Intensivpleieteknikere :
- **Vedlikehold av utstyr:** Gjenopplivningsteknikere sørger for at viktig medisinsk utstyr, som hjertestartere og monitorer, fungerer som det skal og er klart til bruk til enhver tid.
- **Teknisk assistanse:** Teknikere gir teknisk assistanse i bruken av medisinsk utstyr og sørger for at utstyret er riktig konfigurert og fungerer effektivt.

Annet helsepersonell :
- **Farmasøyter:** Farmasøyter spiller en avgjørende rolle når det gjelder å gi informasjon om legemidler, riktig dosering og interaksjoner.

- **Psykologer:** Psykologer gir emosjonell støtte til pasienter og deres familier i kritiske øyeblikk og bidrar til det psykososiale aspektet av behandlingen.
- **Sosialarbeidere:** Sosialarbeidere hjelper til med å koordinere ressurser og tjenester som er tilgjengelige for gjenopplivningspasienter, samtidig som de gir praktisk støtte til familiene.

Kommunikasjon og koordinering :
- **Teammøter:** Regelmessige teammøter gir fagpersonene mulighet til å diskutere saker, utveksle informasjon og samarbeide om behandlingsplaner.
- **Felles beslutningstaking:** Teamdiskusjoner fører ofte til felles beslutninger basert på bidragene fra hver enkelt fagperson. Dette sikrer en helhetlig tilnærming til behandlingen.

Informasjonsoverføring :
- **Videreformidling av informasjon:** Kontinuerlig kommunikasjon mellom teammedlemmene sørger for at alle holdes informert om utviklingen og det pågående arbeidet.
- **Felles pasientjournal :** Felles elektroniske pasientjournaler gjør det enklere å overvåke behandlingen ved at fagpersoner får tilgang til relevant informasjon i sanntid.

Samarbeid mellom gjenopplivningssykepleiere, leger, teknikere og annet helsepersonell er nøkkelen til en vellykket medisinsk gjenopplivning. Hvert medlem av teamet bidrar med sin unike ekspertise for å gi omfattende og målrettet behandling til kritisk syke pasienter, samtidig som man sikrer god kommunikasjon og informerte beslutninger.

Medmenneskelighet i hjertet av intensivomsorgen: empati og medfølelse
I tillegg til tekniske og medisinske ferdigheter spiller det menneskelige elementet en viktig rolle i gjenopplivningsomsorgen. I tillegg til sin kliniske rolle er intensivsykepleiere ambassadører for empati, medfølelse og omsorgsfull kommunikasjon. Disse viktige egenskapene bidrar til å trøste, knytte bånd og støtte pasienter og pårørende i spesielt vanskelige perioder.

Empati overfor pasientene:
- **Forståelse av følelser:** Gjenopplivningssykepleiere anerkjenner og forstår pasientenes følelser, for eksempel frykt, angst og frustrasjon. De gir pasientene rom for å uttrykke følelsene sine.
- **Aktiv lytting:** Ved å lytte oppmerksomt viser sykepleierne pasientene at de blir hørt og forstått. Aktiv lytting kan bidra til å dempe frykt og dekke emosjonelle behov.

Medfølelse med pasienter og pårørende:
- **Emosjonell støtte:** Gjenopplivningssykepleiere gir emosjonell støtte til pasienter og pårørende. De anerkjenner sårbarheten i situasjonen og tilbyr et omsorgsfullt nærvær.
- **Tydelig informasjon:** Medmenneskelighet gjenspeiles også i måten sykepleierne formidler informasjon på. De forklarer prosedyrer, resultater og behandlingsalternativer på en forståelig og sensitiv måte.

Empatisk kommunikasjon :
- **Ikke-verbalt språk:** Sykepleiere bruker ikke-verbale signaler som øyekontakt, forsiktig berøring og varme ansiktsuttrykk for å kommunisere empati og støtte.
- **Beroligende ord:** Sykepleiere bruker betryggende og beroligende ord for å berolige engstelige pasienter og skape et tillitsfullt miljø.

Familie- og pasientsentrert omsorg :
- **Familiestøtte:** Gjenopplivningssykepleiere tar seg av familiene ved å forklare prosedyrer, gi oppdateringer og tilby emosjonell støtte i vanskelige tider.
- **Persontilpasset pleie:** Ved å ta hensyn til pasientenes individuelle behov og preferanser kan sykepleierne skape en personsentrert pleieopplevelse.

Påvirkning på utvinningen :
- **Redusert angst:** Sykepleiernes empatiske tilstedeværelse kan bidra til å redusere angst og stress hos gjenopplivningspasienter, noe som igjen kan bidra til raskere restitusjon.
- **Emosjonell støtte etter gjenoppliving:** Opplevelser på intensivavdelingen kan være traumatiske for pasienter

og pårørende. Sykepleiernes kontinuerlige empati bidrar til en emosjonell helingsprosess. Gjenopplivningssykepleiernes empatiske og medfølende ferdigheter er grunnleggende for å humanisere omsorgen i kritiske medisinske situasjoner. Samtidig som de arbeider for å stabilisere vitale funksjoner, erkjenner de også viktigheten av å anerkjenne hver enkelt pasients verdighet og følelser. Ved å integrere medmenneskelighet i gjenopplivningsomsorgen skaper sykepleierne et omsorgsmiljø der pasienter og pårørende føler seg respektert, forstått og støttet.

Utfordringer og fordeler ved å jobbe på intensivavdelingen

Press og stress forbundet med å jobbe på intensivavdelingen

Gjenopplivningsarbeid er svært givende, men det byr også på unike utfordringer som kan være en følelsesmessig og mental belastning for sykepleierne. Kritiske situasjoner, raske beslutninger og intense følelsesmessige opplevelser kan bidra til stress. Det er viktig å forstå disse belastningene for å opprettholde den mentale og emosjonelle helsen til gjenopplivningssykepleiere.

Følelsesmessig ladning :
- **Traumer og tap :** Gjenopplivningssykepleiere står ofte overfor scenarier med tap av liv og traumatiske situasjoner. Dette kan ha en betydelig emosjonell innvirkning og konfrontere dem med komplekse følelser.
- **Bånd til pasientene:** Sykepleiere utvikler ofte tette bånd til pasientene, noe som kan gjøre tap enda vanskeligere å håndtere følelsesmessig.

Vanskelige beslutninger :
- **Raske beslutninger:** Gjenopplivningssykepleiere må ofte ta raske og avgjørende beslutninger, noe som kan skape press for å velge den beste behandlingen.
- **Ansvar:** Ansvaret for pasientenes liv og helse hviler på sykepleiernes skuldre, noe som kan være svært stressende.

Høytrykksmiljø :
- **Nødsituasjoner:** Å jobbe på intensivavdelingen innebærer at man hele tiden må håndtere nø dsituasjoner der sekundene teller. Dette kan skape et svært stressende miljø.
- **Teamarbeid:** Selv om samarbeid er viktig, kan teamarbeid også føre til spenninger, konflikter og kommunikasjonsutfordringer.

Egenomsorg og utmattelse :
- **Høy arbeidsbelastning:** Gjenopplivningsarbeidets krevende natur kan føre til **høy** arbeidsbelastning med lange vakter og hyppige rotasjoner.
- **Utbrenthet:** Utbrenthetssyndromet er et reelt problem, ettersom sykepleiere kan føle seg følelsesmessig utslitt, demotiverte og frakoblet.

Profesjonell sorg :
- **Profesjonell sorg:** Gjenopplivningssykepleiere kan oppleve profesjonell sorg på grunn av hyppige tap. Å lære å håndtere disse følelsene er avgjørende for å unngå emosjonell utmattelse.
- **Psykologisk støtte:** Sykepleiere trenger psykologisk støtte for å håndtere de komplekse følelsene som er forbundet med profesjonell sorg og stressmestring.

Mestrings- og egenomsorgsstrategier :
- **Opplæring i stressmestring:** Sykepleiere må få opplæring i å håndtere stress og vanskelige følelsesmessige situasjoner på en sunn måte.
- **Balanse** mellom **jobb og privatliv:** Balansen mellom intensivarbeid og privatliv er avgjørende for å forebygge utbrenthet.
- **Teamstøtte:** Åpen kommunikasjon og gjensidig støtte i teamet kan bidra til at man deler utfordringer og finner løsninger sammen.
- **Tilgang til psykologisk støtte:** Gjenopplivningssykepleiere må ha tilgang til psykologiske støttetjenester for å kunne håndtere stress, sorg og komplekse følelser.

Det er viktig å erkjenne og håndtere det presset og stresset som ligger i gjenopplivningsarbeidet. Strategier for å håndtere stress og utbrenthet, samt adekvat psykologisk støtte, bidrar til å bevare sykepleiernes mentale og emosjonelle helse og sikrer at de kan fortsette å gi pasienter i akuttmedisinske situasjoner omsorg av høy kvalitet.

Tilfredsstillelsen ved å bidra til å redde liv og gi mennesker en ny sjanse.

Til tross for utfordringene og presset ved å jobbe på intensivavdelingen, opplever sykepleierne en dyp tilfredsstillelse ved å redde liv og spille en avgjørende rolle for kritisk syke pasienters tilfriskning. Tilfredsstillelsen kommer fra anerkjennelsen av den viktige rollen de spiller i pasientenes liv og muligheten til å gi dem en ny mulighet til å bli friske og raske.

Positiv innvirkning på pasientene:
- **Å redde liv:** Følelsen av å lykkes med å gjenopplive en kritisk syk pasient og gi ham eller henne en ny sjanse til å leve, er noe av det mest givende en gjenopplivningssykepleier kan oppnå.
- **Bedre resultater:** Å bidra til å stabilisere en pasient, reversere en kritisk tilstand eller redusere langtidsfølger øker følelsen av faglig tilfredshet.

Positivt forhold til pasientene :
- **Sterke bånd:** Intensivsykepleiere utvikler spesielt sterke bånd til pasientene de behandler, på grunn av den nære og viktige rollen de har. Følelsen av å ha gjort en forskjell i pasientens liv skaper meningsfulle bånd.
- **Pasienter som kommer tilbake: Når** pasienter kommer tilbake til sykehuset på oppfølgingsbesøk med bedre helse, øker tilfredsheten fordi det viser at gjenopplivningsarbeidet har gitt resultater.

Støtte til familier :
- **Gir håp:** Gjenopplivningssykepleiere gir viktig støtte til bekymrede familier ved å forklare prosedyrer, gi oppdateringer og hjelpe til med å forstå situasjonen.
- **Uttrykk** for **takknemlighet:** Familier som uttrykker takknemlighet for den omsorgen de har fått, forsterker følelsen av tilfredshet ved å vise den positive effekten av sykepleiernes arbeid.

Faglige prestasjoner :
- **Avgjørende rolle:** Gjenopplivningssykepleiere forstår hvor viktig deres rolle er i pleieprosessen. Dette skaper en følelse av mestring og stolthet.
- **Kompetanseutvikling:** Kompleksiteten og mangfoldet i scenariene på intensivavdelingen styrker sykepleiernes ferdigheter og kompetanse, noe som bidrar til faglig tilfredshet.

Langsiktig innvirkning :
- **Positiv påvirkning: Å** bidra til å redde liv og gi pasienter en ny sjanse kan ha en varig positiv innvirkning på deres langsiktige helse og livskvalitet.
- **Innflytelse på yrket:** Gjenopplivningssykepleiere har en positiv innflytelse på oppfatningen av og respekten for yrket sitt som en sentral aktør i helsevesenet.

Tilfredsstillelsen ved å bidra til å redde liv og gi en ny sjanse er en kilde til motivasjon og stolthet for gjenopplivningssykepleiere. Til tross for de emosjonelle og fysiske utfordringene styrker denne tilfredsstillelsen deres engasjement for yrket og fungerer som en konstant påminnelse om hvor viktig deres rolle i helsevesenet er.

Tilpasning til komplekse situasjoner og praksis i stadig utvikling
Gjenopplivningsfeltet er i stadig utvikling på grunn av teknologiske fremskritt, nye medisinske oppdagelser og folkehelseutfordringer. Gjenopplivningssykepleiere står overfor en rekke komplekse situasjoner som krever tilpasningsevne, kontinuerlig oppdatering av ferdigheter og vilje til å lære. Denne evnen til å utvikle og tilpasse seg er avgjørende for å opprettholde høy kvalitet på pleien.

Komplekse og varierte situasjoner :
- **Et bredt spekter av pasienter:** Intensivsykepleiere behandler pasienter i alle aldre og med ulike medisinske tilstander, noe som krever en fleksibel tilnærming.
- **Flere** nødsituasjoner : Nødsituasjoner kan kompliseres av flere samtidige medisinske problemer som krever samtidig behandling.

Kontinuerlig oppdatering av ferdigheter :
- **Løpende opplæring:** Gjenopplivningssykepleiere trenger kontinuerlig opplæring for å holde seg oppdatert på de nyeste kliniske retningslinjene, avanserte prosedyrer og ny teknologi.
- **Oppdatering av protokoller:** Gjenopplivningsprotokoller kan utvikle seg i takt med nye medisinske oppdagelser og beste praksis, noe som krever kontinuerlig tilpasning.

Inkorporering av ny teknologi :
- **Avansert teknologi:** Gjenopplivningssykepleiere må lære å bruke og integrere ny teknologi, for eksempel avanserte monitorer, respirasjonshjelpemidler og verktøy for legemiddelhåndtering.
- **Medisinsk innovasjon:** Utviklingen av medisinske behandlinger krever at sykepleiere er oppmerksomme på nye behandlingsalternativer og konsekvensene for gjenopplivningsomsorgen.

Tverrfaglig samarbeid :
- Teamtilnærming: **En** praksis i stadig utvikling krever tett samarbeid med annet helsepersonell for å dele kunnskap og erfaring.
- **Tilpasning til nye metoder:** Intensivsykepleiere må tilpasse seg legenes anbefalinger og innarbeide nye behandlingsmetoder i sin praksis.

Håndtering av epidemier og pandemier :
- **Nødsituasjoner:** Intensivsykepleiere er i frontlinjen under epidemier og pandemier, noe som betyr at de raskt må tilpasse seg nye realiteter og beskyttelsesprotokoller.
- **Støtte til pasientene:** Tilpasning til komplekse situasjoner, som pandemier, innebærer også å gi emosjonell støtte til pasienter og pårørende.

Tilpasning til komplekse situasjoner og en praksis som er i stadig utvikling, er et grunnleggende trekk ved intensivsykepleien. Sykepleiere må være forberedt på å tilegne seg nye ferdigheter, ta i bruk ny teknologi og samarbeide med andre faggrupper for å sikre optimal pasientbehandling. Denne viljen til å lære og utvikle seg bidrar til å forbedre kvaliteten på pleien og sikre at pasientene får den beste tilgjengelige praksisen.

Kapittel 2

Intensivsykepleierens rolle

Grunnleggende om sykepleierrollen i intensivavdelingen

Inngående forståelse av den medisinske gjenopplivningskonteksten

For å kunne yte gjenopplivningsbehandling av høy kvalitet må sykepleierne ha en grundig forståelse av konteksten de arbeider i. Det innebærer inngående kunnskap om medisinske spørsmål, protokoller og utstyr. Dette inkluderer inngående kunnskap om medisinske problemstillinger, protokoller, utstyr og kulturen innen medisinsk gjenoppliving.

Kunnskap om gjenopplivningsprotokoller :
- **Gjenopplivningsalgoritmer:** Sykepleiere må være kjent med gjenopplivningsalgoritmer og gjeldende retningslinjer for håndtering av hjertestans, luftveishåndtering og stabilisering av kritiske pasienter.
- **Luftveishåndtering:** Å forstå de ulike teknikkene for intubering, mekanisk ventilasjon og ikke-invasiv ventilasjon er avgjørende for å opprettholde pasientens respirasjonsfunksjon.

Ekspertise innen medisinsk utstyr :
- **Bruk av utstyr :** En grundig forståelse av defibrillatorer, hjertemonitorer, ventilasjonsapparater og annet gjenopplivningsutstyr er nødvendig for raske og nøyaktige inngrep.
- **Vedlikehold og sikkerhet:** Sykepleiere må også kjenne til vedlikeholdsprosedyrer, kalibreringer og sikkerhetsprotokoller for å sikre at utstyret fungerer som det skal.

Spesifikke protokoller :
- **Terapeutisk hypotermi:** Forståelse av protokollene for å indusere og opprettholde terapeutisk hypotermi etter hjertestans kan bidra til å bevare hjernefunksjonen hos pasienter.
- **Håndtering av legemidler:** Grundig kunnskap om akuttmediciner, dosering, effekter og interaksjoner er avgjørende for sikker og effektiv administrering.

Forståelse av teamdynamikk :
- **Tverrfaglig samarbeid:** Gjenopplivningssykepleiere må kunne samarbeide tett med leger, teknikere og andre teammedlemmer for å sikre koordinert behandling.
- **Kommunikasjon:** Effektiv kommunikasjon er avgjørende, ikke bare med det medisinske teamet, men også med pasienter og pårørende for å forklare tiltak og gi oppdateringer.

Sensitivitet for psykososiale behov :
- **Håndtering av følelser:** En grundig forståelse av pasientenes og de pårørendes emosjonelle problemer gjør det mulig for sykepleierne å tilby passende emosjonell støtte.
- **Personsentrert omsorg:** Å anerkjenne pasientenes individuelle behov og preferanser bidrar til å tilpasse omsorgen og skape en mer positiv opplevelse.

En grundig forståelse av den medisinske gjenopplivningskonteksten er grunnleggende for å kunne tilby behandling av høy kvalitet. Gjenopplivningssykepleiere må beherske protokoller, utstyr, tverrfaglig praksis og kommunikasjon for å sikre koordinert og effektiv behandling av pasienter i kritiske situasjoner.

Sykepleierens viktige bidrag til gjenopplivingsteamet
Intensivsykepleiere spiller en sentral og viktig rolle i intensivteamet. Deres ekspertise og spesialkompetanse er et viktig bidrag til den generelle behandlingen av pasienter i kritiske situasjoner. Deres rolle går utover de tekniske aspektene, ettersom de også bidrar med menneskelige kvaliteter som skaper et optimalt pleiemiljø.

Direkte pleie og omsorg :
- **Kontinuerlig overvåking:** Intensivsykepleiere overvåker kontinuerlig pasientens vitale tegn, hemodynamiske parametere og respirasjonsfunksjoner, noe som gjør det mulig å gripe inn raskt ved eventuelle endringer.
- **Administrering av legemidler:** Sykepleiere administrerer akuttmedisiner og sørger for at doser og legemiddelinteraksjoner er sikre.

Teknisk ekspertise :
- **Bruk av utstyr:** Gjenopplivningssykepleiere er opplært til å bruke en rekke typer medisinsk utstyr, for eksempel hjertestartere, hjertemonitorer og ventilasjonsutstyr.
- **Avanserte intervensjoner:** De kan utføre oppgaver som intubering, mekanisk ventilasjon og luftveishåndtering, noe som bidrar til å stabilisere pasienten.

Teamkoordinering :
- **Tverrfaglig samarbeid:** Intensivsykepleiere letter kommunikasjonen mellom medlemmene i det medisinske teamet og sørger for at viktig informasjon deles.
- **Lederskap:** I kritiske situasjoner tar sykepleiere ofte på seg en lederrolle, koordinerer teamets handlinger og tar raske beslutninger.

Kommunikasjon :
- **Informasjon til pårørende:** Gjenopplivningssykepleiere gir tydelig og forståelig informasjon til pasientens pårørende for å hjelpe dem med å forstå prosedyrene og fasene i gjenopplivningen.
- **Empati:** Ved å kommunisere med pasienter og pårørende på en empatisk måte gir gjenopplivningssykepleiere viktig emosjonell støtte.

Emosjonell støtte :
- **Støtte til pasientene:** Intensivsykepleiere gjenkjenner pasientenes følelser og beroliger dem i stressende perioder.
- **Familiestøtte:** De gir emosjonell støtte og forklaringer til familier som ofte er engstelige og bekymret.

Tilpasningsevne :
- **Reagerer på** nødsituasjoner: Gjenopplivningssykepleiere må kunne tilpasse seg raskt til skiftende nødsituasjoner og pasientenes behov.
- **Kritisk tenkning:** Ved raskt å vurdere informasjon og ta informerte beslutninger bidrar gjenopplivningssykepleiere til best mulig behandling.

Teknisk ekspertise, tverrfaglig koordinering, empatisk kommunikasjon og krisehåndtering gjør gjenopplivningssykepleiere til en viktig del av behandlingsteamet. Sykepleiernes allsidige rolle omfatter ikke bare tekniske ferdigheter, men også emosjonell støtte, rask beslutningstaking og etablering av et helhetlig omsorgsmiljø for pasienter og pårørende.

Overvåking og vurdering av intensivpasienter

Betydningen av kontinuerlig overvåking av vitale tegn
Kontinuerlig overvåking av vitale tegn er et grunnleggende element i medisinsk gjenoppliving. Gjenopplivningssykepleiere er ansvarlige for kontinuerlig overvåking av vitale tegn hos pasienter i kritiske situasjoner. Denne konstante overvåkningen gjør det mulig å oppdage endringer i pasientens helsetilstand raskt, forutse komplikasjoner og gripe inn tidlig for å sikre pasientens stabilitet og sikkerhet.

Tidlig oppdagelse av endringer :
- **Helseindikatorer:** Vitale tegn som hjertefrekvens, blodtrykk, respirasjonsfrekvens og kroppstemperatur gir viktige indikasjoner på pasientens helsetilstand.
- **Subtile endringer:** Kontinuerlig overvåking kan identifisere subtile endringer i vitale tegn som kan indikere en forverring av pasientens tilstand.

Rask respons:
- **Umiddelbar behandling:** Ved å oppdage tegn på nød raskt kan gjenopplivningssykepleiere iverksette tiltak for å forhindre alvorlige komplikasjoner eller hjertestans.
- **Administrering av medisiner:** Kontinuerlig overvåking gjør det mulig å justere medisindosene raskt og håndtere medisinske problemer i sanntid.

Evaluering av effekten av tiltak :
- **Respons på behandling:** Gjenopplivningssykepleiere bruker vitale tegn for å vurdere effekten av pågående behandlinger og for å justere tilnærmingene om nødvendig.
- **Progressiv stabilisering:** Ved å overvåke vitale tegn kan sykepleierne vurdere pasientens respons på tiltakene og avgjøre om det er behov for ytterligere justeringer.

Tidlig identifisering av ustabilitet :
- **Forutsigelse av komplikasjoner:** Kontinuerlig overvåking kan identifisere tidlige tegn på potensielle komplikasjoner, for eksempel blodtrykksfall, og dermed muliggjøre forebyggende tiltak.
- **Kritiske endringer: Ved en** plutselig forverring av vitale tegn kan sykepleierne varsle det medisinske teamet slik at de kan gripe inn umiddelbart.

Garanti for pasientsikkerhet:
- **Forebygging av uønskede hendelser:** Kontinuerlig overvåking bidrar til å minimere risikoen for uønskede hendelser ved raskt å identifisere risikosituasjoner.
- **Individualisert behandling:** Variasjoner i vitale tegn fra en pasient til en annen krever individuell overvåking for å sikre at behandlingen er tilpasset pasientens behov.

Kontinuerlig overvåking av vitale tegn er en hjørnestein i medisinsk gjenopplivning. Det gjør oss i stand til å reagere raskt på endringer i pasientens tilstand, forebygge komplikasjoner og gi individuell og effektiv behandling. Gjenopplivningssykepleiere spiller en avgjørende rolle i den kontinuerlige overvåkningen av disse vitale indikatorene for å sikre pasientens sikkerhet og stabilitet i kritiske situasjoner.

Bruk av avansert teknologi for overvåking
Bruken av avansert teknologi har revolusjonert måten gjenopplivningssykepleiere overvåker vitale tegn og håndterer pasienter i kritiske situasjoner på. Teknologien muliggjør mer nøyaktig, kontinuerlig og automatisert overvåking, noe som forbedrer kvaliteten på pleien og gjør det medisinske teamet mer responsivt.

Avanserte monitorer for vitale tegn :
- **Kontinuerlig overvåking:** Moderne monitorer kan overvåke flere vitale tegn samtidig i sanntid, noe som gir et fullstendig bilde av pasientens tilstand.
- **Automatiske alarmer:** Monitorene er utstyrt med alarmer som utløses når terskelverdiene for vitale tegn overskrides, noe som muliggjør rask respons ved unormale variasjoner.

Teknologier for hjerteovervåking :
- **Elektrokardiogram (EKG):** Elektrokardiogrammer i sanntid overvåker hjertets elektriske aktivitet og påviser arytmier og hjerteavvik.
- **Hjertetelemetri:** Telemetrisystemer overvåker kontinuerlig hjertesignaler på avstand, slik at sykepleierne kan overvåke flere pasienter samtidig.

Avansert respirasjonsovervåking :
- **Kapnografi:** Kapnografi måler nivået av utåndet karbondioksid og gir verdifull informasjon om ventilasjon og luftveier.
- **Pulsoksymetri:** Pulsoksymetre måler oksygenmetningen i blodet og identifiserer raskt unormale nivåer og pusteproblemer.

Teknologier for fjernovervåking :
- **Telehelse:** Telehelsesystemer gjør det mulig for sykepleiere å fjernovervåke vitale tegn og varsle legeteamet ved behov.
- **Integrering av elektroniske pasientjournaler:** Informasjon om vitale tegn er integrert i elektroniske pasientjournaler, noe som gjør det enklere å koordinere behandlingen.

Pustehjelpemidler :
- **Mekanisk ventilasjon:** Avanserte mekaniske ventilatorer overvåker luftveistrykket og justerer parametrene etter pasientens behov.
- **Bipap og C-PAP:** Ikke-invasive ventilasjonsapparater er utstyrt med overvåkingsfunksjoner for å optimalisere innstillinger og ytelse.

Data og analyser i sanntid :
- **Trender og grafer:** Data om vitale tegn presenteres i form av grafer og trender i sanntid, noe som hjelper sykepleierne med å identifisere variasjoner.
- **Informert beslutningstaking:** Sykepleiere bruker data til å ta informerte beslutninger om nødvendige tiltak og behandlingsjusteringer.

Bruk av avansert teknologi for å overvåke intensivpasienter forbedrer nøyaktigheten, reaksjonsevnen og kvaliteten på pleien.

Sykepleierne kan raskt oppdage endringer i pasientens tilstand, forutse komplikasjoner og ta informerte beslutninger takket være sanntidsdata fra disse teknologiene. Dette gjør dem bedre i stand til å yte optimal pleie og bidra positivt til pasientens utfall i kritiske situasjoner.

Tidlig gjenkjenning av kritiske endringer i pasientens tilstand
Evnen til raskt å gjenkjenne kritiske endringer i en gjenopplivningspasients tilstand er avgjørende for å forebygge alvorlige komplikasjoner og gripe inn tidlig. Gjenopplivningssykepleiere spiller en sentral rolle i å overvåke vitale tegn og andre indikatorer nøye for å oppdage unormale variasjoner og handle deretter.

Aktiv overvåking :
- **Konstant årvåkenhet:** Sykepleierne opprettholder en aktiv overvåkning ved hele tiden å observere pasientens vitale tegn, ansiktsuttrykk og atferd.
- **Nøye** lytting**:** Sykepleiere **lytter** til pasientenes klager, endringer i stemmen eller pusten, noe som kan avsløre underliggende problemer.

Kunnskap om tidlige indikatorer :
- **Advarselstegn:** Sykepleiere er opplært til å gjenkjenne advarselstegn på komplikasjoner, som for eksempel forverring av oksygenmetningen, økning i hjertefrekvensen eller endringer i bevissthetsnivået.
- **Trender i vitale tegn:** Sykepleiere overvåker trender i vitale tegn over en periode for å oppdage gradvise endringer som kan indikere et problem.

Komparativ analyse :
- **Sammenligning med baseline:** Sykepleierne sammenligner pasientens aktuelle vitale tegn med pasientens baselineverdier for å identifisere signifikante avvik.
- **Sammenligning mellom vitale tegn:** De analyserer forholdet mellom ulike vitale tegn, for eksempel mellom blodtrykk og hjertefrekvens, for å få et mer fullstendig bilde av pasientens tilstand.

Bruk av alvorlighetsgrad :
- **Vurderingsskalaer:** Sykepleiere bruker alvorlighetsskalaer, for eksempel Glasgow-score, for raskt å vurdere pasientens bevissthetsnivå og nevrologiske tilstand.

- **Systematisk vurdering:** Ved å følge en systematisk vurderingsprotokoll kan sykepleierne identifisere endringer på flere områder av pasientens helse.

Rask kommunikasjon :
- **Varsle det medisinske teamet:** Ved å identifisere kritiske endringer kan sykepleierne umiddelbart varsle det medisinske teamet for videre vurdering og passende tiltak.
- **Nøyaktig dokumentasjon:** Sykepleiere **dokumenterer** nøye observasjoner i journalen for å sikre tydelig og kontinuerlig kommunikasjon med teamet.

Forutse behov :
- **Planlegging av tiltak:** Ved å oppdage tidlige endringer kan sykepleierne på forhånd planlegge nødvendige tiltak for å unngå komplikasjoner.
- **Proaktiv behandling:** Tidlig gjenkjennelse muliggjør proaktiv behandling av pasientens tilstand, noe som minimerer risikoen for forverring.

Tidlig gjenkjenning av kritiske endringer i pasientens tilstand krever konstant årvåkenhet, en grundig forståelse av vitale tegn og ekspertise i å tolke data. Gjenopplivningssykepleiere spiller en avgjørende rolle når det gjelder å identifisere tidlige tegn på komplikasjoner og handle raskt for å stabilisere kritisk syke pasienter. Dette øker pasientsikkerheten og forbedrer resultatene av gjenopplivningen.

Håndtering av luftveier og ventilasjon

Vedlikehold av luftveier og intubering ved behov
Vedlikehold av luftveier og intubasjon er viktige ferdigheter for gjenopplivningssykepleiere. De er ansvarlige for å sikre at kritisk syke pasienter puster effektivt ved å holde luftveiene frie og gripe raskt inn hvis intubasjon er nødvendig.

Vedlikehold av luftveiene :
- **Riktig posisjonering:** Intensivsykepleiere plasserer pasientene i stillinger som er optimale for å opprettholde luftveiene, for eksempel ryggleie eller lateral decubitus.

- **Aspirasjon: Ved** ansamling av sekret eller obstruksjon av luftveiene utfører sykepleierne aspirasjoner for å holde luftveiene åpne.

Teknikker for å åpne luftveiene :
- **Manøver for å heve underkjeven:** Sykepleiere utfører manøvrer som å heve underkjeven for å åpne luftveiene hos bevisstløse pasienter.
- **Manøver for å vippe hodet: Når** hodet vippes, rettes luftveiene opp og hindrer obstruksjoner.

Endotrakeal intubasjon :
- **Identifisering av indikasjoner :** Gjenopplivningssykepleiere vurderer om intubasjon er nødvendig på grunnlag av pasientens vitale tegn, respirasjonsfunksjon og bevissthet.
- **Forberedelse:** Før intubering klargjør sykepleierne nødvendig utstyr, kontrollerer pasientens medisinering og gir pasienten oksygen.

Orotrakeal og nasotrakeal intubasjon :
- **Valg av** intubasjonssted**:** Sykepleiere velger riktig intubasjonssted basert på kliniske behov og anatomiske begrensninger.
- **Presis posisjonering:** Intubasjonen utføres med presisjon for å unngå komplikasjoner som for eksempel øsofagusintubasjon.

Bekreftelse av rørets posisjon :
- **Kapnografikontroll:** Sykepleiere kontrollerer kapnografien for å sikre at karbondioksid detekteres i luftveiene, og bekrefter at slangen er riktig plassert.
- **Røntgen: Det tas** ofte et røntgenbilde av brystkassen for å bekrefte at slangen er riktig plassert i luftveien.

Vedlikehold av intubasjon :
- **Sikring av tuben:** Sykepleierne sikrer endotrakealtuben nøye for å forhindre at den forskyves ved et uhell.
- **Kontinuerlig overvåking:** Når pasienten er intubert, overvåker sykepleierne kontinuerlig pasientens vitale tegn, ventilasjonsparametere og respirasjonsfunksjon.

Håndtering av komplikasjoner :
- **Vanskelig intubasjon:** Hvis intubasjonen er vanskelig, kan sykepleierne ty til alternative teknikker som maskeventilasjon eller bruk av supraglottisk utstyr.
- **Gjenopplivningsintubasjon:** Ved hjertestans kan det være nødvendig med intubasjon for å opprettholde ventilasjon og oksygentilførsel.

Vedlikehold av luftveier og intubasjon er viktige ferdigheter for gjenopplivningssykepleiere. De må være opplært til å vurdere, planlegge og utføre disse prosedyrene nøyaktig og raskt. Kompetanse på disse områdene gjør det mulig for gjenopplivningssykepleiere å opprettholde adekvat ventilasjon, sikre oksygenmetning og stabilisere pasienter i kritiske situasjoner.

Justering av parametere for mekanisk ventilasjon
Mekanisk ventilasjon brukes ofte for å sikre tilstrekkelig oksygenering og ventilasjon hos gjenopplivningspasienter. Gjenopplivningssykepleiere er ansvarlige for kontinuerlig justering av parametrene for mekanisk ventilasjon for å møte de spesifikke behovene til hver enkelt pasient og for å opprettholde optimal respirasjonsfunksjon.

Kontinuerlig overvåking :
- **Trender for vitale tegn:** Sykepleiere overvåker vitale tegn som respirasjonsfrekvens, oksygenmetning og blodtrykk for å vurdere effektiviteten av ventilasjonen.
- **Kapnografi:** Kapnografiovervåkning gir verdifull informasjon om karbondioksidnivået i utåndingsluft, noe som bidrar til å justere ventilasjonsparametrene.

Justeringer etter behov :
- **Inspirasjonstrykk:** Sykepleierne justerer inspirasjonstrykket for å sikre tilstrekkelig lungeutvidelse og oksygentilførsel.
- **Respirasjonsfrekvens: Avhengig** av pasientens tilstand kan sykepleierne øke eller redusere respirasjonsfrekvensen for å opprettholde balansen mellom oksygentilførsel og utskillelse av karbondioksid.

Inspirert oksygenfraksjon (FiO2) :
- **Optimalisering av oksygenering:** Sykepleierne justerer FiO2 for å opprettholde tilstrekkelig oksygenmetning og samtidig unngå risiko for hyperoksi.
- **Gradvis reduksjon:** Etter hvert som pasientens tilstand bedres, reduserer sykepleierne FiO2 gradvis for å minimere risikoen for overoksygenering.

Inspiratorisk/ekspiratorisk kompresjonsforhold (I:E) :
- **Optimalisere gassutvekslingen:** Sykepleierne justerer I:E-forholdet for å maksimere gassutvekslingen i henhold til pasientens behov.
- **Redusere komplikasjoner:** Et passende I:E-forhold kan minimere lungekomplikasjoner og forbedre ventilasjonseffektiviteten.

Evaluering av volumer og trykk :
- **Tidalvolum:** Sykepleiere overvåker tidevannsvolumet for å unngå lungeskader på grunn av overventilering.
- **Luftveistrykk:** Sykepleiere overvåker luftveistrykket for å forebygge barotraumer.

Tilpasning til endringer i pasientens tilstand :
- **Respons på vitale tegn:** Sykepleierne justerer ventilasjonsparametrene i henhold til endringer i pasientens vitale tegn og tilstand.
- **Kommunikasjon med teamet:** Ved behov samarbeider sykepleierne med legene for å diskutere mulige justeringer basert på endringer i pasientens tilstand.

Presis dokumentasjon :
- **Registrering av justeringer :** Sykepleiere dokumenterer nøye justeringer av mekanisk ventilasjon, pasientens respons og de oppnådde resultatene.
- **Overvåke effekten:** Nøyaktig dokumentasjon gjør det mulig for sykepleiere og det medisinske teamet å overvåke effekten av justeringene og gjøre endringer om nødvendig.

Justering av parametere for mekanisk ventilasjon krever en grundig forståelse av respirasjonsfysiologi, ventilasjonsteknologi og individuelle pasientbehov. Gjenopplivningssykepleiere spiller en nøkkelrolle når det gjelder kontinuerlig overvåking av vitale tegn, justering av parametere og optimalisering av pasientens respirasjonsfunksjon for å opprettholde tilstrekkelig oksygenering og ventilasjon.

Forebygging og behandling av ventilasjonsrelaterte komplikasjoner
Mekanisk ventilasjon er et viktig inngrep på intensivavdelingen, men det medfører også risiko for komplikasjoner. Gjenopplivningssykepleiere spiller en avgjørende rolle når det gjelder forebygging, tidlig oppdagelse og håndtering av potensielle komplikasjoner i forbindelse med ventilasjon, og sørger dermed for pasientenes sikkerhet og velvære.

Barotraumer og volutraumer :
- **Forebygging:** Sykepleiere overvåker luftveistrykket og justerer parametrene for å unngå pulmonal overdistension, som kan forårsake barotrauma.
- **Tidlig oppdagelse:** Ved å overvåke vitale tegn og lungetrykk kan sykepleierne oppdage tegn på overdreven lungespenning på et tidlig stadium.

Pneumothorax :
- **Se etter kliniske tegn:** Sykepleierne er oppmerksomme på tegn på pneumothorax, for eksempel forverring av dyspnoe og reduksjon i vesikulær bilyd.
- **Medisinsk samarbeid: Ved** mistanke om pneumothorax alarmerer sykepleierne legeteamet for å få en passende vurdering og intervensjon.

Ventilasjonsassosiert infeksjon :
- **Utstyrshygiene :** Sykepleiere sørger for å opprettholde en grundig hygiene av ventilasjonsutstyret for å forebygge nosokomiale infeksjoner.
- **Overvåking av tegn på infeksjon:** Sykepleiere holder øye med tegn på lungeinfeksjon, for eksempel feber og produksjon av purulent sekret.

Dysregulering av blodgasser :
- **Blodgassovervåking:** Sykepleiere overvåker regelmessig blodgassene for å vurdere effektiviteten av ventilasjon og oksygenering.
- **Justeringer i henhold til dette:** Avhengig av blodgassresultatene justerer sykepleierne

ventilasjonsparametrene for å opprettholde syre-base-balansen.

Ventilatorassosiert lungebetennelse (VAP) :
- **Forebyggende strategier:** Sykepleiere bruker strategier for å redusere risikoen for VAP, for eksempel å vippe sengens hode og redusere ventilasjonstiden.
- **Symptomovervåking:** Sykepleiere overvåker symptomer som feber og endringer i sekretkvaliteten, noe som kan indikere PAV.

Akutt åndedrettsbesvær :
- **Kontinuerlig overvåking:** Sykepleiere holder nøye øye med tegn på akutt respirasjonssvikt, som uro, takypné og bruk av aksessoriske muskler.
- **Rask respons:** Ved respirasjonsbesvær justerer sykepleierne umiddelbart ventilasjonsparametrene og varsler det medisinske teamet om nødvendig.

Utilsiktet frakobling :
- **Sikre tuben:** Sykepleiere må sørge for at endotrakealtuben er forsvarlig sikret for å forhindre utilsiktet frakobling.
- **Regelmessige kontroller:** Sykepleiere kontrollerer regelmessig slangefiksering og tilkoblinger for å forhindre frakoblinger.

Kommunikasjon og dokumentasjon :
- **Teamrapporter:** Sykepleiere kommuniserer potensielle komplikasjoner til det medisinske teamet under rapporteringen for å sikre koordinert behandling.
- **Nøyaktig dokumentasjon:** Sykepleiere dokumenterer komplikasjoner, iverksatte tiltak og oppnådde resultater, noe som letter overvåking og kontinuerlig forbedring.

Forebygging og håndtering av komplikasjoner knyttet til mekanisk ventilasjon krever kontinuerlig overvåking, tekniske ferdigheter og en grundig forståelse av potensielle risikoer. Gjenopplivningssykepleiere spiller en avgjørende rolle i tidlig identifisering av komplikasjoner, behandlingsjusteringer og koordinering med det medisinske teamet for å sikre trygg og effektiv behandling av mekanisk ventilerte pasienter.

Administrering av medisiner og behandlinger

Nøyaktig, tidskritisk levering av legemidler
Administrering av legemidler på intensivavdelingen er en kompleks oppgave som krever absolutt presisjon, inngående kunnskap om legemidlene og forståelse for de spesifikke behovene til pasienter i kritiske situasjoner. Gjenopplivningssykepleiere er ansvarlige for at legemidler administreres på riktig måte for å sikre rask og effektiv respons.

Kunnskap om legemidler :
- **Indikasjoner og kontraindikasjoner:** Intensivsykepleiere forstår de aktuelle indikasjonene for hvert enkelt legemiddel og identifiserer potensielle kontraindikasjoner.
- **Bivirkninger** : De er oppmerksomme på mulige bivirkninger av legemidler, så de overvåker og rapporterer bivirkninger.

Nøyaktige doseberegninger:
- **Passende doser:** Sykepleierne beregner dosene nøyaktig i henhold til pasientens vekt, kroppsoverflate og kliniske tilstand.
- **Nøye klargjøring:** Før administrering kontrollerer sykepleierne doseringen og klargjør medisinene i henhold til protokollene.

Sikker administrasjon :
- **Dobbeltsjekk:** Sykepleiere dobbeltsjekker ofte med en kollega for å sikre at dosen og medisinen er riktig.
- **Allergikontroller :** Før administrering sjekker sykepleierne pasientens kjente allergier for å unngå bivirkninger.

Ulike administrasjonsmåter:
- **Intravenøs (IV) :** Intensivsykepleiere er dyktige til å administrere legemidler intravenøst, noe som sikrer rask og pålitelig absorpsjon.
- **Intramuskulær (IM) og subkutan (SC)** administrering: I noen tilfeller administreres legemidler via IM eller SC, med spesiell oppmerksomhet rettet mot effekt og absorpsjonshastighet.

Rask reaksjon:
- **Overvåking etter administrering:** Sykepleiere overvåker vitale tegn og pasientens reaksjoner etter administrering for å vurdere effekt og sikkerhet.
- **Justeringer i sanntid:** Ved endringer i pasientens tilstand kan sykepleierne justere doser eller medisiner i samråd med det medisinske teamet.

Håndtering av akuttmedisiner :
- **Forberedelse av nødhjelpsutstyr:** Sykepleiere sørger for at nødmedisiner, som f.eks. hjertestarter, er lett tilgjengelig.
- **Administrering ved behov:** I kritiske situasjoner er sykepleierne opplært til raskt å administrere livsviktige legemidler for å stabilisere pasienten.

Kommunikasjon og dokumentasjon :
- **Administrasjonsrapporter:** Sykepleierne kommuniserer med legeteamet og gir presis informasjon om medisinene som er gitt og pasientens respons.
- **Fullstendig dokumentasjon:** Sykepleierne dokumenterer hver legemiddeladministrasjon, inkludert dose, tidspunkt, administrasjonsmåte og observasjoner etter administrasjonen.

Nøyaktig administrering av legemidler i kritiske situasjoner er en viktig ferdighet for gjenopplivningssykepleiere. De må kunne administrere de legemidlene som trengs for å stabilisere kritisk syke pasienter raskt og sikkert. Sykepleiernes inngående kjennskap til legemidler, doser og protokoller bidrar i stor grad til sikkerhet, effektivitet og positive resultater av gjenopplivningsbehandlingen.

Kunnskap om legemiddelprotokoller og interaksjoner
Grundige kunnskaper om legemiddelprotokoller og interaksjoner er avgjørende for intensivsykepleiere. De må forstå legemidler, passende doser, indikasjoner og mulige interaksjoner med andre legemidler for å sikre trygg og effektiv administrering.

Legemiddelprotokoller :
- **Institusjonelle protokoller :** Sykepleierne er kjent med institusjonens spesifikke protokoller for administrering av legemidler på intensivavdelingen.

- **Praksisstandarder:** De følger praksisstandarder og nasjonale retningslinjer for å sikre konsekvent og sikker administrasjon.

Kunnskap om legemidler :
- **Indikasjoner:** Sykepleiere forstår de spesifikke indikasjonene for hvert enkelt legemiddel og i hvilke situasjoner de brukes på intensivavdelingen.
- **Dosering:** De kjenner til riktig dosering i henhold til pasientens behov og sikkerhetskriterier.

Interaksjoner med legemidler :
- **Potensielle legemiddelinteraksjoner:** Sykepleiere kjenner til potensielle interaksjoner mellom legemidler, inkludert synergistiske og antagonistiske effekter og risikoen for bivirkninger.
- **Legemiddelhistorikk:** De tar hensyn til pasientens legemiddelhistorikk for å unngå farlige interaksjoner.

Sekvensiell administrasjon :
- **Planlegging av medisinering:** Sykepleiere planlegger administrering av legemidler og tar hensyn til optimal rekkefølge for å unngå interaksjoner.
- **Intervall mellom dosene:** Ved administrering av flere legemidler beregner og respekterer sykepleierne passende intervaller mellom dosene.

Allergiske reaksjoner :
- **Erkjennelse av allergier :** Sykepleiere sjekker pasientens kjente allergier før de administrerer medisiner for å unngå bivirkninger.
- **Forberedelse av alternative løsninger: Ved** kjent allergi er sykepleierne forberedt på å administrere alternative legemidler uten allergirisiko.

Konsultasjon og kommunikasjon :
- **Samarbeid med farmasøyter:** Sykepleiere rådfører seg med farmasøyter for å få informasjon om legemidler, interaksjoner og dosering.
- **Kommunikasjon med legeteamet: Hvis** det er tvil om medisinering eller interaksjoner, kommuniserer sykepleierne med legeteamet for å avklare beslutninger.

Etter- og videreutdanning :
- **Holde seg oppdatert:** Sykepleierne deltar på løpende kurs for å holde seg oppdatert på nye legemidler, oppdaterte protokoller og den nyeste forskningen.
- **Referanseressurser:** De bruker medisinske referanseressurser for å få oppdatert informasjon om legemidler og legemiddelinteraksjoner.

Kunnskap om legemiddelprotokoller og interaksjoner er avgjørende for sikker og effektiv administrering av legemidler på intensivavdelingen. Sykepleiere må kontinuerlig oppdatere kunnskapen sin, samarbeide med annet helsepersonell og ta informerte beslutninger for å sikre at legemidler administreres på en trygg måte og minimere risikoen for uønskede interaksjoner og bivirkninger for pasientene.

Koordinering med det medisinske teamet for spesifikke behandlinger

Effektiv koordinering med det medisinske teamet er avgjørende for intensivsykepleiere, spesielt når det gjelder spesifikke behandlinger eller komplekse situasjoner. Ved å samarbeide med leger og annet helsepersonell sikrer sykepleierne en konsekvent og koordinert behandling av pasienter i kritiske situasjoner.

Proaktiv kommunikasjon :
- **Deling av informasjon:** Sykepleiere kommuniserer tydelig informasjon om pasientens tilstand, vitale tegn, reaksjoner på behandlinger og spesifikke behov.
- **Regelmessig rapportering:** De deltar i teamrapporter for å dele relevant informasjon med det medisinske teamet, noe som bidrar til at det tas informerte beslutninger.

Deltakelse i kliniske diskusjoner :
- **Medisinske teammøter:** Sykepleiere deltar på møter der behandlinger og pleieplaner diskuteres, og bidrar med sitt perspektiv og sine observasjoner.
- **Kompetanse:** De gir detaljert informasjon om pasientens reaksjoner på behandlingen, noe som kan påvirke hvilke justeringer som er nødvendige.

Utføre medisinske ordrer :
- **Utføre behandlinger:** Sykepleiere følger medisinske ordrer ved å administrere medisiner og utføre spesifikke behandlinger som foreskrevet.
- **Overvåking av reaksjoner:** De følger nøye med på pasientens reaksjoner på behandlingen og rapporterer omgående eventuelle bivirkninger eller komplikasjoner.

Koordinering av komplekse prosedyrer :
- **Forberede prosedyrer:** Sykepleiere forbereder miljøet, utstyret og pasienten for spesifikke prosedyrer, for eksempel innsetting av sentralkateter.
- **Assistanse til leger:** De bistår legene under komplekse prosedyrer og gir logistisk støtte og sanntidsinformasjon.

Beredskapsledelse :
- **Koordinert respons:** I nødsituasjoner samarbeider sykepleierne tett med det medisinske teamet for å gi rask og koordinert behandling.
- **Sanntidskommunikasjon:** Sykepleiere informerer umiddelbart legeteamet om kritiske endringer i pasientens tilstand, noe som muliggjør rask inngripen.

Pasientens interesseorganisasjon:
- **Gi informasjon:** Sykepleiere gir detaljert informasjon om pasienten, noe som bidrar til riktig beslutningstaking.
- **Deltakelse i diskusjoner om beslutningstaking:** Når behandlingsvalg diskuteres, deler sykepleierne sitt perspektiv basert på kontinuerlig observasjon av pasienten.

Tilbakemelding på behandlingens effektivitet :
- **Kontinuerlig vurdering:** Sykepleiere vurderer effekten av behandlingene og gir informasjon om pasientens respons til det medisinske teamet.
- **Samarbeid om å gjøre justeringer:** Hvis det er nødvendig å justere behandlingen, samarbeider sykepleierne tett med det medisinske teamet for å gjøre de nødvendige endringene.

Koordinering med det medisinske teamet er grunnleggende for å kunne gi omfattende og koordinert gjenopplivningsbehandling. Sykepleiere spiller en nøkkelrolle når det gjelder å gi nøyaktig informasjon, iverksette medisinske ordrer og delta aktivt i kliniske diskusjoner og beslutninger. Åpen kommunikasjon og tett samarbeid sikrer at spesifikke behandlinger blir gitt på en konsekvent og sikker måte, noe som gir bedre resultater for kritisk syke pasienter.

Kommunikasjon og støtte til pasienter og pårørende

Effektiv kommunikasjon med intuberte eller bevisstløse pasienter

Kommunikasjon med intuberte eller bevisstløse pasienter byr på unike utfordringer i forbindelse med gjenoppliving. Sykepleiere spiller en avgjørende rolle når det gjelder å etablere empatisk og betryggende kommunikasjon med disse pasientene, selv når de ikke kan snakke eller svare verbalt.

Bruk av ikke-verbal kommunikasjon :
- **Øyekontakt:** Sykepleiere opprettholder betryggende øyekontakt med pasienten for å skape kontakt og vise tilstedeværelse.
- **Kroppsspråk:** De bruker et beroligende, åpent kroppsspråk for å formidle ro og selvtillit.

Forklar prosedyrene :
- **Forberedelse før prosedyrer:** Sykepleiere forklarer kommende prosedyrer for pasientene, for eksempel stillingsendringer eller medisinske inngrep.
- **Beroligende tone:** Ved å bruke en mild, beroligende tone bidrar de til å dempe pasientens angst.

Bruk av kommunikasjonspaneler :
- **Alfabetstavle:** Sykepleiere kan bruke en bokstavtavle slik at pasienten kan peke for å danne ord eller setninger.
- **Symboler og bilder:** Symboler og bilder kan brukes til å hjelpe pasienter med å kommunisere sine grunnleggende behov.

Svar på imaginære spørsmål :
- **Validering av bekymringer:** Sykepleierne svarer på pasientens imaginære spørsmål for å berolige og opprettholde et bånd.
- **Opprettholde tillit:** Ved å vise interesse for pasientens bekymringer styrker de tilliten og tryggheten.

Bruk av teknologi :
- **Bruk av kommunikasjonsapplikasjoner:** Applikasjoner på nettbrett eller smarttelefoner kan brukes slik at pasienten kan skrive eller velge forhåndsdefinerte fraser.
- **Kommunikasjon via familien:** Sykepleiere kan kommunisere med pasientens familie for å få informasjon om pasientens preferanser og behov.

Forsiktig observasjon:
- **Reaksjoner på stimuli:** Sykepleiere observerer nøye pasientenes reaksjoner på ulike stimuli for å vurdere om de føler seg komfortable eller urolige.
- **Justeringer basert på signaler:** Basert på pasientens signaler tilpasser sykepleierne sin kommunikasjonstilnærming til pasientens behov.

Inkludering i beslutningsprosesser :
- **Informere om valg:** Når medisinske beslutninger må tas, informerer sykepleierne den intuberte eller bevisstløse pasienten og tar hensyn til eventuelle preferanser som tidligere er uttrykt.
- **Respekt for verdier:** De sørger for at pasientens verdier og preferanser blir respektert, selv om det ikke foreligger noen verbal respons.

Informasjonsressurser for familier :
- **Veiledning av pårørende:** Sykepleiere gir informasjon til pårørende om alternative kommunikasjonsmetoder og om hvordan de bedre kan forstå pasientens signaler.
- **Emosjonell støtte:** De tilbyr emosjonell støtte til familien ved å forklare hvordan de kan holde kontakten og kommunisere med pasienten.

Effektiv kommunikasjon med intuberte eller bevisstløse pasienter er en viktig ferdighet for gjenopplivningssykepleiere. Ved å bruke alternative og empatiske metoder sørger de for at pasientene føler seg forstått, støttet og involvert i sin egen behandling, selv når de ikke kan uttrykke seg verbalt. Denne menneskelige kommunikasjonen styrker båndene mellom pasienter, pårørende og pleiere og bidrar til en mer helhetlig og pasientsentrert omsorg.

Empatisk støtte til familier i krise
Familiene til intensivpasienter går gjennom en ekstremt stressende og følelsesladet tid. Sykepleiere spiller en avgjørende rolle når det gjelder å gi empatisk støtte og hjelpe familiene med å takle krisen, forstå situasjonen og holde seg informert.
Lytte nøye :
- **La dem snakke:** Sykepleiere gir familiene mulighet til å uttrykke bekymringer, frykt og følelser.
- **Ikke-dømmende:** De lytter uten å dømme og skaper et miljø der familiene føler seg forstått og respektert.

Tydelig og ærlig informasjon:
- **Formidling av pasientens tilstand:** Sykepleiere kommuniserer pasientens tilstand på en forståelig måte og unngår komplisert medisinsk sjargong.
- **Svarer på spørsmål:** De svarer ærlig på familiens spørsmål, selv når nyhetene ikke er oppmuntrende.

Empati og medfølelse :
- **Validering av følelser:** Sykepleierne anerkjenner familienes intense følelser og viser at de forstår hva de går gjennom.
- **Et trøstende nærvær:** Ved å tilby sin tilstedeværelse og støtte bidrar de til at familiene føler seg mindre alene i krisen.

Veiledning og utdanning :
- **Forklaring av prosedyrer:** Sykepleierne forklarer pågående og kommende medisinske prosedyrer, slik at familiene kan forstå hva som skjer.
- **Forberede seg på endringer:** De hjelper familiene med å forutse mulige endringer i pasientens tilstand og fremtidige behandlinger.

Inkludering i omsorgen :
- **Oppmuntre familien til å være til stede:** Sykepleierne oppfordrer familien til å være til stede sammen med pasienten så mye som mulig og forklarer hvordan de kan trøste.
- **Involvering i beslutningstaking:** De involverer familiene i beslutninger om pasientens behandling, samtidig som de respekterer deres preferanser.

Støtteressurser :
- **Henvisning til tjenester:** Sykepleiere henviser familier til psykologiske støttetjenester, rådgivning eller støttegrupper ved behov.
- **Informasjon:** De tilbyr brosjyrer, foldere og ressurser som hjelper familiene til å forstå situasjonen bedre.

Respekt for kultur og tro:
- **Kulturell forståelse:** Sykepleierne tar hensyn til familiens kulturelle og religiøse overbevisning og tilpasser støtten deretter.
- **Respekt for beslutninger:** De respekterer beslutninger som familien tar, selv om de avviker fra medisinske anbefalinger.

Tid for sorg og ettertanke :
- **Gi rom:** Sykepleiere forstår viktigheten av sorgtid og gir familiene den tiden de trenger for å bearbeide tapet.
- **Diskret tilstedeværelse:** De holder seg i nærheten for å støtte familien, samtidig som de respekterer familiens behov for privatliv.

Empatisk støtte til familier i krise er en viktig del av gjenopplivningsomsorgen. Sykepleiere spiller en viktig rolle når det gjelder å gi praktisk trygghet og veiledning, hjelpe familiene med å navigere gjennom en vanskelig tid og sørge for at de føler seg støttet, informert og respektert gjennom hele gjenopplivningsforløpet.

Samarbeid med sosialarbeidere om psykososiale behov
De psykosociale behovene til gjenopplivningspasienter og deres familier er komplekse og varierte. Intensivsykepleiere samarbeider tett med sosionomer for å gi helhetlig støtte som

ivaretar både de emosjonelle og sosiale aspektene ved situasjonen.

Identifisere behov :
- **Nøye observasjon:** Sykepleiere er oppmerksomme på tegn på angst, stress og følelsesmessig stress hos pasienter og pårørende.
- **Løpende vurdering:** De vurderer jevnlig psykososiale behov, særlig i krisesituasjoner.

Tidlig intervensjon :
- **Rapportering av bekymringer:** Sykepleiere rapporterer raskt psykososiale bekymringer til sosialarbeidere for tidlig intervensjon.
- **Koordinering av tiltak:** De samarbeider med sosialarbeidere for å iverksette egnede støttestrategier.

Emosjonell støtte :
- **Lytting og empati:** Sykepleiere tilbyr pasienter og pårørende et oppmerksomt og empatisk øre for å hjelpe dem med å uttrykke følelsene sine.
- **Validering av følelser:** De validerer pasientens og familiens følelser og bidrar til å normalisere deres reaksjoner på den vanskelige situasjonen.

Veiledning og informasjon :
- **Forklare ressurser:** Sykepleiere informerer pasienter og pårørende om hvilke tjenester sosialarbeidere tilbyr og fordelene ved å involvere dem.
- **Utforske alternativer:** De hjelper pasienter og familier med å forstå hvilke psykososiale støttealternativer som finnes.

Koordinering av tjenester :
- **Planleggingsmøter:** Sykepleiere og sosialarbeidere koordinerer møter med pasienter og pårørende for å diskutere behov og mål.
- **Beslutningsstøtte:** De samarbeider om å støtte pasienter og pårørende i vanskelige beslutninger, for eksempel overgangen til palliativ behandling.

Tilgang til ressurser :
- **Henvisning til ressurser:** Sykepleiere henviser pasienter og familier til sosialarbeidere for tjenester som rådgivning, terapi eller økonomisk støtte.
- **Koordinering med organisasjoner:** De samarbeider med sosialarbeidere for å koordinere forespørsler om ekstern støtte fra veldedige organisasjoner eller organer.

Løpende støtte :
- **Oppfølging og evaluering:** Sykepleierne samarbeider med sosialarbeiderne om å følge med på fremdriften og tilpasse tiltakene etter hvert som behovene endrer seg.
- **Styrke støttenettverket:** De hjelper pasienter og familier med å utvikle og styrke sitt sosiale støttenettverk.

Samarbeid mellom gjenopplivningssykepleiere og sosionomer er avgjørende for å møte de komplekse psykososiale behovene til pasientene og deres familier. Sammen gir de helhetlig støtte som tar for seg både de emosjonelle og sosiale aspektene ved situasjonen, og hjelper den enkelte til å takle utfordringene ved gjenoppliving og navigere i en vanskelig periode på en mer robust og informert måte.

Håndtering av nødsituasjoner og kode blå

Forberedelse på rask reaksjon i kritiske situasjoner
Medisinsk gjenopplivning innebærer håndtering av kritiske situasjoner der hvert sekund teller. Sykepleiere spiller en nøkkelrolle når det gjelder å reagere raskt og effektivt for å stabilisere pasienter i nødsituasjoner.

Kunnskap om nødprosedyrer :
- **Løpende opplæring:** Sykepleierne får jevnlig opplæring i beredskapsprotokoller for å sikre at de er oppdatert på beste praksis.
- **Pugging av prosedyrer:** De kan de viktigste fasene i nødprosedyrene utenat, slik at de kan reagere uten forsinkelse.

Planlegging på forhånd :
- **Vurdering av scenarier :** Sykepleiere forutser mulige krisescenarier og planlegger sine handlinger deretter.

- **Utstyrslayout:** De plasserer nødutstyret strategisk slik at det er raskt tilgjengelig.

Teamkommunikasjon :
- **Koder og nødanrop:** Sykepleierne kjenner kodene og nødanropene som gjelder for deres virksomhet, slik at de kan varsle teamet ved behov.
- **Tydelig kommunikasjon:** De bruker kortfattet og tydelig kommunikasjon for raskt å videreformidle nødvendig informasjon til teamet.

Fordeling av roller :
- **Fordeling av oppgaver:** Sykepleiere fordeler oppgaver i en nødsituasjon for å sikre en koordinert respons.
- **Bruk av ferdigheter:** De mobiliserer de spesifikke ferdighetene til hvert enkelt teammedlem for en optimal respons.

Stressmestring :
- **Opplæring i stressmestring:** Sykepleiere får opplæring i stressmestring for å holde seg rolige og fokuserte i nødsituasjoner.
- **Avspenningsteknikker:** De bruker puste- og avspenningsteknikker for å opprettholde konsentrasjonen i stressende situasjoner.

Simuleringer av nødsituasjoner :
- **Praktiske øvelser:** Sykepleiere deltar regelmessig i krisesimuleringer for å forbedre sine ferdigheter og koordinasjon.
- **Prestasjonsevaluering:** De evaluerer prestasjonene sine under simuleringene og gjør justeringer for å forbedre seg.

Klargjøring av utstyret :
- **Regelmessige kontroller:** Sykepleiere kontrollerer regelmessig at nødutstyret er operativt og klart til bruk.
- **Opplading av utstyr:** De sørger for at nødutstyret lades opp etter hver gang det har vært i bruk, slik at det er klart når det trengs.

Rask aktivering av teamet :
- **Umiddelbar varsling:** Sykepleiere varsler raskt legeteamet i tilfelle en kritisk situasjon, slik at de kan få øyeblikkelig hjelp.
- **Flytende koordinering:** De sørger for at medlemmene i det medisinske teamet er informert og klare til å handle på rekordtid.

Overvåking og analyse etter hendelsen:
- **Debriefing etter hendelsen:** Sykepleierne deltar i debriefingmøter for å diskutere hendelsen og identifisere styrker og forbedringsområder.
- **Kontinuerlig læring:** De bruker tilbakemeldinger til å forberede seg bedre på fremtiden.

Å forberede seg på rask respons i kritiske situasjoner er grunnleggende for gjenopplivningssykepleiere. Ved å følge protokoller, planlegge på forhånd og samarbeide effektivt med teamet er de bedre rustet til å håndtere nødsituasjoner med selvtillit og dyktighet, noe som bidrar til positive resultater for pasienter i kritiske situasjoner.

Koordinering av teamets innsats under en Code Blue
En kode blå er en medisinsk nødsituasjon der en pasient har fått hjerte- eller åndedrettsstans. I en slik situasjon er effektiv teamkoordinering avgjørende for å kunne reagere raskt og gi gjenopplivningsbehandling av høy kvalitet. Sykepleiere spiller en sentral rolle i koordineringen av denne teaminnsatsen.

Teamaktivering :
- **Kode blå-anrop:** Sykepleiere foretar et kode blå-anrop ved hjelp av institusjonens varslingsprosedyrer for å varsle det medisinske teamet.
- **Tydelig kommunikasjon:** De kommuniserer detaljert informasjon om situasjonen, stedet og de umiddelbare behovene til teamet.

Roller og ansvarsområder :
- **Tildeling av roller:** Sykepleierne tildeler spesifikke roller til hvert enkelt medlem av teamet, for eksempel hvem som

er ansvarlig for brystkompresjon, hvem som er ansvarlig for intubering osv.
- **Bruk av ferdigheter:** De tar hensyn til ferdighetene til hvert enkelt medlem for å optimalisere teamets effektivitet.

Koordinering av oppgaver :
- **Tydelig handlingsplan:** Sykepleierne er tydelige på handlingsplanen, slik at alle teammedlemmene er på samme bølgelengde.
- **Overvåking av stadier:** De koordinerer de ulike stadiene av gjenopplivningen og sørger for at hver oppgave utføres i tide.

Løpende kommunikasjon :
- **Hyppige oppdateringer:** Sykepleierne gir regelmessige oppdateringer om pasientens tilstand, pågående tiltak og reaksjoner på behandlingene.
- **Kortfattet kommunikasjon:** De kommuniserer kort og presist for å skape klarhet og unngå misforståelser.

Håndtering av utstyr :
- **Klargjøring av utstyr:** Sykepleierne sørger for at utstyret som trengs for gjenopplivning er klart og fungerer.
- **Strategisk layout:** De organiserer utstyret slik at det er lett tilgjengelig for alle teammedlemmene.

Kontinuerlig overvåking :
- **Observasjon av vitale tegn:** Sykepleiere overvåker kontinuerlig pasientens vitale tegn under gjenoppliving og tilpasser tiltakene deretter.
- **Korrigere problemer:** Hvis det oppstår problemer, for eksempel hjertearytmier, koordinerer de innsatsen for å håndtere dem raskt.

Stressmestring :
- **Berolige teamet:** Sykepleierne sørger for at teamet er rolig og fokusert ved å utøve trygt lederskap.
- **Emosjonell støtte:** De anerkjenner teamets stress og følelser og tilbyr emosjonell støtte når det er nødvendig.

Debriefing etter hendelsen :
- **Debriefing:** Sykepleierne arrangerer en debriefing for å diskutere situasjonen, beslutningene som ble tatt og mulige forbedringer.
- **Kontinuerlig læring:** De bruker tilbakemeldinger til å identifisere områder som kan forbedres og justere fremtidige protokoller.

Koordinering av teamets innsats under en kode blå er avgjørende for å sikre rask og effektiv respons. Gjenopplivningssykepleiere spiller en sentral rolle ved å lede teamet, fordele roller, koordinere oppgaver og sørge for tydelig kommunikasjon. Gjennom sitt lederskap og sin koordinering bidrar de til å øke sjansene for vellykket gjenoppliving og gi behandling av høy kvalitet i medisinske nødsituasjoner.

Retrospektiv analyse av Code Blues for å forbedre praksis
Etter en kode blå eller en hvilken som helst annen nødsituasjon er det viktig å gjennomføre en grundig retrospektiv analyse for å evaluere tiltakene som ble iverksatt, identifisere styrker og forbedringsområder og dermed styrke den medisinske gjenopplivningspraksisen. Gjenopplivningssykepleiere spiller en sentral rolle i denne analysen for å sikre kontinuerlig forbedring av behandlingen.

Datainnsamling :
- **Medisinske data:** Sykepleiere samler inn relevante medisinske data som vitale tegn, utførte prosedyrer og resultater.
- **Teamobservasjoner:** De samler også inn observasjoner fra teamet, beslutningene som tas og koordineringen av innsatsen.

Gjennomgang av iverksatte tiltak :
- **Kronologi over hendelsene:** Sykepleierne utarbeider en kronologi over hendelsene for å følge utviklingen av Code Blue og identifisere de viktigste øyeblikkene.
- **Evaluering av tiltak:** De vurderer effektiviteten av tiltakene som er iverksatt, inkludert kvaliteten på hjerte-lungeredning (HLR) og administrering av legemidler.

Identifisere sterke sider :
- **Rask respons:** Sykepleierne identifiserer handlingene som førte til rask og koordinert respons fra teamet.
- **Effektiv kommunikasjon:** De gjenkjenner når kommunikasjonen mellom teammedlemmene har vært spesielt tydelig og nyttig.

Identifisering av forbedringsområder :
- **Responstid:** Sykepleierne vurderer om responstiden kunne ha vært bedre, og identifiserer årsakene til forsinkelsene.
- **Koordinering av roller:** De undersøker hvordan rollene ble koordinert og om det var noen hull i oppgavefordelingen.

Evaluering av kommunikasjon :
- **Tverrfaglig kommunikasjon:** Sykepleierne analyserer hvordan informasjonen ble overført mellom teammedlemmene og identifiserer områder der kommunikasjonen kunne ha vært bedre.
- **Familiekommunikasjon:** De vurderer hvordan informasjonen ble kommunisert til pasientens familie, og sikrer at familien var godt informert i alle faser.

Debriefing :
- **Teammøte:** Sykepleierne arrangerer en debriefing med det medisinske teamet for å diskutere observasjoner og konklusjoner.
- **Åpen deling:** De oppmuntrer til åpne diskusjoner der alle kan uttrykke sine meninger uten å bli dømt.

Identifisere forbedringsmuligheter :
- **Forbedringsplan:** Sykepleierne samarbeider med teamet om å utvikle en forbedringsplan basert på funnene i analysen.
- **Implementering av endringer :** De implementerer anbefalte endringer i praksis, protokoller og prosedyrer.

Overvåking og evaluering :
- **Overvåking av endringer:** Sykepleiere overvåker implementeringen av endringer og vurderer deres innvirkning på påfølgende Code Blues.

- **Løpende revurdering:** De fortsetter å analysere Code Blue regelmessig for å sikre at forbedringene er bærekraftige og fortsetter å utvikle seg.

Den retrospektive analysen av Code Blues er en viktig prosess for kontinuerlig forbedring av den medisinske gjenopplivningspraksisen. Intensivsykepleiere spiller en sentral rolle når det gjelder å samle inn data, evaluere iverksatte tiltak og samarbeide med teamet for å identifisere forbedringsområder. Gjennom denne gjennomtenkte tilnærmingen og anvendelsen av evidensbaserte forbedringer kan gjenopplivningsbehandlingen kontinuerlig forbedres, noe som fører til bedre resultater for pasienter i medisinske nødsituasjoner.

Nøyaktig dokumentasjon og journalføring

Detaljert registrering av intervensjoner, observasjoner og medisinering

Nøyaktig og detaljert registrering av alle inngrep, observasjoner og medisiner er en grunnleggende del av medisinsk gjenopplivningsbehandling. Sykepleiere spiller en avgjørende rolle når det gjelder å føre disse journalene, ettersom de utgjør viktig dokumentasjon for å overvåke pasientens fremgang, evaluere effektiviteten av behandlingene og sikre kontinuitet i pleien.

Dokumentere intervensjoner :
- **Nøyaktig kronologi:** Sykepleiere dokumenterer klokkeslett, dato og spesifikke detaljer for hvert inngrep som utføres, inkludert hjerte-lungeredning (HLR), intubering, administrering av medisiner osv.
- **Detaljerte beskrivelser:** De gir en detaljert beskrivelse av hvordan hver intervensjon ble utført, og nevner pasientens respons og de observerte resultatene.

Observere og registrere :
- **Vitale tegn:** Sykepleiere registrerer systematisk vitale tegn som hjertefrekvens, blodtrykk, respirasjonsfrekvens og oksygenmetning.
- **Endringer i tilstanden:** Her dokumenteres endringer i pasientens tilstand, inkludert forbedringer, forverringer eller bivirkninger.

Administrering av legemidler :
- **Detaljer om medisinering:** Sykepleierne registrerer navn, dose, administrasjonsmåte og tidspunkt for hvert legemiddel.
- **Legemiddelreaksjoner:** Her dokumenteres pasientens reaksjoner på legemidler, enten de er positive, negative eller likegyldige.

Teamkommunikasjon :
- **Kommunikasjon:** Sykepleierne dokumenterer viktig informasjon som overføres til det medisinske teamet ved teamoverføringer eller skiftbytter.
- **Teamnotater:** De legger til relevante kommentarer for teammedlemmene som tar over, og sikrer sømløs kontinuitet i behandlingen.

Kommunikasjon med familien :
- **Holde familien informert:** Sykepleiere registrerer informasjon som gis til pasientens familie, inkludert oppdateringer om pasientens tilstand og diskusjoner om behandling.
- **Familiens reaksjoner:** De dokumenterer familiens reaksjoner og spørsmål som svar på informasjonen som gis.

Utvikling av pasientens tilstand :
- **Observerte trender:** Sykepleiere identifiserer og registrerer langtidstrender i pasientens tilstand, noe som kan bidra til å fastslå hvor effektive tiltakene er.
- **Effekt av intervensjoner:** Her dokumenteres effekten av intervensjonene på endringer i pasientens tilstand, med vekt på forbedringer eller komplikasjoner.

Informert beslutningstaking :
- **Database for beslutninger:** Sykepleiere bruker journaler som referanse for å ta informerte beslutninger om pleie og omsorg.
- **Tilbakemelding under debriefinger:** Opptakene brukes til å støtte diskusjoner under debriefinger og til å identifisere forbedringsområder.

Detaljert registrering av intervensjoner, observasjoner og medisinering er en av grunnpilarene i medisinsk gjenopplivning. Sykepleiere spiller en viktig rolle når det gjelder nøyaktig dokumentasjon av alle handlinger, noe som muliggjør informerte beslutninger, grundig evaluering av pasientens fremgang og effektiv teamkoordinering. Dokumentasjonen fungerer også som en referanse for retrospektiv analyse, undervisning og kontinuerlig forbedring av praksis.

Betydningen av presisjon og klarhet i dokumentasjonen
Nøyaktig og tydelig dokumentasjon er et kritisk element i medisinsk gjenopplivningsbehandling. Intensivsykepleiere spiller en sentral rolle i utarbeidelsen av detaljert og lesbar dokumentasjon, ettersom disse journalene har direkte innvirkning på kvaliteten på pleien, beslutningstaking, tverrfaglig kommunikasjon og pasientsikkerhet.

Informert beslutningstaking :
- **Relevant informasjon :** Nøyaktig dokumentasjon gir relevant informasjon som hjelper helsepersonell med å ta informerte beslutninger om pasientbehandling.
- **Behandlingshistorikk:** Nøyaktige journaler følger utviklingen av pasientens tilstand og bidrar til å identifisere trender, forbedringer og eventuelle komplikasjoner.

Tverrfaglig kommunikasjon :
- **Flytende kommunikasjon:** Tydelig dokumentasjon sikrer nøyaktig kommunikasjon mellom medlemmene i det medisinske teamet ved skiftbytter eller forflytninger.
- **Effektiv koordinering:** Tydelig informasjon gjør det lettere å koordinere behandlingen mellom sykepleiere, leger og annet helsepersonell.

Kontinuitet i behandlingen :
- **Teamoverlevering:** Tydelig dokumentasjon sikrer en smidig overgang ved teambytter og garanterer at viktig informasjon ikke går tapt.
- **Konsekvent oppfølging:** Detaljerte journaler hjelper påfølgende sykepleiere til raskt å forstå pasientens tilstand og tidligere tiltak.

Evaluering av effektiviteten :
- **Overvåking av behandling:** Nøyaktige registreringer gjør det mulig å vurdere effekten av behandlinger og intervensjoner over tid.

- **Retrospektiv analyse:** Tydelig dokumentasjon gjør det lettere å analysere kodeblues- og nødsituasjoner og identifisere styrker og forbedringsområder.

Redusere feil :
- **Forebygging av forvirring:** Tydelige og nøyaktige journaler reduserer risikoen for forvirring rundt medisiner, doser og prosedyrer.
- **Pasientsikkerhet:** Nøyaktig og lettfattelig dokumentasjon bidrar til å ivareta pasientsikkerheten ved å forhindre behandlingsfeil.

Rapportering til familiene:
- **Forståelig informasjon:** Tydelige opptak gjør det lettere for sykepleierne å forklare pasientens tilstand og tiltak til pårørende på en forståelig måte.
- **Åpenhet:** Nøyaktig dokumentasjon fremmer åpenhet overfor familiene, noe som styrker tilliten til omsorgen som gis.

Utdanning og forskning :
- **Etterutdanning:** De detaljerte opptakene brukes som undervisningsmateriale for nye gjenopplivningssykepleiere.
- **Medisinsk forskning:** Nøyaktige registreringer bidrar til medisinsk forskning ved å gi verdifulle data om behandlinger og resultater.

Nøyaktig og tydelig dokumentasjon er en viktig bærebjelke i medisinsk gjenopplivningsbehandling. Gjenopplivningssykepleiere spiller en sentral rolle når det gjelder å lage detaljerte, lesbare journaler som påvirker kvaliteten på pleien, kommunikasjonen, pasientsikkerheten og beslutningstakingen. Ved å dokumentere alle intervensjoner, observasjoner og medikamenter nøyaktig, bidrar sykepleierne til å gi omsorg av høy kvalitet og til kontinuerlig forbedring av medisinsk praksis.

Bruk av elektroniske journalsystemer på intensivavdelingen
Elektroniske pasientjournalsystemer (EPJ) har revolusjonert dokumentasjonen innen medisinsk intensivbehandling og gir betydelige fordeler når det gjelder nøyaktighet, tilgjengelighet og koordinering av behandlingen. Intensivsykepleiere spiller en

nøkkelrolle i bruken av disse systemene for å sikre at journalene er fullstendige, nøyaktige og sikre.

Øyeblikkelig tilgang :
- **Sanntidsdata:** Sykepleierne har umiddelbar tilgang til pasientens oppdaterte medisinske data, noe som gjør det enklere å ta beslutninger.
- **Koordinering av behandlingen:** Teammedlemmene har en samlet oversikt over pasientens tilstand, noe som fremmer koordinering av behandlingen.

Nøyaktighet og fullstendighet :
- **Valg av alternativer:** EMR tilbyr ofte spesifikke alternativer for dokumentasjon av prosedyrer, vitale tegn og medisiner, noe som øker nøyaktigheten.
- **Omfattende registreringer:** Sykepleierne registrerer alle relevante tiltak og observasjoner i journalen, noe som reduserer risikoen for utelatelser.

Redusere feil :
- **Varsler og påminnelser:** EPJ kan gi varsler og påminnelser om medisindoser, responstider og spesifikke protokoller.
- **Automatisk** validering : Noen EPJ-er validerer automatisk potensielle legemiddelinteraksjoner, noe som bidrar til å unngå feil.

Tverrfaglig kommunikasjon :
- **Effektiv kommunikasjon:** EPJ muliggjør smidig kommunikasjon mellom teammedlemmene, noe som gjør det enklere å dele viktig informasjon.
- **Tilgjengelige** notater : Sykepleiernes notater er tilgjengelige for leger, farmasøyter og annet helsepersonell.

Datasikkerhet :
- **Beskyttelse av data:** EMR har robuste sikkerhetsfunksjoner som beskytter sensitiv medisinsk informasjon.
- **Revisjonsspor:** Endringer som gjøres i registreringer, registreres vanligvis i et revisjonsspor, noe som sikrer sporbarhet.

Dataanalyse :
- **Trender og analyse:** EPJ gjør det mulig for sykepleiere å overvåke trender og analysere resultatene av tiltak over en gitt periode.
- **Identifisere muligheter:** Sykepleiere kan identifisere forbedringsmuligheter ved å analysere innsamlede data.

Forenklet dokumentasjon :
- **Mindre papirarbeid:** EMR eliminerer behovet for håndskrevet dokumentasjon, slik at sykepleierne kan konsentrere seg mer om pleien.
- **Raskt søk:** EPJ gjør det enkelt å finne spesifikk informasjon i journalene, noe som sparer tid.

Etter- og videreutdanning :
- **EMR-opplæring:** Sykepleierne får opplæring i effektiv bruk av EMR for å sikre korrekt dokumentasjon.
- **Kompetanseutvikling:** Bruk av EPJ oppmuntrer til utvikling av ferdigheter innen teknologi og informasjonshåndtering.

Intensivsykepleiere spiller en viktig rolle i bruken av elektroniske journalsystemer for å dokumentere intervensjoner, observasjoner og medisinering på en nøyaktig måte. Takket være disse systemene kan intensivomsorgen forbedres med hensyn til koordinering, kommunikasjon, pasientsikkerhet og generell kvalitet. Ved å bruke EPJ effektivt bidrar sykepleierne til mer robust dokumentasjon og kontinuerlig forbedring av medisinsk praksis.

Håndtering av stress og personlig velvære

Gjenkjenne kilder til stress i forbindelse med gjenopplivning
Medisinsk gjenopplivning kan være ekstremt stressende på grunn av intense, raske og til tider uforutsigbare situasjoner. Gjenopplivningssykepleiere må være klar over de ulike kildene til stress for å kunne håndtere dem bedre og bevare sitt mentale og emosjonelle velvære.

Kritisk situasjon:
- **Kodeblues:** Nødsituasjoner som kodeblues og hjertestans kan føre til intens stress på grunn av presset om å reagere raskt og effektivt.
- **Alvorlige pasienter:** Å ta seg av pasienter i kritisk tilstand eller med usikker prognose kan være følelsesmessig utfordrende.

Vanskelige beslutninger :
- **Etiske dilemmaer:** Etiske dilemmaer, som beslutningen om å fortsette eller avslutte gjenopplivningsforsøkene, kan være følelsesmessig ladet.
- **Behandlingsvalg :** Behovet for å ta raske beslutninger om behandlinger og tiltak kan skape stress knyttet til frykten for å gjøre feil.

Rask respons :
- **Tidspress:** Behovet for å handle raskt i nødsituasjoner kan føre til stort press og en følelse av at det haster.
- **Teamkoordinering:** Det kan være stressende å koordinere teamets handlinger effektivt og samtidig ta hensyn til roller og ansvarsområder.

Kompleks kommunikasjon :
- **Familier og pårørende: Det kan** være følelsesmessig krevende å kommunisere med familier og pårørende til pasienter i kritiske situasjoner.
- **Kolleger og team:** Behovet for å opprettholde en klar og tydelig kommunikasjon med teammedlemmene kan bidra til økt stress.

Følelsesmessig ladning :
- **Tilknytning til pasienter:** Å utvikle en emosjonell tilknytning til pasienter kan gjøre det vanskelig å håndtere situasjoner der utfallet ikke er positivt.
- **Å være vitne til lidelse:** Å være vitne til pasienters og pårørendes fysiske og følelsesmessige lidelser kan være belastende.

Beslutningstaking i nødsituasjoner :
- **Dynamiske situasjoner: Det kan** være en kilde til stress å ta raske valg samtidig som man må sjonglere med skiftende informasjon.

- **Potensielle konsekvenser:** Beslutninger kan få vidtrekkende konsekvenser, noe som kan skape stress knyttet til ansvar.

Stor arbeidsbelastning :
- **Konstante krav:** Medisinsk gjenopplivning kan kreve konstant årvåkenhet og energi, noe som kan være utmattende.
- **Overbelastning: Det** kan være stressende å håndtere flere intensivpasienter med komplekse behov samtidig.

Tilpasning til nødsituasjoner :
- **Raske endringer:** Tilpasning til raskt skiftende situasjoner kan føre til stress forbundet med konstant tilpasning.
- **Konstant overvåking:** Det kan være krevende å konstant overvåke vitale tegn og reagere på endringer.

Det er avgjørende for sykepleiernes mentale og emosjonelle helse at de kjenner igjen kildene til stress i gjenopplivningssituasjonen. Ved å identifisere disse kildene kan sykepleierne iverksette mestringsstrategier, for eksempel stressmestring, åpen kommunikasjon med kolleger og bruk av egenomsorgsmekanismer, for å bevare trivselen og evnen til å yte omsorg av høy kvalitet.

Metoder for mestring og stressmestring for sykepleiere
I det krevende arbeidet med medisinsk gjenoppliving må sykepleiere utvikle gode strategier for å håndtere stress og opprettholde sin egen helse. Her er noen mestrings- og stressmestringsmetoder som kan hjelpe sykepleiere med å opprettholde sin mentale og emosjonelle helse.

Metoder for stressmestring :
- **Dyp pusting: Dype**, langsomme åndedrag kan bidra til å dempe stressreaksjoner og fremme avslapning.
- **Meditasjon og mindfulness:** Meditasjon og mindfulness-teknikker kan hjelpe deg med å holde deg forankret i nuet og redusere angst.

Oppbygging av motstandsdyktighet :
- **Kultivere motstandsdyktighet:** Å styrke den emosjonelle motstandsdyktigheten hjelper deg til å møte utfordringer uten å bli overveldet.
- **På jakt etter mening:** Å finne mening i arbeidet kan øke motivasjonen og motstandsdyktigheten mot stress.

Kommunikasjon og deling :
- **Teamdiskusjoner:** Å diskutere stressende opplevelser med kolleger kan gi rom for å lufte ut og få støtte.
- **Sosial støtte:** Å tilbringe tid med venner, familie eller likesinnede kan bidra til å redusere stress.

Egenomsorg :
- **Balanse mellom jobb og privatliv:** Ved å sette grenser mellom jobb og privatliv kan du lade opp batteriene både mentalt og følelsesmessig.
- **Avslappende aktiviteter:** Avslappende aktiviteter som lesing, sport, musikk eller hobbyer kan bidra til å få tankene til å slappe av.

Opplæring og utvikling :
- **Løpende opplæring: Kontinuerlig** opplæring i de nyeste gjenopplivningsrutinene kan øke selvtilliten og redusere stresset forbundet med usikkerhet.
- **Faglig utvikling:** Å sette seg personlige og faglige utviklingsmål kan styrke mestringsfølelsen.

Tidsstyring :
- **Planlegging: Hvis du** organiserer tiden din effektivt, kan du redusere presset fra tidsfrister og oppgaver.
- **Prioritering av oppgaver:** Å identifisere de viktigste og mest presserende oppgavene gjør det lettere å håndtere arbeidsmengden.

Profesjonell støtte :
- **Konsultasjon med en psykolog:** Å snakke med en **psykolog** kan gi rom for å håndtere stressrelaterte følelser.
- **Støttegrupper:** Deltakelse i støttegrupper for helsepersonell kan bidra til utveksling av erfaringer og strategier.

Pause og restitusjon :
- **Regelmessige pauser:** Regelmessige korte pauser hjelper deg med å slappe av og lade batteriene.
- **Permisjoner og ferier:** Å ta regelmessig fri for å hvile og lade opp er viktig for å forebygge utbrenthet.

Håndtering av følelser :
- **Uttrykk for følelser:** Å finne sunne måter å uttrykke følelser på kan bidra til å forhindre at følelsene undertrykkes.
- **Sorgbearbeiding:** Å lære å håndtere tap og dødsfall hos pasienter kan redusere den følelsesmessige påvirkningen.

Ved å ta i bruk strategier for mestring og stressmestring kan gjenopplivningssykepleiere opprettholde sitt mentale og emosjonelle velvære samtidig som de yter omsorg av høy kvalitet. Det er viktig å skreddersy disse metodene til individuelle behov og anerkjenne at det er normalt å søke støtte og måter å håndtere stress på.

Egenomsorg og opprettholdelse av mental helse i et krevende miljø
Å jobbe i et krevende miljø som medisinsk gjenopplivning kan tære på sykepleiernes mentale og emosjonelle helse. Men ved å ta aktive grep for å ta vare på seg selv kan sykepleierne styrke sin motstandskraft og sitt velvære samtidig som de fortsetter å yte omsorg av høy kvalitet.

Sette grenser :
- **Definer arbeidstiden: Hvis du** setter klare grenser for arbeidstiden og respekterer dem, unngår du utbrenthet.
- **Deaktivering av varsler: Hvis du** slår av jobbvarsler utenfor arbeidstiden, kan du komme deg raskere.

Prioritering av søvn:
- **Søvnrutiner: Ha** regelmessige søvnrutiner som gir deg tilstrekkelig tid til å hvile.
- **Sunt søvnmiljø:** Skap et miljø som fremmer søvn, med tilstrekkelig komfort og passende mørke.

Balansert kosthold :
- **Næringsrik mat:** Et næringsrikt kosthold bidrar til energi og generelt velvære.
- **Tilstrekkelig væskeinntak: Det** er viktig å drikke nok vann for å opprettholde optimal mental konsentrasjon.

Regelmessig fysisk aktivitet :
- **Avspenningsøvelser:** Bruk avspenningsøvelser som yoga eller meditasjon for å redusere stress.
- **Aerob aktivitet:** Regelmessig fysisk aktivitet fremmer frigjøring av endorfiner, noe som forbedrer humøret og den mentale helsen.

Håndtering av stress:
- **Avspenningsteknikker:** Lær deg avspenningsteknikker som dyp pusting eller meditasjon for å dempe angsten.
- **Beroligende aktiviteter:** Finn personlige, beroligende aktiviteter, for eksempel lesing, musikk eller gåturer, som hjelper deg å slappe av.

Lidenskaper og hobbyer :
- Dyrke **interesser:** Hobbyer og interesser utenfor jobben hjelper deg med å lade batteriene.
- **Kreativitet:** Bruk av kreativitet gjennom kunst, skriving eller andre uttrykksformer for å frigjøre følelser.

Opprettholde relasjoner :
- **Sosial støtte:** Å tilbringe tid sammen med familie, venner og kjente gir følelsesmessig støtte.
- **Deling av erfaringer: Å** diskutere erfaringer med kolleger eller psykisk helsepersonell kan bidra til å lette på spenningen.

Kontinuerlig læring :
- **Opplæring og utvikling:** Invester i kontinuerlig opplæring for å opprettholde selvtillit og effektivitet på arbeidsplassen.
- **Nye utfordringer: Å** sette seg nye utfordringer eller personlige mål kan bidra til å skape mestring.

Øvelse i selvmedfølelse :
- **Vær snill mot deg selv:** Vær like snill mot deg selv som du ville vært mot en venn ved feil eller vanskeligheter.
- **Feire prestasjoner:** Anerkjenn og feire suksesser, uansett hvor små de er, for å styrke selvtilliten.

Søk profesjonell støtte :
- **Konsultasjon med en psykolog: Å** snakke med en **psykolog** kan gi rom for å håndtere arbeidsrelaterte utfordringer.
- **Ta deg fri:** For å unngå utbrenthet er det viktig å ta regelmessig fri for å hvile og lade batteriene.

Å ta vare på sin mentale og emosjonelle helse er avgjørende for å opprettholde kvaliteten på gjenopplivningsomsorgen. Ved å ta i bruk strategier for egenomsorg og velvære kan sykepleiere ikke bare overleve i et krevende miljø, men også trives og fortsette å yte eksepsjonell pleie til pasientene sine.

Kapittel 3

Gjenopplivningsutstyr og -teknologi

De teknologiske pilarene i gjenoppliving

Oversikt over viktig medisinsk utstyr til intensivbehandling
Medisinsk gjenoppliving er avhengig av presis og effektiv bruk av en rekke avansert medisinsk utstyr. Dette utstyret spiller en viktig rolle i overvåking, behandling og støtte til pasienter i kritisk tilstand. Her er en oversikt over viktig medisinsk utstyr som brukes til gjenoppliving:

Monitorer med flere parametere :
Multiparametermonitorer måler og viser i sanntid en rekke vitale tegn som puls, blodtrykk, oksygenmetning, temperatur og elektrokardiogram. Denne informasjonen er avgjørende for å kunne vurdere pasientens tilstand og tilpasse tiltakene deretter.

Mekaniske vifter :
Mekaniske respiratorer brukes til å opprettholde tilstrekkelig ventilasjon hos pasienter som ikke kan puste effektivt på egen hånd. De gir presis kontroll over respirasjonsparametere som tidalvolum, respirasjonsfrekvens og inspirasjonstrykk.

Defibrillatorer :
Defibrillatorer brukes til å gi kontrollerte elektriske støt til hjertet ved livstruende hjerterytmeforstyrrelser som ventrikkelflimmer. De kan gjenopprette normal hjerterytme ved å avbryte arytmier.

Infusjonspumper :
Infusjonspumper administrerer legemidler, væsker og blodløsninger med en bestemt strømningshastighet. De brukes til å opprettholde væskebalansen, administrere viktige medisiner og justere blodtrykket.

Invasive overvåkningssystemer :
Disse systemene muliggjør kontinuerlig måling av invasivt arterietrykk, sentralt venetrykk og andre hemodynamiske parametere. De gir viktig informasjon om pasientens hjerte- og sirkulasjonsfunksjon.

Åndedrettsvern :
Dette utstyret omfatter endotrakealtuber, oksygenmasker med høy oksygenkonsentrasjon, nesekanyler med høy strømningshastighet og ikke-invasivt ventilasjonsutstyr. De

brukes til å holde luftveiene åpne, tilføre oksygen og lette ventilasjonen.

Bærbare ultralydskannere :
Bærbare ultralydskannere brukes i økende grad på intensivavdelingen for raskt å vurdere hjertestatus, lungefunksjon og blodkarstatus. De bidrar til å veilede intervensjoner og vurdere responsen på behandlingen.

Sugepumper :
Sugepumper brukes til å evakuere luftveissekret og holde luftveiene åpne hos intuberte pasienter.

Personlig verneutstyr (PPE) :
Personlig verneutstyr omfatter hansker, masker, vernebriller og sterile frakker. Det er avgjørende for å opprettholde et trygt miljø og redusere risikoen for kryssinfeksjon.

Gjenopplivningssenger og operasjonsbord :
Dette utstyret er utformet for å gi enkel tilgang til pasienten, gjøre det mulig å feste medisinsk utstyr og skape et trygt operasjonsmiljø.
Alt viktig medisinsk utstyr spiller en avgjørende rolle i medisinsk gjenoppliving. Gjenopplivningssykepleiere må være opplært i riktig bruk av dette utstyret og i kontinuerlig overvåking og vedlikehold for å sikre høy kvalitet og pasientsikkerhet.

Teknologiens sentrale rolle i pasientovervåkningen
Teknologien har i stor grad endret måten gjenopplivningspasienter overvåkes på, og gjør det mulig å foreta en kontinuerlig og detaljert vurdering av pasientens helsetilstand. Pasientovervåking er avgjørende i intensivbehandling, og gir viktig informasjon som grunnlag for kliniske beslutninger og behandlingsjusteringer. Her ser du hvordan teknologien spiller en sentral rolle i denne viktige prosessen:

Overvåking i sanntid :
- **Vitale tegn:** Multiparametermonitorer gir sanntidsovervåking av hjertefrekvens, blodtrykk, oksygenmetning, respirasjon og andre viktige parametere.

- **Elektrokardiogram (EKG):** EKG-teknologien registrerer hjertets elektriske aktivitet og identifiserer raskt arytmier og hjerteavvik.

Varsler og varsler :
- **Tidlig oppdagelse:** Overvåkingssystemer utløser varsler ved avvikende vitale tegn, slik at sykepleierne kan reagere raskt på endringer.
- **Personlige alarmer:** Monitorene gjør det mulig å tilpasse alarmgrensene til pasientens spesifikke behov.

Historiske data :
- **Utviklingsforløp:** Data som samles inn over en periode, gir en oversikt over endringer i pasientens tilstand, noe som gjør det lettere å oppdage trender.
- **Respons på behandling :** Sammenligning av data før og etter en behandling gjør det mulig å vurdere effekten av tiltakene.

Informert beslutningstaking :
- **Evidensbaserte intervensjoner:** Den innsamlede informasjonen styrer medisinske beslutninger ved å gi et solid grunnlag for intervensjoner.
- **Redusert usikkerhet:** Konstant overvåking reduserer usikkerheten ved å gi objektive data om pasientens tilstand.

Telemedisin og tilkoblingsmuligheter :
- **Fjernkonsultasjoner:** Telemedisin gjør det mulig for eksperter å konsultere pasienter på avstand og gi spesialistråd.
- **Dataoverføring :** Overvåkingsdata kan deles i sanntid med leger og spesialister, noe som gjør det enklere å ta kollektive beslutninger.

Dataintegrering :
- **Elektroniske pasientjournaler:** Overvåkingsdata kan integreres i pasientens elektroniske journaler for å gi en fullstendig oversikt over pasientens sykehistorie.
- **Analyse og forskning:** Aggregerte overvåkingsdata bidrar til medisinsk forskning og forbedret praksis.

Optimalisering av ressurser :
- **Prioritering av behandling:** Overvåkingsinformasjon gjør det lettere å prioritere pasienter etter hvor alvorlig tilstanden deres er.
- **Teamledelse:** Overvåkingsdata letter kommunikasjonen og koordineringen i behandlingsteamet.

Overvåkingsteknologi spiller en sentral rolle i gjenoppliving, og gir viktig informasjon for klinisk beslutningstaking, løpende overvåking og forbedring av pasientens utfall. Gjenopplivningssykepleiere må ha kompetanse i bruk av denne teknologien for å sikre trygg og effektiv behandling.

Mekanisk ventilasjon og respirasjonsassistanse

Drift av mekaniske vifter og ventilasjonsmoduser
Mekaniske respiratorer spiller en viktig rolle i gjenoppliving ved å gi respirasjonsassistanse til pasienter som ikke kan ventilere effektivt på egen hånd. Det er avgjørende for gjenopplivningssykepleiere å forstå hvordan disse apparatene fungerer og de ulike ventilasjonsmetodene som er tilgjengelige.

Drift av mekaniske vifter :
Mekaniske respiratorer bruker lufttrykk for å tilføre oksygen til lungene og fjerne karbondioksid. Her er de viktigste trinnene i driften:
- **Inhalasjon:** Inspirasjonen utløses av respiratoren, som sender en blanding av luft og oksygen med et kontrollert trykk inn i luftveiene.
- **Utånding:** Pasienten puster passivt ut, og respiratoren kan gi kontinuerlig overtrykk i luftveiene for å holde dem åpne.
- **Ventilasjonssykluser:** Innåndings- og utåndingssykluser stilles inn i henhold til pasientens behov og valgt ventilasjonsmodus.

Ventilasjonsmodus :
Ulike ventilasjonsmoduser kan velges avhengig av pasientens tilstand og spesifikke respiratoriske behov. Her er noen vanlige moduser:
- **Kontrollert** ventilasjon **(CV):** Respiratoren kontrollerer luftstrømmen og luftvolumet for hvert åndedrag. Dette er

egnet for pasienter som ikke er i stand til å generere sine egne åndedrag.
- **Assistert ventilasjon (AV):** Pasienten kan puste spontant, men respiratoren gir assistanse når spontanpusten ikke er tilstrekkelig.
- **Trykkstyrt ventilasjon (PCV):** I stedet for å kontrollere volumet, kontrollerer denne modusen lufttrykket i lungene, noe som kan redusere risikoen for pulmonal overdistension.
- **Trykkstøtteventilasjon (PSV):** Ventilatoren gir et lufttrykk som er proporsjonalt med pasientens respirasjonsinnsats, noe som gir en mer naturlig kontroll over pusten.
- **Trykkstøtteventilasjon (PSV):** Ligner på PSV, men med et forhåndsdefinert nivå av trykkstøtte som gir ekstra hjelp.
- **Ventilasjon med konstant luftstrøm (CAV):** Luftstrømmen holdes konstant, noe som kan være nyttig ved visse lungetilstander.
- **Inspiratorisk luftstrømsventilasjon (IAF):** Luftstrømmen holdes konstant under innånding, men pasienten kan puste ut spontant.

Innstillinger og parametere :
Gjenopplivningssykepleiere bør justere ventilatorparametrene slik at de passer til den enkelte pasientens behov, inkludert tidalvolum, respirasjonsfrekvens, inspirasjonstrykk, positivt endeekspiratorisk trykk (PEEP) og andre parametere som er spesifikke for den valgte ventilasjonsmodusen.

Kontinuerlig overvåking :
Sykepleierne må kontinuerlig overvåke pasientens vitale tegn, ventilasjonsparametere og ventilatoralarmer for å oppdage eventuelle endringer eller avvik.

En grundig forståelse av hvordan mekaniske respiratorer og ventilasjonsmoduser fungerer, gjør det mulig for gjenopplivningssykepleiere å gi optimal respirasjonsassistanse, justere parametere i henhold til pasientens utvikling og reagere effektivt i nødsituasjoner.

Viktige parametere for justering og optimalisering av ventilasjonen
Nøyaktig justering av ventilasjonsparametrene er avgjørende for å gi optimal respirasjonsstøtte til gjenopplivningspasienter. Sykepleiere må kontinuerlig overvåke disse parametrene og

justere dem i henhold til pasientens tilstand for å opprettholde adekvat ventilasjon og minimere risikoen for komplikasjoner. Her er de viktigste parametrene som skal overvåkes og justeres:

Tidalvolum (Vt) :
Tidalvolumet er mengden luft som pustes inn eller ut ved hvert åndedrag. Det må tilpasses pasientens vekt og høyde for å unngå pulmonal overtenning eller utilstrekkelig ventilasjon. For høyt tidalvolum kan skade lungene, mens for lavt tidalvolum kan føre til hypoventilasjon.

Respirasjonsfrekvens (RR) :
Respirasjonsfrekvensen angir antall åndedrag per minutt. Den må justeres for å opprettholde en tilstrekkelig ventilasjonsfrekvens i henhold til pasientens behov. For høy respirasjonsfrekvens kan føre til muskeltretthet, mens for lav frekvens kan føre til hypoventilasjon.

Maksimalt inspiratorisk trykk (PIMax) og maksimalt ekspiratorisk trykk (PEMax) :
Disse parametrene måler det maksimale trykket som genereres under innånding (PIMax) og utånding (PEMax). De bidrar til å vurdere pasientens respirasjonsmuskelstyrke og avdekke muskeltretthet.

Positivt endeekspiratorisk trykk (PEEP) :
PEEP er det trykket som opprettholdes i luftveiene ved slutten av utåndingen. Det bidrar til å holde alveolene åpne og dermed forbedre gassutvekslingen. For høyt PEEP kan redusere venøs retur til hjertet, mens for lavt PEEP kan føre til atelektaser.

FiO2 (fraksjon av innåndet oksygen) :
FiO2 angir konsentrasjonen av oksygen som tilføres pasienten. Den må justeres for å opprettholde tilstrekkelig oksygenmetning. En høy FiO2 kan øke risikoen for oksygentoksisitet.

I/E-forhold (inspiratorisk/ekspiratorisk) :
Dette forholdet angir varigheten av innåndingen i forhold til utåndingen. Det kan påvirke gassfordelingen og ventilasjonseffektiviteten.

Spesifikke ventilasjonsmoduser :
Avhengig av hvilken ventilasjonsmodus som er valgt, må spesifikke parametere justeres, for eksempel trykkstøtte, inspiratorisk flow eller assistansenivåer.

Respons på behandling :
Sykepleierne bør nøye overvåke pasientens respons på justeringer av ventilasjonsparametrene. Tegn på forverring eller forbedring bør noteres for å kunne foreta fremtidige justeringer.

Kommunikasjon med det medisinske teamet :
Sykepleierne må kommunisere de justeringene som er gjort til leger og andre medlemmer av pleieteamet, slik at beslutninger kan tas i fellesskap og på et informert grunnlag.

Nøyaktig justering av ventilasjonsparametere er en viktig ferdighet for gjenopplivningssykepleiere. De må ikke bare forstå disse parametrene, men også overvåke pasienten nøye, forutse ventilasjonsbehov og reagere raskt på endringer i tilstanden. Åpen kommunikasjon med det medisinske teamet og kontinuerlig overvåking er avgjørende for å gi optimal respirasjonsbehandling.

Behandling av komplikasjoner i forbindelse med mekanisk ventilasjon
Mekanisk ventilasjon er en viktig del av gjenopplivningsbehandlingen, men det kan også være forbundet med potensielle komplikasjoner. Gjenopplivningssykepleiere må være årvåkne og klare til å reagere raskt for å minimere disse komplikasjonene og gi behandling av høy kvalitet. Her er noen av de vanligste komplikasjonene forbundet med mekanisk ventilasjon og hvordan de håndteres:

1. Barotrauma :
Barotrauma oppstår når det høye lufttrykket i respiratorer skader lungevevet og forårsaker lesjoner. For å håndtere denne komplikasjonen :
- Bruk passende tidalvolum og sikre ventilasjonstrykk.
- Overvåk tegn på pulmonal distensjon, for eksempel redusert lungekompatibilitet.
- Bruk lungebeskyttende ventilasjonsstrategier.

2. Pneumothorax :
En pneumothorax oppstår når luft samler seg mellom lungene og brystveggen og komprimerer lungene. For å håndtere denne komplikasjonen :
- Overvåk for tegn på akutt åndenød og hypoksemi.
- Røntgen av brystkassen for å bekrefte diagnosen.
- Samarbeid med det medisinske teamet for å bestemme behandling, som kan omfatte dekompresjon.

3. Hypoksemi :
Hypoksemi, eller lave oksygennivåer i blodet, kan forekomme til tross for mekanisk ventilasjon. For å håndtere denne komplikasjonen:
- Juster FiO_2 i henhold til ønsket oksygenmetning.
- Kontroller luftveiene og endotrakealtubens posisjon.
- Vurder andre årsaker til hypoksemi, for eksempel blodpropp i lungen eller hjerteproblemer.

4. Hyperkapni :
Hyperkapni, eller overdreven opphopning av karbondioksid i blodet, kan oppstå hvis ventilasjonen er utilstrekkelig. For å håndtere denne komplikasjonen:
- Juster ventilasjonsparametere som tidalvolum og respirasjonsfrekvens.
- Vurder pasientens tilstand for å avgjøre om pasienten tåler en økning i respirasjonsstrømmen.

5. Respiratorisk acidose :
Respiratorisk acidose kan oppstå når lungene ikke klarer å eliminere nok karbondioksid. For å håndtere denne komplikasjonen :
- Juster ventilasjonsparametrene for å forbedre CO_2-eliminasjonen.
- Overvåk bikarbonatnivået i blodet for å vurdere samtidig metabolsk acidose.

6. Ventilasjonsassosiert infeksjon :
Pasienter i respiratorbehandling risikerer å få lungeinfeksjoner. For å håndtere denne komplikasjonen:
- Bruk strenge hygieneteknikker ved vedlikehold av ventilasjonssystemer.
- Regelmessig suging av luftveiene for å fjerne sekret.

7. Psykisk stress :

Mekanisk ventilasjon kan forårsake angst og stress hos pasientene. For å håndtere denne komplikasjonen:
- Gi psykologisk støtte og betryggende kommunikasjon.
- Bruk om nødvendig beroligende eller avslappende metoder.

8. Utilsiktet ekstubering :

Utilsiktet ekstubering, der endotrakealtuben fjernes ufrivillig, kan forekomme. For å håndtere denne komplikasjonen:
- Overvåk nøye plasseringen av slangen og tegn på respirasjonsbesvær.
- Ha en beredskapsplan i tilfelle utilsiktet ekstubering.

Effektiv håndtering av disse komplikasjonene krever kontinuerlig overvåking, åpen kommunikasjon i pleieteamet og ekspertise innen mekanisk ventilasjon. Gjenopplivningssykepleiere må være opplært til å gjenkjenne disse problemene tidlig og iverksette nødvendige tiltak for å sikre pasientenes sikkerhet og velvære.

Overvåking av vitale tegn og kritiske parametere

Bruk og tolkning av monitorer for vitale tegn

Monitorer for vitale tegn er viktige verktøy i gjenoppliving, og gir informasjon om pasientens fysiologiske tilstand i sanntid. Gjenopplivningssykepleiere må beherske bruken av disse monitorene og raskt kunne tolke dataene for å kunne ta informerte beslutninger. Slik bruker og tolker du monitorer for vitale tegn på en effektiv måte:

Bruk av skjermene :

- **Riktig plassering:** Sørg for at sensorene er riktig plassert på pasienten, da feil plassering kan føre til unøyaktige målinger.
- **Kalibrering:** Kontroller regelmessig at monitorene er riktig kalibrert for å sikre nøyaktige målinger.
- **Alarminnstillinger:** Still inn alarmterskler i henhold til pasientens behov, slik at han/hun blir varslet ved betydelige avvik.
- **Kontinuerlig overvåking: Hold** et konstant øye med monitorene for raskt å oppdage endringer i vitale tegn.

Tolkning av dataene :
- **Hjertefrekvens (HR):** Overvåk hjertefrekvensen med tanke på arytmier eller bradykardi/takykardi.
- **Blodtrykk (BT):** Overvåk systolisk, diastolisk og gjennomsnittlig trykk. Betydelige variasjoner kan indikere hemodynamiske problemer.
- **Oksygenmetning (SpO2):** Lav SpO2 kan indikere hypoksemi. Ta hensyn til pasientens spesifikke behov.
- **Åndedrettsfrekvens (RR):** Overvåk endringer i åndedrettsfrekvensen, som kan øke ved åndedrettsbesvær.
- **Kroppstemperatur:** En unormal temperatur kan indikere en infeksjon eller termoregulatorisk dysfunksjon.
- **Elektrokardiogram (EKG) -kurve:** Identifisere hjertearytmier og vurdere regelmessigheten i hjerterytmen.
- **Kapnografi (EtCO2):** Overvåker utåndet karbondioksid for å vurdere ventilasjonsstatus.
- **Sentralt venetrykk (CVP):** Overvåk CVP for å vurdere hjertets forhåndsbelastning og væskebehov.
- **Hjerteminuttvolum (CI):** Bruk hjerteminuttvolumteknologi til å vurdere vevsperfusjon.
- **Hemodynamiske indekser:** Tolk indekser som hjerteindeks (CI) og systemisk vaskulær motstand (SVR) for å vurdere hjertefunksjon og vasomotrikk.

Reaksjon på avvik :
- **Analyse:** Evaluer dataene i lys av den kliniske konteksten og pasientens historie.
- **Reager raskt:** Hvis vitale tegn er utenfor akseptable grenser, må du informere legeteamet og iverksette nødvendige tiltak.
- **Vurder på nytt:** Gjenta målingene for å bekrefte eventuelle unormale resultater før du iverksetter tiltak.
- **Behandling:** Treffe hensiktsmessige tiltak basert på de påviste avvikene, for eksempel justering av medisinering, væske eller ventilasjon.
- **Dokumentasjon:** Føre nøyaktige registre over målinger, tiltak og resultater.

En viktig ferdighet for gjenopplivningssykepleiere er evnen til å bruke og tolke monitorer for vitale tegn korrekt. Dette muliggjør kontinuerlig overvåking, rask reaksjon på endringer og informert beslutningstaking for å sikre de beste resultatene for kritisk syke pasienter.

Kontinuerlig overvåking av elektrokardiogram (EKG) og oksygenmetning

Kontinuerlig overvåking av elektrokardiogram (EKG) og oksygenmetning (SpO2) er avgjørende for tidlig identifisering av hjerte- og respirasjonsproblemer hos gjenopplivningspasienter. Sykepleiere må være dyktige til å tolke EKG- og SpO2-data for å kunne reagere effektivt på endringer i pasientens tilstand. Slik overvåker du disse parametrene kontinuerlig og proaktivt:

Overvåking med elektrokardiogram (EKG) :
- **Tolkning av hjerterytmer:** Identifiser normale rytmer (sinus) og potensielt livstruende arytmier (ventrikkelflimmer, ventrikkeltakykardi, asystoli osv.).
- **ST-segment:** Se etter endringer i ST-segmentet, noe som kan indikere hjerteiskemi.
- **Intervallmålinger:** Overvåk PR-, QRS- og QT-intervallene for å se etter elektriske avvik.
- **Trender:** Følg med på pulstrender for raskt å oppdage vesentlige endringer.
- **Analyse av pauser:** Identifiser hjertepauser eller bradykardi som kan kreve intervensjon.

Overvåking av oksygenmetning (SpO2) :
- **SpO2-overvåking:** Kontinuerlig overvåking av SpO2 for å oppdage svingninger i oksygeneringen.
- **Reaksjoner på fall i SpO2:** Hvis SpO2 faller under akseptable grenser, må du forsikre deg om at pasienten puster tilstrekkelig og justere FiO2 om nødvendig.
- **Korrelasjon med symptomer:** Relater SpO2-nivåene til pasientens symptomer, for eksempel dyspné eller forvirring.
- **Vurdering av oksygenbehov:** Bruk SpO2-data til å justere FiO2 og opprettholde adekvat oksygenering.

Reaksjon på avvik :
- **Sammenligning med norm: Sammenlign** EKG- og SpO2-data med referanseverdier for å identifisere avvik.

- **Reager raskt:** Hvis det oppdages alvorlige hjertearytmier eller betydelig fall i SpO2, må du informere legeteamet og iverksette tiltak umiddelbart.
- **Manuell kontroll:** Hvis det er mistanke om unormale målinger, må du kontrollere plasseringen av sensorene og sikre at kablene er i god stand.
- **Pasientvurdering:** Vurder pasientens generelle tilstand, inkludert pust, perfusjon og bevissthetsnivå, for å kunne ta informerte beslutninger.
- **Koordinering med teamet:** Kommuniser endringer i tilstanden til resten av pleieteamet slik at beslutninger kan tas i fellesskap.

Kontinuerlig overvåking av EKG og SpO2 gjør det mulig å oppdage hjerte- og respirasjonsproblemer på et tidlig tidspunkt, slik at man kan gripe inn raskt og minimere risikoen for pasienten. Gjenopplivningssykepleiere må hele tiden holde øye med disse parametrene og være klare til å reagere raskt på endringer.

Tidlig deteksjon av arytmier og hemodynamiske abnormiteter

Tidlig oppdagelse av hjertearytmier og hemodynamiske avvik er avgjørende for effektiv behandling av gjenopplivningspasienter. Gjenopplivningssykepleiere må være i stand til å identifisere tegn på hjerte- og sirkulasjonsforstyrrelser raskt, slik at de kan reagere raskt for å unngå alvorlige komplikasjoner. Slik sikrer du tidlig oppdagelse av disse avvikene:

Hjertearytmier :
- **Kunnskap om rytmer:** Gjør deg kjent med normal hjerterytme og vanlige arytmier som atrieflimmer, ventrikkeltakykardi, bradykardi osv.
- **Kontinuerlig overvåking:** Bruk elektrokardiogrammet (EKG) til kontinuerlig overvåking av hjerterytmen og identifisering av plutselige endringer.
- **Analyse av QRS-komplekset:** Evaluer varigheten, formen og amplituden til QRS-komplekset for å oppdage potensielle avvik.

- **Se etter tidlige tegn:** Se etter tegn som hjertebank, brystsmerter, svimmelhet eller bevissthetstap, som kan være tegn på arytmier.

Hemodynamiske avvik :
- **Blodtrykksovervåking:** Overvåk blodtrykksmålingene for å se etter signifikante svingninger som kan indikere hemodynamisk ustabilitet.
- **Perfusjonsvurdering:** Følg nøye med på vevsperfusjonen, og se etter tegn på sirkulasjonsforstyrrelser som endret bevissthet, cyanose eller blekhet.
- **Overvåking av hemodynamiske parametere:** Bruk invasivt overvåkingsutstyr som invasivt blodtrykk (IBP) for å måle blodtrykket direkte og vurdere hemodynamiske parametere.
- **Tegn på sjokk:** Vær oppmerksom på tegn på sjokk som takykardi, hypotensjon, forvirring og redusert diurese.

Rask reaksjon:
- **Kommunikasjon:** Informer legeteamet umiddelbart om alle vesentlige endringer i hjerterytme eller hemodynamiske parametere.
- **Stabilisering av pasienten: Sørg for** at pasienten får nødvendig behandling for å stabilisere arytmier eller hemodynamiske avvik.
- **Revurdering:** Følg nøye med på hvordan pasienten responderer på tiltakene, og juster behandlingen deretter.
- **Global vurdering:** Vurder pasientens generelle tilstand, inkludert vitale tegn, bevissthetsnivå og perfusjon, for å vurdere effekten av tiltakene.
- **Nøyaktig dokumentasjon:** Registrer nøye alle observasjoner, tiltak og resultater.

Tidlig oppdagelse av arytmier og hemodynamiske avvik krever konstant årvåkenhet og en grundig forståelse av de kliniske tegnene. Gjenopplivningssykepleiere må være forberedt på å handle raskt for å forhindre livstruende komplikasjoner og sikre optimal behandling av kritisk syke pasienter.

Sirkulasjonsassistanse og deteksjonsutstyr

Betydningen av sirkulasjonsstøtteutstyr (f.eks. ECMO)
Sirkulasjonsstøttende utstyr, som ECMO (ekstrakorporeal membranoksygenering), spiller en viktig rolle i behandlingen av gjenopplivningspasienter med alvorlig sirkulasjons- eller respirasjonssvikt. Gjenopplivningssykepleiere må forstå funksjonen og rollen til disse apparatene for å sikre riktig behandling av pasienter som trenger sirkulasjonsstøtte. Her er en oversikt over ECMO-enhetens rolle:

Forståelse av ECMO :
- **Hvordan fungerer det?** ECMO er et ekstrakorporalt støttesystem som sørger for oksygenering av blodet utenom hjertet og lungene.
- **Konfigurasjon:** ECMO består av en pumpe som suger opp og driver blodet, en oksygenator som oksygenerer blodet og kanyler som fører pasientens blod til systemet og omvendt.
- **Indikasjoner:** ECMO brukes i alvorlige situasjoner som akutt respirasjonssvikt, alvorlig hjertesvikt og refraktære sjokktilstander.

ECMOs rolle i intensivbehandling :
- **Åndedrettsstøtte:** ECMO kan gi oksygenstøtte ved alvorlig lungesvikt, slik at lungene får hvile og heles.
- **Hjertestøtte:** Ved alvorlig hjertesvikt kan ECMO støtte blodsirkulasjonen og avlaste hjertet.
- **Stabilisering:** ECMO kan brukes som et midlertidig tiltak for å stabilisere en pasient i forbindelse med medisinske eller kirurgiske inngrep.
- **Vevsperfusjon:** ECMO forbedrer vevsperfusjonen ved å opprettholde tilstrekkelig oksygentilførsel til vitale organer.

Intensivsykepleierens rolle :
- **Kontinuerlig overvåking:** ECMO-parametere overvåkes kontinuerlig, inkludert blodtrykk, blodstrøm, sentralt venetrykk og oksygenmetning.
- **Håndtering av komplikasjoner:** Forutse og håndtere potensielle komplikasjoner som koagulasjon, blødning og infeksjon.

- **Kommunikasjon:** Hold det medisinske teamet informert om endringer i ECMO-parametrene og pasientens respons.
- **Samarbeid:** Samarbeid tett med andre medlemmer av teamet, inkludert leger og perfusjonister.
- **Pasient- og familieopplæring:** Gi pasienten og familien informasjon om ECMO, formålet med behandlingen og hvordan den fungerer.

Reaksjon på endringer :
- **Endringer i parametrene:** Hvis ECMO-parametrene viser betydelige avvik, må du reagere raskt ved å informere det medisinske teamet og iverksette nødvendige tiltak.
- **Løpende vurdering:** Overvåk pasientens tilstand for å vurdere responsen på ECMO og juster parametrene deretter.
- **Nøyaktig dokumentasjon:** Registrer nøye alle observasjoner, tiltak og resultater i forbindelse med ECMO.

ECMO spiller en avgjørende rolle for å opprettholde hjerte- og lungefunksjonen hos kritisk syke gjenopplivningspasienter. Gjenopplivningssykepleiere må ha kompetanse innen ECMO-overvåking, -håndtering og -kommunikasjon for å sikre trygg og effektiv behandling av pasienter som trenger sirkulasjonsstøtte.

Bruk av sensorer og katetre for å detektere hemodynamiske parametere

Sensorer og invasive katetre spiller en viktig rolle i overvåkningen av hemodynamiske parametere hos intensivpasienter. Disse enhetene gir sanntidsdata om blodtrykk, sentralt venetrykk og andre viktige parametere, slik at sykepleierne kan ta informerte beslutninger og reagere raskt på endringer. Slik bruker du disse apparatene effektivt:

Hemodynamiske sensorer og katetre :
- **Invasivt blodtrykk (IBP):** Arteriekateter som føres inn i en arterie (ofte radialarterien) og måler kontinuerlig systolisk, diastolisk og gjennomsnittlig arterietrykk.
- **Sentralt venetrykk (CVP):** Sentrale venekatetre settes inn i vena jugularis interna eller vena femoralis og måler trykket i vena cava superior for å vurdere hjertets forspenning.

- **Blandede arteriekatetre (Swan-Ganz):** Disse katetrene føres inn i lungearteriene for å måle lungetrykket og vurdere hjertefunksjonen.

Bruk av sensorer og katetre :
- **Sikker innsetting:** Sett inn katetrene aseptisk og følg protokollene for å unngå infeksjoner og komplikasjoner.
- **Kalibrering:** Kalibrer trykksensorene riktig for å sikre nøyaktige målinger.
- **Korrekt plassering:** Kontroller at katetrene er riktig plassert ved hjelp av anatomiske markører eller avbildningsmetoder.
- **Systemnullstilling:** Utfør en systemnullstilling regelmessig for å eliminere forskyvninger og avdrift i målingene.

Overvåking av hemodynamiske parametere :
- **Kontinuerlig avlesning:** Kontinuerlig overvåking av sensor- og kateteravlesninger for endringer i hemodynamiske parametere.
- **Trendanalyse:** Identifiser trender i parametere som trykkvariasjoner, blodtrykksvingninger og endringer i sentralt venetrykk.
- **Klinisk korrelasjon:** Koble sensor- og kateterdata til pasientens kliniske tegn for en fullstendig vurdering.

Reaksjon på avvik :
- **Reager raskt:** Hvis sensor- og kateteravlesningene indikerer noe unormalt, må du informere legeteamet umiddelbart og iverksette nødvendige tiltak.
- **Manuell kontroll: Hvis du er i** tvil om målingene, kan du utføre en manuell kontroll ved å ta en ikke-invasiv blodtrykksmåling eller vurdere andre kliniske tegn.
- **Vurdering av pasienten: Vurder** pasientens generelle tilstand, inkludert vitale tegn og symptomer, som grunnlag for tiltak.
- **Nøyaktig dokumentasjon:** Registrer nøye alle sensor- og kateterdata, samt hvilke tiltak som er iverksatt og hvilke resultater som er oppnådd.

Hemodynamiske sensorer og katetre gir viktig informasjon for behandlingen av intensivpasienter. Intensivsykepleiere må kunne sette inn, overvåke og tolke disse enhetene for å optimalisere pleien og sikre hemodynamisk stabilitet hos kritisk syke pasienter.

Overvåking og behandling av pasienter med sirkulasjonsstøtte

Overvåking og behandling av pasienter som får sirkulasjonsstøtte, er en viktig del av gjenopplivningsbehandlingen. Pasienter som trenger sirkulasjonsstøtte, for eksempel ECMO eller annet støtteutstyr, er ofte i en alvorlig og ustabil tilstand. Gjenopplivningssykepleiere må kunne overvåke og behandle disse pasientene nøye for å optimalisere utfallet og minimere risikoen. Slik overvåker og behandler du pasienter som får sirkulasjonsstøtte på en effektiv måte:

Kontinuerlig overvåking :
- **Sensorer og katetre: Kontinuerlig** overvåking av sensor- og kateteravlesninger for å vurdere hemodynamiske parametere som blodtrykk, sentralt venetrykk og andre indikatorer.
- **Vitale tegn:** Overvåk vitale tegn regelmessig, inkludert hjertefrekvens, blodtrykk, respirasjonsfrekvens og temperatur.
- **Utstyrssikkerhet:** Kontroller regelmessig at sirkulasjonsstøttende utstyr som kanyler og ECMO-kretser fungerer korrekt og sikkert.

Håndtering av komplikasjoner :
- **Koagulasjon og blødning:** Overvåk for tegn på overdreven koagulasjon eller blødning, og juster antikoagulantia om nødvendig.
- **Infeksjoner: Vær** oppmerksom på tegn på infeksjon ved kateterets innstikksted, og iverksett tiltak for å minimere infeksjonsrisikoen.
- **Elektrolyttforstyrrelser:** Overvåk elektrolyttnivåer som natrium, kalium og kalsium, og juster behandlingen deretter.

Reaksjon på endringer :
- **Reager raskt:** Hvis de hemodynamiske parametrene forverres eller det oppstår komplikasjoner, må du informere legeteamet umiddelbart og iverksette korrigerende tiltak.
- **Terapeutiske justeringer:** Ved endringer i vitale tegn eller hemodynamiske parametere, juster medisinering, væsker eller sirkulasjonsstøtteparametere.

Kommunikasjon og koordinering :
- **Medisinsk team:** Kommuniser regelmessig med legene og andre medlemmer av teamet for å diskutere endringer i pasientens tilstand og hvilke tiltak som er iverksatt.
- **Pleieplan:** Samarbeid med det medisinske teamet for å utvikle en sammenhengende pleieplan for pasienten med sirkulasjonsstøtte.pasient- og pårørendeopplæring:
- **Forklaring av apparatet: Gi** pasienten og familien informasjon om hvordan sirkulasjonsstøtteapparatet fungerer, hvilke parametere som overvåkes og hvilke tegn de skal være oppmerksomme på.
- **Informert samtykke: Sørg for at** pasienten og familien forstår fordelene, risikoene og konsekvensene av sirkulasjonsassistanse.

Presis dokumentasjon :
- **Dataregistrering :** Dokumenter nøye alle observasjoner, tiltak og resultater knyttet til pasienten med sirkulasjonsstøtte.
- **Overvåking av endringer: Følg** nøye med på trender i vitale tegn og hemodynamiske parametere for å vurdere effekten av intervensjonene.

Overvåking og behandling av pasienter med sirkulasjonsstøtte krever konstant årvåkenhet, rask reaksjon og effektiv kommunikasjon i det medisinske teamet. Intensivsykepleiere spiller en sentral rolle når det gjelder stabilitet og bedre utfall for disse kritisk syke pasientene.

Håndtering av luftveier og intubasjonsutstyr

Ulike typer utstyr for intubasjon og luftveishåndtering
Intubasjon og luftveishåndtering er viktige ferdigheter for gjenopplivningssykepleiere. Ulike hjelpemidler brukes for å holde luftveiene åpne og sikre tilstrekkelig ventilasjon hos intuberte pasienter eller pasienter med respirasjonsbesvær. Gjenopplivningssykepleiere må beherske bruken av disse apparatene for å sikre optimal oksygenering og minimere komplikasjoner. Her er en oversikt over ulike typer utstyr for intubering og luftveishåndtering:

Intubasjon :
- **Endotrakealtuber (ETT):** ETT settes inn i luftrøret for å holde luftveiene åpne og muliggjøre mekanisk ventilasjon. De holdes på plass med en oppblåsbar mansjett.
- **Endobronkiale tuber med dobbelt lumen (TBX): TBX** brukes til selektiv intubasjon av én lunge, og har to separate lumen for å ventilere én lunge.
- **Nasotrakealtuber:** Disse slangene føres inn gjennom nesen og brukes til pasienter som trenger kortvarig intubasjon.
- **Laryngoskop:** Laryngoskoper bidrar til å visualisere stemmebåndene for å lette intubasjonen. De er utstyrt med en lyskilde for bedre synlighet.

Luftveishåndtering :
- **Høykonsentrasjonsmasker:** Disse maskene brukes til oksygenbehandling med høy konsentrasjon og dekker pasientens nese og munn.
- **Oksygenmasker med** lav konsentrasjon: Gir en lav konsentrasjon av oksygen og brukes til lysterapi.
- **Manuell poseventilasjon:** Brukes til mekanisk ventilasjon av pasienter før og etter intubering eller ved akutt respirasjonssvikt.
- **Larynxventilasjonsslanger (LMA):** LMA settes inn i svelget for å holde luftveiene åpne uten intubasjon.
- **Selektiv intubasjonsslange:** Plasseres i en hovedbronkie og gjør det mulig å ventilere én lunge samtidig som ventilasjonen av den andre lungen opprettholdes.

Tilknyttede behandlinger :
- **Festing av rørene: Sørg** for at rørene er riktig festet slik at de ikke beveger seg ved et uhell.
- **Ballongbehandling:** Overvåk ballongene for å opprettholde tilstrekkelig trykk og samtidig unngå skade på luftveiene.
- **Alarmovervåking:** Overvåk mekaniske viftealarmer for å oppdage feilfunksjoner eller frakoblinger.

Reaksjon på komplikasjoner :
- **Obstruksjon av luftveiene:** Hvis luftveiene er blokkert, må du reagere raskt ved å justere apparatene eller fjerne dem om nødvendig.

- **Bortfall av ventilasjon:** **Ved** bortfall av mekanisk ventilasjon, sørg for tilstrekkelig manuell ventilasjon til problemet er løst.
- **Regelmessige kontroller:** Overvåk kontinuerlig pasientens ventilasjonsparametere og kliniske tegn for å se etter endringer.

Kunnskap om de ulike apparatene for intubasjon og luftveishåndtering er avgjørende for intensivsykepleiere. Riktig bruk av disse apparatene sikrer effektiv oksygenering og ventilasjon, noe som bidrar til stabilitet og bedring hos pasienter med respirasjonsbesvær.

Intubasjonsteknikker og forebygging av komplikasjoner
Intubasjon er en viktig prosedyre på intensivavdelingen for å sikre tilstrekkelig ventilasjon og oksygenering av kritisk syke pasienter. Prosedyren er imidlertid forbundet med potensielle risikoer og komplikasjoner. Intensivsykepleiere må ha god kunnskap om intubasjonsteknikker og kjenne til forebyggende tiltak for å minimere komplikasjoner. Slik utfører du en effektiv og sikker intubasjon og unngår komplikasjoner:

Intubasjonsteknikker :
- **Forberedelser:** Samle alt nødvendig utstyr, forbered pasienten og informer legeteamet om inngrepet.
- **Posisjonering: Posisjoner** pasienten på en hensiktsmessig måte, vanligvis i snuseposisjon (hodet på skrå og haken opp).
- **Valg av plassering:** Velg riktig endotrakealtube (ETT) basert på pasientens størrelse og klinisk kontekst.
- **Lokalbedøvelse:** Bruk lokalbedøvelse for å minimere hosterefleksen og pasientens ubehag.
- **Kontroll av utstyret:** Sørg for at laryngoskopet og TET er klare, og kontroller laryngoskopets lyskilde.
- **Visualisering:** Bruk laryngoskopet til å visualisere stemmebåndene og plassere TET korrekt i luftrøret.

Forebygging av komplikasjoner :
- **Skader på luftveiene:** Unngå skader på stemmebåndene og luftrøret ved å føre TET forsiktig inn under direkte innsyn.

- **Aspirasjon av sekret:** Sug opp sekret fra luftveiene før intubasjon for å unngå luftveisobstruksjon.
- **Hostefleks:** Minimer hosterefleksen ved å gi et adekvat lokalbedøvelsesmiddel før intubasjon.
- **Tannskader:** Bruk en skånsom teknikk for å unngå tannskader når laryngoskopet føres inn.
- **Vurdering av intubasjonsdybde:** Kontroller dybden på innføringen av ETT for å unngå over- eller underintubasjon.
- **Plassering av tuben: Sørg for at** tuben er riktig plassert i luftrøret og festet på plass.

Reaksjon på komplikasjoner :
- **Desaturasjon: Hvis** oksygenmetningen faller, ventilerer du pasienten manuelt mens du justerer posisjonen til TET.
- **Hjertestans:** Hvis pasienten får hjertestans, starter du gjenoppliving umiddelbart og følger protokollene.
- **Luftveisobstruksjon:** Hvis luftveiene er blokkert, må du forsiktig fjerne TET eller justere den.

Kommunikasjon og koordinering :
- **Medisinsk team:** Kommuniser med det medisinske teamet i alle faser av intubasjonen og rapporter eventuelle endringer eller komplikasjoner.
- **Støtte: Hvis du** har problemer med å intubere, kan du be en anestesilege eller en erfaren lege om hjelp.

Presis dokumentasjon :
- **Registrering:** Dokumenter nøye alle detaljer om intubasjonsprosedyren, inkludert tubestørrelse, forsøk og eventuelle komplikasjoner.
- **Løpende vurdering:** Overvåk pasienten etter intubasjon for å oppdage eventuelle komplikasjoner eller behov for justering.

Intubasjon er en viktig ferdighet for gjenopplivningssykepleiere. Riktig intubasjonsteknikk og konstant årvåkenhet for å forebygge og håndtere komplikasjoner bidrar til å sikre effektiv luftveishåndtering og bedre resultater for pasienter med luftveisproblemer.

Vedlikehold av kunstige luftveier og forebygging av utilsiktet ekstubering

Når en kunstig luftvei er etablert, er det viktig å opprettholde funksjonaliteten og forhindre utilsiktet ekstubering. Gjenopplivningssykepleiere spiller en avgjørende rolle i den kontinuerlige overvåkningen av intuberte pasienter og i gjennomføringen av forebyggende tiltak for å unngå komplikasjoner. Slik vedlikeholder du kunstige luftveier og forhindrer utilsiktet ekstubering:

Vedlikehold av kunstige luftveier :
- **Sikker festing:** Sørg for at endotrakealtuben (ETT) er ordentlig festet på plass med sikre festeanordninger for å hindre at den forskyver seg.
- **Ballongkontroll:** Overvåk ballongtrykket regelmessig for å forhindre skade på luftveiene og ekstubering.
- **Regelmessig suging:** Sug sekret fra luftveiene med jevne mellomrom for å holde luftveiene gjennomtrengelige.
- **Plassering av TET:** Kontroller regelmessig at TET er riktig plassert i luftrøret i henhold til de anatomiske landemerkene.
- **Stabilisering:** Bruk stabiliseringsanordninger for å forhindre utilsiktet bevegelse av TET.

Forebygging av utilsiktet ekstubering :
- **Riktig feste: Sørg** for at TET er godt festet for å forhindre utilsiktet ekstubering på grunn av pasientbevegelser.
- **Kontinuerlig overvåking: Kontinuerlig** overvåking av vitale tegn og tegn på respirasjonsbesvær for å oppdage tidlige tegn på ekstubering.
- **Ballongvurdering:** Kontroller ballongtrykket regelmessig for å unngå deflasjon, noe som kan føre til ekstubering.
- **Bruk av tvangsmidler:** Bruk arm- og håndfester for å hindre pasienten i å nå TET.

Reaksjon på utilsiktet ekstubering :
- **Reager raskt:** Hvis ekstubering skjer ved et uhell, må du reagere umiddelbart ved å ventilere pasienten manuelt mens du tilkaller hjelp.
- **Re-intubasjon:** Hvis det er nødvendig, må pasienten raskt og sikkert reintuberes for å gjenopprette luftveiene.

Kommunikasjon og koordinering :
- **Varsling av medisinsk team:** Hvis ekstubering skjer ved et uhell, må du umiddelbart varsle medisinsk team for rask behandling.
- **Handlingsplan:** Samarbeid med det medisinske teamet om å utarbeide en handlingsplan for å reintubere pasienten og unngå ytterligere komplikasjoner.

Pasient- og pårørendeopplæring :
- **Opplæring:** Lær pasienten og familien om forholdsregler som må tas for å unngå utilsiktet ekstubering, og om viktigheten av å rapportere ubehag.

Presis dokumentasjon :
- **Rapportering:** Dokumenter alle luftveisrelaterte hendelser, inkludert tiltak som iverksettes ved utilsiktet ekstubering.
- **Overvåking av pasienten: Overvåk** pasienten nøye etter utilsiktet ekstubering med tanke på tegn på respirasjonsbesvær.

Riktig vedlikehold av den kunstige luftveien og forebygging av utilsiktet ekstubering er avgjørende aspekter ved gjenopplivningsbehandling. Gjenopplivningssykepleiere må være nøye med å overvåke, kommunisere og koordinere for å sikre stabile luftveier og trygge intuberte pasienter.

Teknologi for hjerte- og lungeredning (HLR)

Bruk av defibrillatorer og elektrokardiografiapparater

Defibrillatorer og elektrokardiografiapparater er viktige gjenopplivningsverktøy for å håndtere unormal hjerterytme og overvåke hjertets elektriske aktivitet. Gjenopplivningssykepleiere må kunne bruke disse apparatene slik at de raskt kan identifisere livstruende arytmier og gripe inn på riktig måte. Slik bruker du defibrillatorer og elektrokardiografiapparater på en effektiv måte:

Bruk av hjertestarter :
- **Forberedelser:** Sørg for at hjertestarteren er i drift, riktig tilkoblet og utstyrt med selvklebende elektroder.

- **Tidlig defibrillering:** Ved hjertestans med ventrikkelflimmer (VF) eller pulsløs ventrikkeltakykardi (PVT) skal det gis et defibrilleringssjokk så snart som mulig.
- **Synkronisert defibrillering:** Når pasienten har puls, men har en alvorlig arytmi, aktiverer du synkronisert defibrilleringsmodus for å unngå sjokk i repolariseringsfasen.

Bruk av elektrokardiografiapparater :
- **Elektrodeplassering: Plasser** elektrodene (prekordialt og i ekstremitetene) riktig på pasienten for å få et godt elektrokardiografisk spor.
- **Kontinuerlig overvåking:** Kontinuerlig overvåking av elektrokardiogrammet (EKG) for endringer i rytme eller elektrisk aktivitet.
- **Tolke rytmer:** kunne identifisere og tolke ulike hjerterytmer, inkludert normale rytmer, ventrikulære arytmier og hjerteblokk.

Reaksjon på alvorlige arytmier :
- **Ventrikkelflimmer (VF):** Hvis VF oppdages, skal du umiddelbart gi et defibrilleringssjokk.
- **Pulsløs ventrikkeltakykardi (PVT):** Ved PVST skal det også gis et defibrilleringssjokk. Hvis SVT vedvarer etter det første sjokket, bør du vurdere å gi antiarytmika.
- **Asystoli og pulsløs elektrisk aktivitet (PEA):** Ved asystoli eller pulsløs elektrisk aktivitet skal du umiddelbart starte grunnleggende gjenopplivningstiltak, inkludert HLR og administrering av medisiner.

Kommunikasjon og koordinering :
- **Legeteam:** Kontakt legeteamet raskt ved alvorlige arytmier for å koordinere nødvendige tiltak.
- **Protokoller:** Følg institusjonens protokoller for bruk av defibrillatorer og intervensjon ved arytmier.

Opplæring av personalet :
- **Løpende opplæring:** Gå jevnlig på kurs for å opprettholde ferdighetene dine i bruk av hjertestarter og avlesning av EKG.

Presis dokumentasjon :
- **Intervensjonsrapporter:** Dokumenter nøye alle arytmirelaterte intervensjoner, inkludert detaljer om rytmen, tiltak og resultater.

Riktig bruk av defibrillatorer og elektrokardiografiapparater er avgjørende for rask identifisering og behandling av livstruende arytmier på intensivavdelingen. Gjenopplivningssykepleiere spiller en nøkkelrolle når det gjelder å overvåke hjerteaktiviteten og koordinere de nødvendige tiltakene for å stabilisere pasienter med alvorlige arytmier.

Avanserte HLR-teknikker, inkludert bruk av mekanisk utstyr.
Avanserte teknikker for hjerte- og lungeredning (HLR) er avgjørende for å opprettholde blodgjennomstrømning og oksygentilførsel i langvarige gjenopplivningssituasjoner. I tillegg til manuelle brystkompresjoner kan bruk av mekanisk utstyr forbedre effekten av HLR. Gjenopplivningssykepleiere må beherske disse teknikkene for å optimalisere sjansene for at pasienter med hjertestans overlever. Slik bruker du avanserte HLR-teknikker og mekanisk utstyr:

Avanserte HLR-teknikker :
- **Effektiv ventilasjon:** Sørg for at ventilasjonen er effektiv og tilstrekkelig til å opprettholde oksygentilførselen. Bruk et kompresjons-ventilasjonsforhold av høy kvalitet (30:2) for en resuscitator eller tilpass deg gjeldende retningslinjer.
- **Kontinuerlige brystkompresjoner:** I visse situasjoner kan kontinuerlige brystkompresjoner (HLR) brukes uten avbrudd for å opprettholde sirkulasjonen.

Bruk av mekaniske innretninger :
- **Sirkulasjonshjelpemidler (f.eks.** LUCAS**):** LUCAS-apparater gir kontinuerlige og konsistente mekaniske brystkompresjoner, noe som frigjør livreddere til andre oppgaver samtidig som HLR av høy kvalitet opprettholdes.
- **HLR-elektroder:** Noen defibrillatorer og elektrokardiografiapparater kan utstyres med HLR-elektroder, slik at brystkompresjoner kan opprettholdes samtidig som hjerteaktiviteten overvåkes.
- **Oksygenering med nesekanyle:** Hvis mulig, sørg for tilstrekkelig oksygenering under HLR ved hjelp av nesekanyler med høy strømningshastighet.

Reaksjon på komplikasjoner :
- **Bevegelige enheter:** Kontroller mekaniske enheter regelmessig for å forhindre at de beveger seg eller ikke fungerer som de skal.
- **Pasientens tilstand:** Hvis pasienten viser tegn til bedring eller gjenoppretting av sirkulasjonen, må du justere HLR-tiltakene deretter.kommunikasjon og koordinering:
- **Medisinsk team:** Kommuniser tydelig med det medisinske teamet ved bruk av mekanisk utstyr for å sikre effektiv koordinering.

Etter- og videreutdanning :
- **Regelmessig opplæring:** Delta på regelmessige opplæringsøkter for å gjøre deg kjent med de nyeste HLR-teknikkene og bruk av mekanisk utstyr.

Presis dokumentasjon :
- **Intervensjonsrapporter:** Dokumenter nøye hver bruk av avanserte HLR-teknikker og mekanisk utstyr, inkludert tiltakene som er utført og resultatene som er observert.

Bruk av avanserte HLR-teknikker og mekanisk utstyr kan forbedre effektiviteten av gjenopplivningen og sjansene for overlevelse for pasienter med hjertestans. Gjenopplivningssykepleiere må ha kompetanse i bruk av disse teknikkene og apparatene for å kunne gi HLR av høy kvalitet og maksimere de positive resultatene.

Integrering av teknologi i gjenopplivningsprotokoller
Integreringen av moderne teknologi i gjenopplivningsprotokoller har revolusjonert måten pleien av kritisk syke pasienter utføres på. Gjenopplivningssykepleiere må være dyktige i bruk av teknologi for å forbedre effektiviteten og kvaliteten på pleien. Slik integrerer du teknologi i gjenopplivningsprotokollene:

Bruk av defibrillatorer og elektrokardiogrammonitorer (EKG) :
- **Kontinuerlig overvåking:** EKG-monitorer gir kontinuerlig overvåking av hjerteaktiviteten, noe som gjør det mulig å oppdage arytmier på et tidlig tidspunkt.
- **Presis defibrillering:** Moderne defibrillatorer gir presise støt tilpasset hjertets rytme.

Avanserte HLR-teknologier :
- **Mekanisk utstyr:** Bruk mekanisk utstyr som LUCAS for å gi regelmessige, uavbrutte brystkompresjoner.
- **Ventilasjonsassistanse:** Mekanisk ventilasjonsutstyr kan brukes for å sikre tilstrekkelig oksygentilførsel under HLR.

Ikke-invasiv hemodynamisk vurdering :
- **Ikke-invasive trykkmålinger:** Bruk ikke-invasive blodtrykksmålere til å overvåke blodtrykket i sanntid.
- **Kapnografi:** Kapnografi muliggjør kontinuerlig måling av utåndet karbondioksid, noe som gir verdifull informasjon om perfusjon og effektiviteten av HLR.

Elektroniske omsorgssystemer :
- **Elektroniske journaler:** Elektroniske omsorgssystemer gir nøyaktig dokumentasjon av gjenopplivningsintervensjoner i sanntid.
- **Varsler:** Bruk automatiske varslingssystemer for å signalisere kritiske endringer i vitale tegn og arytmier.

Telemedisin :
- **Fjernkonsultasjoner:** I komplekse situasjoner gir telemedisin deg mulighet til å konsultere eksperter raskt for å ta informerte beslutninger.

Opplæring og simulering i virtuell virkelighet:
- **Virtuell trening:** Bruk virtual reality-simulatorer til å trene gjenopplivningssykepleiere i realistiske og komplekse scenarier.

Tolking assistert av kunstig intelligens :
- **EKG-analyse:** Systemer med kunstig intelligens kan bidra til å tolke hjerterytmen og oppdage avvik.

Reaksjon på komplikasjoner :
- **Varslingssystemer:** Bruk teknologivarsler for å reagere raskt på kritiske endringer.

Etter- og videreutdanning :
- **Hold deg oppdatert:** Gå regelmessig på kurs om ny teknologi og bruken av denne i intensivbehandling.

Presis dokumentasjon :
- **Integrering i pasientjournaler:** Sørg for å dokumentere bruken av teknologi i pasientjournalene.

Integrering av teknologi i gjenopplivningsprotokoller kan forbedre kvaliteten på behandlingen, effektiviteten av tiltakene og sjansene for at pasienter i kritiske situasjoner overlever. Gjenopplivningssykepleiere må være komfortable med disse teknologiene og forstå hvordan de skal brukes konsekvent for å oppnå de beste resultatene.

Forvaltning og vedlikehold av utstyr

Protokoller for forebyggende vedlikehold av kritisk utstyr
Forebyggende vedlikehold av livsviktig utstyr er viktig for å sikre at det fungerer pålitelig og er tilgjengelig når det trengs. Gjenopplivningssykepleiere må følge regelmessige vedlikeholdsprotokoller for å sikre at kritisk utstyr er i god stand. Slik setter du opp og følger protokoller for forebyggende vedlikehold av kritisk utstyr:

Identifisering av kritisk utstyr :
- **Liste over utstyr:** Lag en fullstendig liste over kritisk utstyr som brukes til gjenoppliving, for eksempel defibrillatorer, respiratorer, EKG-monitorer osv.
- **Prioritering:** Ranger utstyret etter viktighet og bruksfrekvens.

Etablering av vedlikeholdsprotokoller :
- **Hyppighet:** Bestem hvor ofte hvert enkelt utstyr skal inspiseres og vedlikeholdes, basert på produsentens anbefalinger og institusjonens retningslinjer.
- **Sjekklister:** Lag detaljerte sjekklister for hvert enkelt utstyr, inkludert spesifikke trinn som skal følges under forebyggende vedlikehold.
- **Spesifikke prosedyrer:** Definer spesifikke prosedyrer for hvert enkelt utstyr, og fremhev de kritiske punktene som skal overvåkes og komponentene som skal vedlikeholdes.

Utføre forebyggende vedlikehold :
- **Regelmessige inspeksjoner:** Utfør regelmessige visuelle inspeksjoner for å oppdage tegn på skader eller funksjonsfeil.
- **Rengjøring og desinfeksjon:** **Rengjør** overflater og komponenter grundig i henhold til protokollene for forebygging av infeksjoner.
- **Funksjonssjekk:** Test alle utstyrets funksjoner for å sikre at de fungerer som de skal, inkludert alarmer og sikkerhetsfunksjoner.
- **Kalibrering: Kalibrer** om nødvendig utstyret for å sikre nøyaktige målinger og visninger.

Presis dokumentasjon :
- **Vedlikeholdsjournaler:** Oppretthold detaljerte vedlikeholdsjournaler for hvert enkelt utstyr, med inspeksjonsdatoer, utførte reparasjoner og testresultater.

Respons på identifiserte problemer :
- **Rapportering:** Hvis du oppdager problemer under det forebyggende vedlikeholdet, må du umiddelbart rapportere dem til teknisk service eller den ansvarlige.

Etter- og videreutdanning :
- **Opplæring i vedlikehold:** Sørg for at gjenopplivningssykepleierne får opplæring i hvordan de skal utføre korrekt forebyggende vedlikehold av utstyret.

Implementering av protokoller for forebyggende vedlikehold av kritisk utstyr sikrer at livsviktig utstyr fungerer som det skal til enhver tid. Gjenopplivningssykepleiere må være ansvarlige for å følge disse protokollene og rapportere eventuelle problemer som oppdages, og dermed bidra til å sikre sikkerheten og kvaliteten på behandlingen av pasienter i kritiske situasjoner.

Opplæring av ansatte i hensiktsmessig bruk av teknologi
Riktig bruk av teknologi innen gjenoppliving er avgjørende for å sikre pasientsikkerhet og effektiv behandling. Gjenopplivningssykepleiere må få riktig opplæring i å håndtere og bruke teknologisk utstyr på en kompetent måte. Slik sikrer du at personalet får opplæring i riktig bruk av gjenopplivningsteknologi:

Identifisere opplæringsbehov :
- **Kompetansevurdering:** Vurder de ansattes nåværende ferdigheter i bruk av teknologi og identifiser områder der det er behov for ytterligere opplæring.
- **Nytt utstyr:** Sørg for at personalet får opplæring i bruk av nytt utstyr så snart det tas i bruk på gjenopplivningsenheten.

Utforming av opplæringsprogrammer :
- **Spesifikt innhold:** Utarbeide opplæringsprogrammer som er skreddersydd for teknologien som brukes i gjenoppliving, og som dekker kritisk utstyr som defibrillatorer, EKG-monitorer, respiratorer osv.
- **Praktisk opplæring:** Inkluder praktiske økter slik at personalet kan håndtere utstyret under veiledning.
- **Realistiske scenarier:** Lag realistiske scenarier for å simulere nød- og beredskapssituasjoner ved hjelp av utstyret ditt.

Grunn- og videreutdanning :
- **Introduksjonsopplæring:** Sørg for at nyansatte får grundig opplæring i bruk av teknologi før de begynner å jobbe med gjenoppliving.
- **Løpende opplæring:** Organiser regelmessige opplæringsøkter for å opprettholde og forbedre de ansattes ferdigheter i bruk av teknologi.

Praktisk trening på simuleringer :
- **Simuleringer i det virkelige liv:** Bruk simulatorer for å gi sykepleierne mulighet til å øve under forhold som ligner på virkeligheten.

Sikkerhetsopplæring :
- **Sikkerhetsprotokoller:** Sørg for at de ansatte forstår sikkerhetsprotokollene for bruk av teknologiene og hvilke tiltak som må iverksettes i tilfelle funksjonsfeil.

Opplæring i integrering av ny teknologi :
- **Løpende opplæring:** Når ny teknologi introduseres, bør du arrangere opplæringsøkter for å forklare hvordan den fungerer og hvilke fordeler den gir.

Vurdering av ferdigheter :
- **Regelmessige evalueringer:** Gjennomfør regelmessige evalueringer av de ansattes ferdigheter ved hjelp av teknologi for å identifisere eventuelle behov for videreutdanning.

Opplæringsdokumentasjon :
- **Opplæringsprotokoller: Oppretthold** nøyaktige oversikter over opplæringen som hver enkelt ansatt har gjennomført.

Tilstrekkelig opplæring i bruk av teknologi er avgjørende for å garantere pasientsikkerheten og kvaliteten på gjenopplivningsbehandlingen. Intensivsykepleiere må ha kompetanse i bruk av teknologisk utstyr for å kunne gripe effektivt inn i kritiske situasjoner.

Håndtering av utstyrshavari og beredskapsplaner
Svikt i gjenopplivningsutstyret kan oppstå når som helst, med potensielt alvorlige konsekvenser for pasientbehandlingen. Gjenopplivningssykepleiere må være forberedt på å håndtere slike situasjoner raskt og effektivt ved å følge veletablerte beredskapsplaner. Slik håndterer du utstyrssvikt og utvikler beredskapsplaner:

Identifisering av kritisk utstyr :
- **Risikovurdering:** Identifiser utstyret som anses som kritisk for pasientbehandlingen, og utarbeid en liste over dette utstyret.

Utarbeide beredskapsplaner :
- **Feilscenarier:** Utvikle mulige feilscenarier for kritisk utstyr, med tanke på ulike situasjoner.
- **Tiltaksprotokoller:** Opprett detaljerte protokoller for hvordan du skal gripe inn i tilfelle havari, inkludert de spesifikke trinnene som skal følges for hvert enkelt utstyr.

Opplæring av personalet i beredskapsplaner :
- **Innledende opplæring:** Sørg for at alt gjenopplivningspersonell forstår beredskapsplaner og protokoller for håndtering av sammenbrudd.
- **Løpende opplæring:** Organiser regelmessige opplæringsøkter for å gjøre personalet kjent med beredskapsplanene.

Respons på utstyrssvikt :
- **Umiddelbar reaksjon:** Hvis det oppstår et sammenbrudd, må personalet reagere umiddelbart i henhold til etablerte protokoller og ved å informere teammedlemmene.
- **Rapportering: Rapporter** feil umiddelbart til det tekniske teamet for rask reparasjon.
- **Alternative tiltak:** Ha om mulig alternative tiltak klare til bruk i tilfelle et større havari.

Koordinering med det medisinske teamet :
- **Kommunikasjon:** Informer det medisinske teamet om sammenbruddet og hvilke tiltak som er iverksatt for å sikre kontinuitet i behandlingen.

Detaljert dokumentasjon :
- **Feilrapporter:** Dokumenter alle feil, tiltak og resultater i pasientjournalen.

Simuleringer:
- **Beredskapsøvelser:** Organiser simuleringsøvelser for å teste beredskapsplanene og effektiviteten av responsen i tilfelle et sammenbrudd.

Evaluering i etterkant av panelet :
- **Analyse av driftsstans:** Etter en driftsstans må du gjennomføre en analyse for å forstå årsakene og finne ut hvordan du kan forbedre beredskapsplanene.

Samarbeid med teknisk avdeling:
- **Felles opplæring:** Samarbeid med teknisk avdeling for å gjøre deg kjent med grunnleggende feilsøkingsprosedyrer.

Oppdatering av beredskapsplaner :
- **Regelmessige gjennomganger:** Gjennomgå og oppdater beredskapsplanene på grunnlag av ny informasjon eller erfaringer.

Effektiv håndtering av utstyrssvikt er avgjørende for å sikre kontinuitet i pleien og pasientsikkerheten ved gjenoppliving. Gjenopplivningssykepleiere må være forberedt på å reagere raskt og i samsvar med etablerte beredskapsplaner for å minimere konsekvensene av sammenbrudd for pasientbehandlingen.

Etikk og sikkerhet ved bruk av teknologi

Respektere konfidensialiteten til medisinske data og informasjon.
Respekt for konfidensialiteten til medisinske data og informasjon er en grunnleggende del av gjenopplivningspraksisen. Intensivsykepleiere har tilgang til sensitiv informasjon om pasientenes helse og må sørge for at denne informasjonen behandles konfidensielt og sikkert. Slik sikrer du konfidensialiteten til medisinske data og informasjon på intensivavdelingen:

Kunnskap om konfidensialitet :
- **Lovgivning:** Gjør deg kjent med lover og forskrifter om beskyttelse av medisinske opplysninger, for eksempel EUs personvernforordning (GDPR).

Begrenset tilgang til informasjon :
- **Behov for å vite-prinsippet: Få** kun tilgang til medisinsk informasjon om pasienter som du har behov for å behandle.
- **Passordbeskyttelse:** Beskytt legitimasjon og passord for å hindre uautorisert tilgang.

Sikker kommunikasjon :
- **Muntlig kommunikasjon:** Unngå å diskutere sensitiv medisinsk informasjon i offentlige eller usikrede områder.
- **Sikker elektronisk meldingsutveksling:** Bruk sikre kommunikasjonskanaler for å dele medisinsk informasjon elektronisk.

Beskyttelse av elektroniske pasientjournaler :
- **Frakobling:** Koble alltid fra IT-systemene etter at du har konsultert journalen.
- **Låste skjermer:** Lås skjermen når du forlater arbeidsstasjonen for å hindre uautorisert tilgang.

Håndtering av fysiske filer :
- **Låsing av** journaler : Oppbevar fysiske journaler i låste skap for å hindre uautorisert tilgang.

Fortrolig kommunikasjon med pasienter :
- **Lukkede dører:** Sørg for at taushetsplikten overholdes når du snakker med pasienter ved å holde dørene lukket.
- **Diskret språkbruk:** Unngå å bruke medisinske eller sensitive termer når du snakker høyt om pasienter på offentlige steder.

Utdanning og bevisstgjøring :
- **Opplæring av personalet:** Sørg for at alt gjenopplivningspersonell er kjent med protokollene for konfidensialitet og datasikkerhet.

Rapportering av brudd :
- **Rapporteringsprosedyrer:** Hvis du mistenker eller oppdager et brudd på taushetsplikten, må du rapportere det i henhold til de etablerte prosedyrene.

Respekt for konfidensialiteten til medisinske opplysninger er et viktig aspekt ved gjenopplivningsbehandling. Intensivsykepleiere må være årvåkne og oppmerksomme for å sikre at pasientenes medisinske opplysninger behandles konfidensielt, i samsvar med gjeldende lover og forskrifter.

Etikk ved bruk av teknologi i livets sluttfase og beslutningstaking

Bruk av teknologi på intensivavdelingen reiser spesielle etiske spørsmål, spesielt når det gjelder beslutninger om livets slutt. Intensivsykepleiere står overfor vanskelige valg om de skal bruke teknologi for å forlenge livet eller for å sikre en behagelig og respektfull avslutning på livet. Her kan du lese om hvordan du kan håndtere disse etiske spørsmålene i forbindelse med bruk av teknologi i livets sluttfase og beslutningstaking:

Respekt for pasientens verdighet og autonomi:
- **Inkludering av pasienten: Involver** pasienten så mye som mulig i beslutninger om bruk av teknologi ved livets slutt, med respekt for hans eller hennes preferanser og verdier.

- **Informert samtykke:** Sørg for at pasienten eller dennes juridiske representant forstår konsekvensene av å bruke teknologien og gir informert samtykke.

Fordeler for pasienten :
- Vurdere **fordeler og risiko: Vurder** nøye om bruken av teknologien faktisk vil forlenge pasientens liv og forbedre livskvaliteten.
- **Velgjørenhetsprinsippet:** Sikre at bruken av teknologi er til pasientens beste, og unngå unødvendig eller overdreven behandling.

Prinsippet om ikke-misbruk :
- **Unngå unødvendig lidelse:** Vurder om bruken av teknologien vil påføre pasienten unødvendig lidelse eller angst.

Felles beslutningstaking :
- **Konsultasjon med det medisinske teamet:** Samarbeid med leger, sosialarbeidere og familiemedlemmer for å ta informerte, etiske beslutninger.

Begrensning eller avslutning av behandlingen :
- **Åpne diskusjoner:** Ta initiativ til ærlige diskusjoner med pasienten og familien om muligheten for å begrense eller stoppe teknologiske behandlinger ved livets slutt.
- **Hjelp til forståelse:** Forklar fordelene og ulempene ved å benytte teknologiske behandlinger på en forståelig måte.

Smerte og pasientkomfort :
- **Prioritering av komfort:** Sørg for at beslutninger som tas, tar hensyn til smertelindring og pasientens komfort ved livets slutt.

Refleksjon over verdier :
- **Personlig etikk:** Reflekter over dine egne verdier og overbevisninger for å sikre at du handler etisk i enhver situasjon.

Advance care planning :
- **Forhåndsdirektiver:** Respekter pasientens forhåndsdirektiver om teknologisk behandling ved livets slutt.

- **Utnevne en representant :** Hvis pasienten ikke er i stand til å ta avgjørelser, må du følge ønskene til den utpekte representanten.

Emosjonell og psykososial støtte :
- **Familiestøtte:** Gi emosjonell støtte til familien i forbindelse med vanskelige beslutninger knyttet til bruk av teknologi ved livets slutt.

Bruk av teknologi på intensivavdelingen reiser komplekse etiske dilemmaer, særlig i livets sluttfase. Intensivsykepleiere må nærme seg disse situasjonene med sensitivitet, prioritere pasientens velvære og verdighet og samtidig respektere grunnleggende etiske prinsipper.

Forebygging av medisinske feil knyttet til teknologi og medisinsk utstyr
Bruk av teknologi og medisinsk utstyr i gjenoppliving gir mange fordeler, men innebærer også en potensiell risiko for medisinske feil. Gjenopplivningssykepleiere må være årvåkne og iverksette tiltak for å forebygge feil knyttet til bruk av teknologi og medisinsk utstyr. Slik ivaretar du pasientsikkerheten ved å forebygge teknologirelaterte medisinske feil:

Løpende opplæring av personalet :
- **Opplæring i bruk av utstyr:** Sørg for at alt gjenopplivningspersonell får grundig opplæring i korrekt bruk av medisinsk utstyr og anordninger.

Dobbeltsjekk:
- **Verifiseringsprotokoll: Opprett** en protokoll for dobbeltsjekk av kritiske handlinger, for eksempel administrering av høydosemedisiner.

Tydelig merking :
- **Merking av utstyr:** Sørg for at medisinsk utstyr er korrekt merket med tydelig informasjon om hvordan det skal brukes.

Kontroll av parametere :
- **Kontroll av parametere:** Før du aktiverer eller endrer parametere for medisinsk utstyr, må du kontrollere innstillingene nøye for å unngå inntastingsfeil.

Bruk av sjekklister :
- **Sjekklister:** Bruk sjekklister for å sikre at alle nødvendige trinn følges ved bruk av teknologi og medisinsk utstyr.

Tydelig kommunikasjon :
- **Kommunikasjon med teamet:** Kommuniser tydelig med medlemmene av det medisinske teamet når du bruker teknologien, og rapporter eventuelle avvik.

Kontinuerlig overvåking :
- **Regelmessig overvåking:** Hold et konstant øye med utstyret for å oppdage tegn på uregelmessigheter eller funksjonsfeil.

Forebyggende vedlikehold :
- **Regelmessig vedlikehold:** Følg protokollene for forebyggende vedlikehold for å sikre at det medisinske utstyret fungerer som det skal.

Kunnskap om nødprosedyrer :
- **Nødprotokoller:** Gjør deg kjent med nødprotokollene i tilfelle feil på utstyr eller medisinsk utstyr.

Hendelsesrapporter :
- **Rapportering av feil:** Rapporter eventuelle feil eller funksjonsfeil umiddelbart til det medisinske teamet og lederne.

Opplæring i vanlige feil :
- **Identifisering av vanlige feil:** Identifiser vanlige teknologirelaterte feil og gi spesifikk opplæring for å unngå dem.

Kontinuerlig forbedring :
- **Analyse av hendelser:** Analyser feil og hendelser for å identifisere de bakenforliggende årsakene og iverksette tiltak for å forhindre dem i fremtiden.

Forebygging av medisinske feil knyttet til teknologi og medisinsk utstyr er en hovedprioritet i intensivomsorgen. Sykepleierne må være årvåkne, ha god opplæring og følge strenge rutiner for å sikre sikkerheten og kvaliteten på pasientbehandlingen.

Kapittel 4

Behandling av intensivpasienter

Innleggelse og triage av intensivpasienter

Kriterier for innleggelse på intensivavdelingen
Innleggelse på intensivavdelingen er en kritisk fase i behandlingen av pasienter som trenger intensivbehandling. Inntakskriteriene er fastsatt for å sikre at de mest kritisk syke pasientene får den spesialiserte behandlingen og ressursene som er tilgjengelige på intensivavdelingen. Slik fastsetter du kriteriene for innleggelse på intensivavdelingen:

Sykdommens alvorlighetsgrad :
- **Hemodynamisk ustabilitet:** Pasienter med alvorlig hemodynamisk ustabilitet, for eksempel sirkulasjonssjokk, kan ha behov for å bli innlagt på intensivavdelingen.
- **Akutt respirasjonssvikt:** Pasienter med akutt respirasjonssvikt som krever mekanisk ventilasjon kan legges inn på intensivavdelingen.
- **Bevissthetsforstyrrelser:** Pasienter med alvorlige bevissthetsforstyrrelser, som koma, kan kreve spesialisert intensivbehandling og overvåkning.
- **Organsvikt:** Pasienter med kritisk organsvikt, for eksempel nyre-, lever- eller hjertesvikt, kan ha behov for intensivbehandling.

Behov for kontinuerlig overvåking :
- **Overvåking av vitale tegn:** Pasienter som trenger kontinuerlig overvåking av vitale tegn, som blodtrykk, hjertefrekvens og oksygenmetning, kan legges inn på intensivavdelingen.
- **Nevrologisk overvåking:** Pasienter med alvorlige nevrologiske tilstander som krever nøye overvåking, for eksempel intrakranielle blødninger, kan legges inn på intensivavdelingen.

Komplekse medisinske eller kirurgiske inngrep:
- **Invasive inngrep:** Pasienter som trenger komplekse medisinske eller kirurgiske inngrep, for eksempel hjertekirurgi, kan bli innlagt på intensivavdelingen for intensiv postoperativ behandling.

Samlet vurdering av pasientens tilstand :
- **Alvorlighetsgrad:** Bruk av alvorlighetsgrader, for eksempel SAPS II (Simplified Acute Physiology Score) eller SOFA

(Sequential Organ Failure Assessment), kan bidra til å vurdere den generelle helsetilstanden og gi retningslinjer for innleggelse på intensivavdelingen.

Respons på innledende behandling :
- **Ingen bedring:** Hvis pasienten ikke responderer på innledende behandling på andre medisinske avdelinger, kan det vurderes å legge pasienten inn på intensivavdelingen for mer spesialiserte tiltak.

Kriterier for overføring :
- **Intern overføring:** Stabile pasienter på andre avdelinger med behov for tettere overvåkning kan overføres til intensivavdelingen.
- **Ekstern overføring:** Pasienter med alvorlige medisinske eller kirurgiske tilstander som krever intensivbehandling, kan overføres fra andre helseinstitusjoner.

Involvering av tverrfaglige team:
- **Konsultasjoner hos spesialist:** Råd fra spesialistleger, kirurger og annet helsepersonell kan bidra til å avgjøre om pasienten skal legges inn på intensivavdelingen.

Felles beslutningstaking :
- **Inkludering av pasienten:** Involver pasienten eller pasientens juridiske representanter i beslutningen om å legge vedkommende inn på intensivavdelingen, og ta hensyn til pasientens preferanser og verdier.

Kriteriene for innleggelse på en intensivavdeling må baseres på en grundig vurdering av pasientens helsetilstand, der det tas hensyn til sykdommens alvorlighetsgrad, behovet for spesialisert behandling og intensivavdelingens kapasitet til å yte egnet behandling.

Triageprosess for effektiv ressursallokering
Triageprosessen på intensivavdelingen er avgjørende for å kunne fordele begrensede ressurser effektivt til pasientene etter hvor alvorlig tilstanden deres er. Triage gjør det mulig å prioritere behandlingen og sikrer at de mest alvorlig syke pasientene får de nødvendige tiltakene i tide. Slik implementerer du en effektiv triageprosess på intensivavdelingen:

Rask innledende vurdering :
- **Vurdering av alvorlighetsgrad:** Bruk skårer for alvorlighetsgrad, for eksempel Glasgow-skår eller SOFA-skår, for raskt å vurdere alvorlighetsgraden av pasientens tilstand.
- **Vitale tegn:** Vurder pasientens vitale tegn, som hjertefrekvens, blodtrykk, respirasjonsfrekvens og oksygenmetning.

Pasientklassifisering :
- **Triagekategorier:** Opprett triagekategorier, for eksempel "prioritert", "haster" og "ikke-haster", for å klassifisere pasienter etter hvor alvorlig tilstanden deres er.

Sorteringskriterier :
- **Alvorlighetsgrad:** Bruk alvorlighetsgraden til å avgjøre hvilke pasienter som krever umiddelbar intervensjon.
- **Behovsvurdering: Ta hensyn til** pasientens spesifikke behov, for eksempel behovet for mekanisk ventilasjon, sirkulasjonsstøtte eller kontinuerlig overvåkning.
- **Potensial for bedring:** Vurder pasientens potensial for bedring, med tanke på den underliggende medisinske tilstanden.

Triageprotokoller :
- **Utarbeide protokoller: Implementere** klare og konsekvente triageprotokoller som veiledning i beslutningsprosessen.
- **Tverrfaglig konsultasjon:** Involver et tverrfaglig team, inkludert leger, sykepleiere, sosialarbeidere og etikere, i triagebeslutninger.

Kontinuerlig revurdering :
- **Periodisk** revurdering**: Revurder** regelmessig pasientens tilstand for å sikre at triagenivået er tilpasset pasientens utvikling.

Åpenhet og kommunikasjon :
- **Kommunikasjon med pasienter/pårørende:** Kommuniser åpent med pasienter og pårørende om triageavgjørelser, og forklar årsakene og kriteriene som brukes.

Etikk og rettferdighet :
- **Etiske prinsipper: Ta** hensyn til de etiske prinsippene om velgjørenhet, ikke-velgjørenhet, rettferdighet og autonomi når du tar triageavgjørelser.
- **Rettferdighet:** Sørg for at triageprosessen er rettferdig og ikke favoriserer én pasientgruppe fremfor en annen.

Full dokumentasjon :
- **Triagejournaler:** Dokumenter nøye triageavgjørelser, kriteriene som brukes og begrunnelsene for disse avgjørelsene.

Triageprosessen på intensivavdelingen er kompleks og krevende, men den er avgjørende for å optimalisere ressursbruken og sikre at pasientene får riktig behandling i henhold til alvorlighetsgraden. Triage må styres av klare protokoller, grundig vurdering og etiske prinsipper for å kunne ta informerte og rettferdige beslutninger.

Klargjøring og mottak av pasienter i kritisk tilstand

Når en pasient ankommer intensivavdelingen i kritisk tilstand, er det viktig med grundige forberedelser og effektiv koordinering for å sikre optimal behandling fra første stund. Mottak og pleie av en intensivpasient krever en tverrfaglig tilnærming for å sikre en smidig overgang til intensivavdelingen. Slik kan du forberede og ta imot kritisk syke gjenopplivningspasienter på en effektiv måte:

Tidligere kommunikasjon :
- **Informasjonsutveksling:** Få forhåndsinformasjon fra legeteamet eller tidligere avdelinger om pasientens tilstand, hvilke prosedyrer som er utført og hvilke behandlinger som er gitt.
- **Forberede teamet:** Informer gjenopplivningsteamet om pasientens nært forestående ankomst, slik at de er klare til å gripe inn.

Forberedelse av miljøet :
- **Klargjøring av sengen: Sørg** for at en egnet, utstyrt seng står klar til å ta imot pasienten, med alt nødvendig utstyr tilgjengelig.

- **Utstyr til utlån:** Sjekk at alt utstyr, medisinsk utstyr og medisiner du trenger er tilgjengelig og fungerer som det skal.
- **Kontinuerlig overvåking:** Sørg for at monitorene for vitale tegn er i orden og klare til å brukes til kontinuerlig overvåking.

Tverrfaglig team :
- Tildeling av **roller:** Tildel spesifikke roller til hvert enkelt teammedlem for å sikre god koordinering under pasientmottaket.
- **Sykepleiere, leger, teknikere:** Alle har en viktig rolle å spille når det gjelder å overvåke, administrere medisiner, sette opp utstyr og kommunisere med pasienten og familien.

Innledende vurdering :
- **Stabilisering:** Om nødvendig stabiliserer du pasienten ved å administrere medisiner eller utføre nødprosedyrer.
- **Rask vurdering:** Utfør en rask vurdering av pasientens vitale tegn, respirasjonsfunksjon, sirkulasjon og nevrologi.

Kommunikasjon med pasienten/familien :
- **Åpenhet:** Kommuniser åpent med pasienten (hvis han/hun er ved bevissthet) og familien (hvis de er til stede) om situasjonen, de nødvendige tiltakene og de neste trinnene.
- **Beroligelse: Gi** følelsesmessig støtte til familien og berolige pasienten så mye som mulig.

Smidig overgang:
- **Koordinering: Koordiner** arbeidet med å overføre pasienten til gjenopplivningssengen samtidig som stabiliteten opprettholdes.
- **Bruk av protokoller:** Følg sikre overføringsprotokoller for å unngå komplikasjoner.

Full dokumentasjon :
- **Registreringer:** Dokumenterer nøye alle stadier av pasientinntaket, inkludert prosedyrer, administrerte medisiner og innledende observasjoner.

Kontinuerlig revurdering :
- **Kontinuerlig overvåking:** Overvåk pasienten kontinuerlig etter ankomst for å oppdage eventuelle endringer i tilstanden.

Å ta imot en kritisk syk pasient på intensivavdelingen krever en metodisk tilnærming, tydelig kommunikasjon og effektiv koordinering. Ved å implementere en velorganisert prosedyre og jobbe som en del av et team kan intensivsykepleiere sikre optimal pleie fra første stund.

Kontinuerlig overvåking av vitale tegn og parametere

Betydningen av konstant overvåking på intensivavdelingen
Konstant overvåking av intensivpasienter er en av hjørnesteinene i effektiv behandling av pasienter i kritisk tilstand. Det gjør det mulig å oppdage endringer i pasientens helsetilstand raskt og gripe inn tidlig for å forhindre alvorlige komplikasjoner. Her er noen av grunnene til at konstant overvåking på intensivavdelingen er så viktig:

Tidlig oppdagelse av endringer :
- **Subtile endringer:** Gjenopplivningspasienter kan oppleve subtile endringer i sine vitale tegn, noe som kan indikere en forverring av tilstanden.
- **Rask respons:** Kontinuerlig overvåking gjør det mulig å oppdage disse endringene raskt, slik at det medisinske teamet kan gripe inn før situasjonen forverres.

Tilpasning av behandlinger :
- **Justering av behandlingen:** Kontinuerlig monitorering gjør det mulig å overvåke effekten av behandlingene som gis, og å justere behandlingen i henhold til pasientens respons.

Forebygging av komplikasjoner :
- **Forebygging av infeksjoner :** Kontinuerlig overvåking bidrar til å identifisere tegn på infeksjon på et tidlig tidspunkt, slik at det kan iverksettes tiltak for å forhindre spredning.

- **Forebygging av trykksår:** Regelmessig pasientrotasjon og overvåking av utsatte områder reduserer risikoen for trykksår.

Overvåking av utstyr og drift :
- **Overvåking av utstyr :** Konstant overvåking sikrer at medisinsk utstyr, som katetre og slanger, er på plass og fungerer som de skal.
- **Oppfølging av operasjoner:** Pasienter som har gjennomgått kirurgiske inngrep eller spesifikke prosedyrer krever tett oppfølging for å oppdage eventuelle blødninger eller komplikasjoner.

Håndtering av væskebalanse og medisinering:
- **Overvåking av infusjoner :** Konstant overvåking av intravenøse infusjoner bidrar til å opprettholde en adekvat væskebalanse.
- **Administrering av legemidler:** Kontinuerlig overvåking sikrer at medisiner administreres riktig og at eventuelle bivirkninger oppdages raskt.

Forebygging av nødsituasjoner :
- **Forebygge hjertestans:** Overvåking av vitale tegn bidrar til å forebygge hjertestans ved å oppdage tidlige varselsignaler, for eksempel arytmier.

Kommunikasjon og koordinering :
- **Utveksling av informasjon:** Konstant overvåking muliggjør kontinuerlig utveksling av informasjon mellom medlemmene i det medisinske teamet for å sikre koordinert behandling.
- **Kommunikasjon med pasienter/pårørende:** Pasienter og pårørende kan føle seg trygge på at de blir overvåket kontinuerlig for å ivareta deres sikkerhet.

Konstant overvåking på intensivavdelingen er mer enn bare å observere vitale tegn. Det omfatter en helhetlig og regelmessig vurdering av pasientens tilstand, noe som gjør det mulig å oppdage potensielt farlige endringer og gripe inn tidlig. Dette er avgjørende for å forbedre de kliniske resultatene og forebygge alvorlige komplikasjoner.

Bruk av overvåkningsutstyr for å følge pasientens tilstand
Overvåkingsutstyr for gjenoppliving spiller en avgjørende rolle i den konstante og nøyaktige overvåkingen av pasientenes helsetilstand. Med dette avanserte utstyret kan gjenopplivningssykepleiere samle inn vitale data i sanntid, noe som gjør det mulig å identifisere små endringer og sette inn tiltak på et tidlig tidspunkt. Slik bruker du overvåkingsutstyret effektivt til å overvåke tilstanden til gjenopplivningspasienter:

Monitorer for vitale tegn :
- **Hjertefrekvens:** Overvåker pasientens hjertefrekvens kontinuerlig for å oppdage arytmier og endringer i hjerterytmen.
- **Blodtrykk:** Bruk en blodtrykksmåler for å kontrollere systolisk og diastolisk blodtrykk, samt gjennomsnittlig blodtrykk.
- **Åndedrettsfrekvens:** Overvåk pasientens åndedrettsfrekvens for å se etter tegn på respirasjonsbesvær eller respirasjonssvikt.
- **Oksygenmetning:** Bruk et pulsoksymeter til å overvåke pasientens oksygenmetning, slik at du tidlig kan oppdage et eventuelt fall i oksygennivået i blodet.

Elektrokardiogram (EKG) :
- **Kontinuerlig overvåking:** Bruk en EKG-monitor til kontinuerlig overvåking av hjertets elektriske aktivitet for å oppdage arytmier og hjerteavvik.
- **Deteksjon av hjerteinfarkt:** EKG kan bidra til å oppdage tegn på hjerteinfarkt og iverksette umiddelbare tiltak.

Hemodynamiske monitorer :
- **Strømninger og trykk:** Bruk hemodynamiske monitorer til å måle arterietrykk, sentralt venetrykk og hjertets minuttvolum.
- **Optimalisering av fylling:** Disse monitorene bidrar til å optimalisere det intravaskulære fyllingsvolumet for å opprettholde vevsperfusjonen.

Invasive sensorer :
- **Arterielle og venøse katetre:** Bruk katetre til kontinuerlig overvåking av arterielt og sentralt venetrykk, slik at du kan oppdage hemodynamiske endringer.

Vurdering av ventilasjon :
- **Kapnografi:** Overvåk kapnografi for å vurdere nivåene av utåndet CO_2, noe som bidrar til å oppdage hypoventilasjon eller hyperventilasjon.

Overvåking av hjerneaktivitet :
- **Elektroencefalogram (EEG):** Bruk EEG for å overvåke hjerneaktiviteten hos pasienter med bevissthetsforstyrrelser.

Opptak og alarmer :
- **Registreringer og trender:** Bruk dataene som samles inn av monitorene til å lage trender og grafer, noe som gjør det enklere å vurdere pasientens tilstand over en gitt periode.
- **Alarminnstillinger:** Konfigurer alarminnstillinger slik at enhetene avgir lyd når verdiene for vitale tegn stiger over eller faller under sikre grenser.

Etter- og videreutdanning :
- **Opplæring i bruk:** Sørg for at teammedlemmene får opplæring i korrekt bruk av overvåkingsutstyret for å sikre nøyaktig overvåking.

Ved hjelp av overvåkingsutstyr på intensivavdelingen kan sykepleierne raskt oppdage endringer i pasientens tilstand, noe som gjør det mulig å gripe inn på et tidlig tidspunkt og forebygge potensielle komplikasjoner. Konstant overvåking og nøyaktig tolkning av data er avgjørende for optimal behandling av pasienter i kritisk tilstand.

Rask gjenkjenning av avvik fra normale vitalparametere
Rask gjenkjenning av avvik fra normale vitale tegn er en viktig ferdighet for gjenopplivningssykepleiere. Vitale tegn er viktige indikatorer på pasientens helsetilstand, og ethvert avvik fra det normale kan være et tegn på et potensielt problem. Slik kan gjenopplivningssykepleiere raskt gjenkjenne slike avvik og iverksette nødvendige tiltak:

Kjenn til normalverdiene :
- **Hjertefrekvens:** Den normale hjertefrekvensen for en voksen person i hvile er vanligvis mellom 60 og 100 slag per minutt.
- **Blodtrykk:** Normalt blodtrykk ligger vanligvis rundt 120/80 mmHg.
- **Respirasjonsfrekvens:** En normal respirasjonsfrekvens er vanligvis mellom 12 og 20 åndedrag per minutt.
- **Oksygenmetning:** Normal oksygenmetning er over 95 %.

Overvåking av trender :
- **Lag grafer:** Bruk data om vitale tegn til å lage grafer som viser trender over en gitt periode.
- **Progressive endringer:** Vær oppmerksom på progressive endringer i vitale tegn, selv om de holder seg innenfor normale grenser.

Ta hensyn til konteksten :
- **Eksisterende tilstander:** Pasienter med underliggende medisinske tilstander kan ha normale vitale tegn som avviker fra den generelle normen.
- **Alder:** Normalverdiene varierer avhengig av alder. For eksempel har nyfødte babyer andre vitale tegn enn voksne.

Bruk av alvorlighetsgrad :
- **Glasgow-score:** Bruk Glasgow-score for å vurdere alvorlighetsgraden av bevissthet og raskt oppdage nevrologiske forandringer.
- **SOFA-score:** SOFA-score vurderer spesifikke organdysfunksjoner og kan bidra til å identifisere avvik i vitale tegn.

Bruk av alarmer :
- **Alarminnstillinger:** Konfigurer monitorer med passende alarminnstillinger slik at avvik i vitale tegn utløser alarmer.

Helhetlig vurdering :
- **Generell observasjon: Vurder** pasientens generelle utseende, inkludert hudfarge, overdreven svetting og åndedrettsbesvær.

Kommunikasjon med det medisinske teamet :
- **Deling av informasjon:** Kommuniser eventuelle avvik i vitale tegn med det medisinske teamet for å avgjøre hva som skal gjøres.

Rask gjenkjenning av avvik fra normale vitale tegn gjør det mulig for gjenopplivningssykepleiere å oppdage endringer i pasientens tilstand på et tidlig stadium og iverksette tiltak for å forhindre komplikasjoner. Konstant årvåkenhet og en grundig forståelse av normalverdier og trender er avgjørende for å sikre effektiv og responsiv overvåking.

Luftveishåndtering og mekanisk ventilasjon

Teknikker for å holde luftveiene frie
Luftveishåndtering og mekanisk ventilasjon er viktige komponenter i gjenopplivningsbehandlingen. Å sikre tilstrekkelig ventilasjon og frie luftveier er avgjørende for kritisk syke pasienters overlevelse. Slik håndterer gjenopplivningssykepleiere luftveiene og mekanisk ventilasjon:

Innledende vurdering :
- **Respirasjonsstatus:** Vurder pasientens respirasjonsfrekvens, amplitude, dybde og pustemønster.
- **Bevissthetsnivå:** Vurder pasientens evne til å holde luftveiene spontant frie.

Vedlikehold av luftveiene :
- **Posisjonering:** Plasser pasienten i en stilling som bidrar til å holde luftveiene frie.
- **Aspirasjon av sekret: Hvis det samler seg opp** sekret, aspirer for å hindre at luftveiene blokkeres.

Intubasjon og mekanisk ventilasjon :
- **Indikasjoner:** Identifisere pasienter som trenger intubasjon og mekanisk ventilasjon, for eksempel pasienter med alvorlig respirasjonssvikt.
- **Intubasjon: Intuber** pasienten i henhold til gjeldende protokoller for å sikre sikker og effektiv plassering av endotrakealtuben.

- **Mekanisk ventilasjon:** Konfigurer den mekaniske ventilatoren i henhold til pasientens behov når det gjelder volum, frekvens og pustemodus.

Kontinuerlig overvåking :
- **Ventilasjonsparametere:** Overvåk ventilasjonsparametere kontinuerlig, inkludert tidalvolum, trykk, respirasjonsfrekvens og PEEP-nivåer.
- **Kapnografi:** Overvåk CO_2-nivået i utåndingsluft for å vurdere ventilasjonseffektivitet og vevsperfusjon.

Justeringer og optimalisering :
- **Tilpasning til behov:** Juster ventilasjonsparametrene i henhold til pasientens behov og respons.
- **Avvenning:** Start avvenningsprosessen når pasienten er stabil og i stand til å opprettholde spontan pusting.

Forebygging av komplikasjoner :
- **Barotraumer:** Overvåk luftveistrykket for å unngå barotraumer.
- **Respiratorassosiert lungebetennelse:** iverksett tiltak for å forebygge respiratorassosierte lungeinfeksjoner.

Ekstubering og oppfølging :
- **Forberedelse til ekstubasjon:** Vurder utskrivningskriteriene og sørg for at pasienten er klar for ekstubasjon.
- **Overvåking etter ekstubasjon:** Overvåk pasienten etter ekstubasjon for tegn på respirasjonsbesvær eller problemer med å holde luftveiene frie.

Opplæring og ferdigheter :
- **Løpende opplæring:** Sørg for at teamet får opplæring i intubering, mekanisk ventilasjon og håndtering av komplikasjoner.

Riktig luftveishåndtering og mekanisk ventilasjon er avgjørende for å opprettholde tilstrekkelig oksygenering og forebygge respiratoriske komplikasjoner hos intensivpasienter. Kontinuerlig overvåking, nøye vurdering og nøyaktig justering av ventilasjonsparametrene sikrer optimal behandling.

Å holde luftveiene åpne er en viktig prioritet ved gjenoppliving, ettersom det sikrer tilstrekkelig oksygentilførsel og forhindrer at luftveiene blokkeres. Gjenopplivningssykepleiere bruker en rekke teknikker for å sikre at luftveiene forblir åpne og funksjonelle:

Optimal posisjonering :
- **Semi-Fowler-stilling:** Plasser pasienten i halvsittende stilling (hodet løftet 30 til 45 grader) for å fremme tyngdekraften og sekretdreneringen.
- **Sikkerhetsstilling** i sideleie: **Ved** bevissthetstap legges pasienten i sideleie for å unngå at tungen blokkerer luftveiene.

Vippe hodet/løfte hoften:
- **Hodevippeteknikk:** Bruk denne teknikken for å åpne luftveiene ved å vippe pasientens hode forsiktig bakover mens du holder haken oppe.

Aspirasjon av sekret :
- **Suging av svelget:** Bruk en sugeslange for å fjerne oppsamlet sekret fra munnen og bakre del av halsen.
- **Trakeobronkial suging: Ved** intubasjon skal sekret suges fra endotrakealtuben for å unngå obstruksjon.

Sugesonder :
- **Valg av størrelse:** Velg riktig størrelse på sugekateteret i henhold til pasientens størrelse og eventuell intubasjon.

Ventilasjon med ansiktsmaske :
- **Munn-til-maske:** Utfør manuell ventilasjon ved hjelp av ansiktsmaske for å tilføre oksygen ved behov.

Fjerning av hindringer :
- **Anterior bekkenvippeteknikk:** Hos bevisstløse pasienter vippes bekkenet forsiktig forover slik at sekretet kan renne ut.
- **Deobstruksjon:** Hvis et fremmedlegeme er synlig og tilgjengelig, må det fjernes forsiktig for å gjenopprette frie luftveier.

Bruk av ventilasjonshjelpemidler :
- **Guedel eller Oropharyngeal Airway:** Dette instrumentet føres inn i munnen for å hindre at tungen kollapser og blokkerer luftveiene.

- **Nasopharyngeal Airway:** Denne enheten settes inn i et nesebor for å holde luftveiene frie uten å utløse en oppkastrefleks.

Forebygging av oppkast:
- **Sideleie:** Ved oppkast legges pasienten i sideleie for å unngå aspirasjon av oppkast.

Kontinuerlig vurdering :
- **Observasjon:** Overvåk kontinuerlig pasientens pust for tegn på pustevansker.
- **Kommunikasjon med teamet:** Informer legene og andre medlemmer av det medisinske teamet hvis du ser tegn på luftveisobstruksjon.

Å holde luftveiene frie er avgjørende for å sikre tilstrekkelig ventilasjon og optimal oksygentilførsel. Gjenopplivningssykepleiere må beherske disse teknikkene for å forebygge komplikasjoner i forbindelse med obstruksjon av luftveiene og sikre høy kvalitet på behandlingen av kritisk syke pasienter.

Justering og optimalisering av parametere for mekanisk ventilasjon
Justering og optimalisering av parametrene for mekanisk ventilasjon er avgjørende for å opprettholde adekvat oksygenering og ventilasjon hos gjenopplivningspasienter. Gjenopplivningssykepleiere spiller en avgjørende rolle når det gjelder å finjustere parametrene for mekanisk ventilasjon for å møte de individuelle behovene til hver enkelt pasient. Slik justerer og optimaliserer de parametrene for mekanisk ventilasjon:

Kontinuerlig vurdering :
- **Regelmessig overvåking:** Overvåk pasientens ventilasjonsparametere kontinuerlig for å oppdage eventuelle endringer eller avvik.

- **Blodgasstrend:** Bruk blodgassresultatene til å vurdere hvor effektiv ventilasjonen er, og juster parametrene om nødvendig.

Innledende justeringer :
- **Åndedrettsfrekvens:** Juster ventilatorens åndedrettsfrekvens for å opprettholde en passende ventilasjonsfrekvens.
- **Tidalvolum:** Juster tidevannsvolumet for å sikre tilstrekkelig ventilasjon og samtidig unngå hyper- eller hypoventilasjon.
- **Ventilasjonstrykk:** Overvåk luftveistrykket for å unngå for høyt trykk.

Optimalisering av oksygentilførsel :
- **Inspiratorisk oksygenfraksjon (FiO2):** Øk eller reduser FiO2 for å opprettholde oksygenmetningen innenfor målgrensene.
- **PEEP (positivt endeekspiratorisk trykk):** Juster PEEP for å forbedre oksygentilførselen ved å holde alveolene åpne.

Ventilasjonsmodus :
- **Kontrollert modus:** I denne modusen leverer respiratoren pust i en forhåndsdefinert hastighet.
- **Assistert kontrollert modus: Pasienten** kan selv sette i gang åndedrag, men respiratoren leverer åndedrag med en forhåndsdefinert hastighet hvis pasienten ikke puster.

Trykk og alarmer :
- **Maksimalt inspiratorisk trykk (MIPMAX):** Overvåk MIPMAX for å unngå for høyt trykk og minimere risikoen for barotraumer.
- **Trykkalarmer:** Still inn alarmer for maksimalt og minimalt inspiratorisk trykk for å oppdage endringer.

Blodgassovervåking :
- **Evaluering av resultatene:** Bruk blodgassresultatene til å evaluere hvor effektiv ventilasjonen er, og juster parametrene deretter.

Avvenning :
- **Vurdering av stabilitet:** Vurder pasientens respiratoriske stabilitet og tilstand for å avgjøre når avvenningsprosessen skal starte.
- **Gradvis reduksjon: Reduser** respirasjonsfrekvensen og respiratorstøttenivået gradvis under avvenningsprosessen.

Kommunikasjon med teamet :
- **Samarbeid:** Kommuniser med leger og andre medlemmer av det medisinske teamet for å beslutte nødvendige justeringer.

Justering og optimalisering av parametrene for mekanisk ventilasjon krever en grundig forståelse av pasientens respiratoriske behov og en kontinuerlig vurdering av pasientens respons. Gjenopplivningssykepleiere spiller en sentral rolle i denne viktige oppgaven med å sikre trygg og effektiv ventilasjon.

Forebygging og behandling av luftveiskomplikasjoner
Åndedrettskomplikasjoner er vanlige hos intensivpasienter, spesielt hos pasienter som respiratorbehandles. Gjenopplivningssykepleiere spiller en avgjørende rolle når det gjelder å forebygge og løse disse komplikasjonene for å sikre tilstrekkelig ventilasjon og minimere risikoen. Her kan du lese om hvordan de forebygger og løser luftveiskomplikasjoner:

Forebygging av luftveiskomplikasjoner:
- **Optimal posisjonering:** Sørg for at pasienten er riktig posisjonert for å unngå kompresjon av luftveiene og dårlig ventilasjon.
- **Tidlig mobilisering:** Oppmuntre til tidlig mobilisering for å forhindre ansamling av sekret i luftveiene.
- **Regelmessig suging:** Sug regelmessig for å fjerne sekret og hindre at luftveiene blokkeres.
- **Vektløfting i sengen:** Bruk denne teknikken for å fjerne bronkialsekret og forbedre ventilasjonen.
- **Vurdering av CO_2-nivåer:** Overvåk CO_2-nivået i utåndingsluften for å oppdage hypoventilasjon og handle deretter.

Løsning av luftveiskomplikasjoner :
- **Ventilatorassosiert lungebetennelse (VAP):** Overvåk for tegn på VAP og implementer rutiner for respirasjonshygiene for å minimere risikoen.
- **Barotraumer:** Overvåk luftveistrykket for å unngå for høyt trykk og risiko for barotraumer.
- **Pneumothorax: Vær** oppmerksom på tegn på pneumothorax, og samarbeid med legeteamet for å iverksette raske tiltak ved mistanke om pneumothorax.
- **Pasient-ventilator-dysynkroni:** Se etter tegn på at pasienten kjemper mot ventilatoren, og juster parametrene for å forbedre synkroniseringen.
- **Hypoventilasjon eller hyperkapni:** Juster ventilasjonsparametrene for å opprettholde tilstrekkelige nivåer av CO_2 og oksygen i blodet.

Samarbeid med det medisinske teamet :
- **Kommunikasjon:** Informer leger og andre medlemmer av det medisinske teamet om eventuelle luftveiskomplikasjoner, og samarbeid om å løse problemene.

Pasientopplæring :
- **Kommunikasjon med pasienten:** Forklar målene og prosessene for mekanisk ventilasjon til pasienten, samt de forebyggende tiltakene som skal følges.

Etter- og videreutdanning :
- **Kunnskapsoppdatering:** Hold deg oppdatert på de nyeste retningslinjene og protokollene for forebygging og håndtering av luftveiskomplikasjoner.

Å forebygge og løse respiratoriske komplikasjoner krever kontinuerlig overvåking, nøye vurdering og tett samarbeid med det medisinske teamet. Gjenopplivningssykepleiere spiller en viktig rolle for å sikre effektiv ventilasjon og minimere risikoen for komplikasjoner som kan sette pasientens respirasjonshelse i fare.

Hemodynamisk stabilisering og væskebehandling

Overvåke og opprettholde blodtrykk og vevsperfusjon
Overvåking av blodtrykk og vevsperfusjon er avgjørende ved gjenoppliving for å sikre tilstrekkelig tilførsel av oksygen og næringsstoffer til vitale organer. Gjenopplivningssykepleiere spiller en nøkkelrolle når det gjelder å overvåke og opprettholde disse viktige parametrene for å sikre hemodynamisk stabilitet hos kritisk syke pasienter. Her kan du lese om hvordan de løser denne viktige oppgaven:

Kontinuerlig overvåking :
- **Blodtrykk:** Overvåk pasientens blodtrykk kontinuerlig ved hjelp av ikke-invasive eller invasive monitorer, avhengig av hvor alvorlig situasjonen er.
- **Oksygenmetning:** Overvåk oksygenmetningen for å vurdere vevsperfusjonen med hensyn til oksygenering.

Tegn på forringelse :
- **Takykardi eller bradykardi:** Vær oppmerksom på endringer i hjertefrekvensen som kan indikere forverring av infusjonen.
- **Hypotensjon:** Vær oppmerksom på plutselige blodtrykksfall som kan indikere hemodynamisk svikt.

Intervensjonsteknikker :
- **Administrering av medisiner:** Administrer vasopressor eller inotrope legemidler for å øke blodtrykket om nødvendig.
- **Juster ventilasjonsparametrene:** Juster ventilasjonsparametrene for å opprettholde tilstrekkelig oksygenering og unngå negativ innvirkning på perfusjonen.
- **Væskebehandling:** Gi intravenøs væske for å opprettholde blodvolumet og forbedre vevsperfusjonen.

Invasiv overvåking :
- **Arteriekateter:** Sett om nødvendig inn et arteriekateter for å overvåke blodtrykk og hemodynamiske variasjoner i sanntid.

Forebygging av komplikasjoner :
- **Forebygging av infeksjoner:** Sørg for at katetre og invasivt utstyr vedlikeholdes på riktig måte for å unngå infeksjoner.
- **Volumoverbelastning:** Overvåk pasientens væskebalanse nøye for å unngå volumoverbelastning.

Samarbeid med det medisinske teamet :
- **Kommunikasjon:** Informer leger og andre medlemmer av det medisinske teamet om eventuelle betydelige variasjoner i blodtrykk og perfusjon.

Pasientopplæring :
- **Forklaring til pasienten:** Kommuniser med pasienten eller familien om viktigheten av å overvåke blodtrykk og vevsperfusjon.

Overvåking og opprettholdelse av blodtrykk og vevsperfusjon er avgjørende for å forhindre hypoperfusjon av vitale organer og opprettholde hemodynamisk stabilitet. Gjenopplivningssykepleiere må være oppmerksomme på tegn på forverring og gripe inn proaktivt for å opprettholde tilstrekkelig perfusjon hos kritisk syke pasienter.

Riktig administrering av væske og vasoaktive legemidler
Riktig administrering av væske og vasoaktive legemidler er avgjørende for å opprettholde hemodynamisk stabilitet og optimalisere vevsperfusjonen. Gjenopplivningssykepleiere spiller en sentral rolle i håndteringen av disse komplekse inngrepene. Her kan du lese om hvordan de går frem for å administrere væsker og vasoaktive legemidler på riktig måte:

Forhåndsevaluering :
- **Væskebalanse:** Vurder pasientens væskestatus ved å overvåke væskeinntak og væskeproduksjon.
- **Hemodynamikk:** Overvåk kontinuerlig hemodynamiske parametere som blodtrykk, hjertefrekvens og oksygenmetning.

Valg av væsker :
- **Isoton saltvannsløsning:** Bruk denne løsningen for å gjenopprette og opprettholde blodvolumet hos kritisk syke pasienter.

- **Krystalloide løsninger:** Velg den mest hensiktsmessige løsningen i henhold til pasientens behov (elektrolytter, syre-base-balanse osv.).
- **Kolloide løsninger:** Vurder bruk av kolloider for å opprettholde blodvolumet ved store væsketap.

Administrering av vasoaktive legemidler :
- **Vasopressorer:** Administrer disse medikamentene for å øke blodtrykket og opprettholde tilstrekkelig perfusjon i tilfelle sjokk.
- **Positive inotroper :** Bruk inotroper for å øke hjertets sammentrekningskraft og forbedre hjertets minuttvolum.

Nøyaktig titrering :
- **Gradvis administrering:** Gi vasoaktive legemidler gradvis mens du overvåker effekten på blodtrykket nøye.
- **Løpende vurdering:** Følg kontinuerlig med på pasientens respons på medisineringen og juster dosene deretter.

Forebygging av komplikasjoner :
- **Iskemi:** Vær oppmerksom på tegn på perifer eller kardial iskemi i forbindelse med administrering av vasoaktive legemidler.
- **Bivirkninger:** Overvåk og reager på potensielle bivirkninger av medisinen (arytmier, overdreven vasokonstriksjon osv.).

Samarbeid med det medisinske teamet :
- **Kommunikasjon:** Hold leger og andre medlemmer av det medisinske teamet informert om pasientens endringer og reaksjoner på væske og medisiner.

Pasient- og pårørendeopplæring :
- **Forklaring:** Kommuniser med pasienten eller familien om administrering av væske og vasoaktive legemidler, og forklar formålet og forventet effekt.

Veloverveid administrering av væske og vasoaktive legemidler krever kontinuerlig vurdering, en grundig forståelse av pasientens fysiologi og tett samarbeid med det medisinske teamet. Gjenopplivningssykepleiere må kunne håndtere disse komplekse inngrepene samtidig som de unngår potensielle komplikasjoner og opprettholder pasientens hemodynamiske stabilitet.

Behandling av elektrolyttforstyrrelser og metabolske forstyrrelser

Elektrolyttforstyrrelser og metabolske forstyrrelser er vanlige hos gjenopplivningspasienter og kan ha stor innvirkning på hjertefunksjon, vevsperfusjon og andre vitale prosesser. Gjenopplivningssykepleiere spiller en nøkkelrolle i håndteringen av disse ubalansene for å sikre hemodynamisk og metabolsk stabilitet. Her kan du lese om hvordan de løser denne viktige oppgaven:

Kontinuerlig overvåking :
- **Elektrolytter:** Overvåk kontinuerlig elektrolyttnivåene som natrium, kalium, kalsium og magnesium.
- **Blodgasser:** Overvåk blodgassene for å vurdere syre-base- og metabolske ubalanser.

Korrigering av elektrolyttforstyrrelser :
- **Hyponatremi:** Gi saltvannsløsninger eller diuretika for å behandle hyponatremi, avhengig av den underliggende årsaken.
- **Hypernatremi:** Gi hypotone oppløsninger og behandle den underliggende årsaken, for eksempel for stort væsketap.
- **Hypokalemi:** Gi kaliumtilskudd oralt eller intravenøst for å korrigere lave kaliumnivåer.
- **Hyperkalemi:** Ta medisiner for å eliminere kalium og unngå kaliumkilder i kosten.

Behandling av metabolske forstyrrelser :
- **Metabolsk acidose:** Behandle den underliggende årsaken og gi bikarbonater eller andre legemidler etter behov.
- **Metabolsk alkalose:** Identifiser årsaken og administrer saltvannsløsninger for å behandle alkalosen, om nødvendig.

Rask reaksjon:
- **Tegn på forverring:** Se etter tegn på dekompensasjon knyttet til elektrolyttforstyrrelser og metabolske forstyrrelser.

- **Kommunikasjon:** Informer raskt det medisinske teamet i tilfelle alvorlig ubalanse som krever øyeblikkelig inngripen.

Forebygging av komplikasjoner :
- **Regelmessig overvåking:** Overvåk elektrolytter og metabolske parametere regelmessig for å forebygge ubalanse.
- **Effektovervåking: Følg** nøye med på pasientens respons på behandlingen og juster den deretter.

Samarbeid med det medisinske teamet :
- **Kommunikasjon:** Samarbeid med leger og andre medlemmer av det medisinske teamet for å utvikle en hensiktsmessig behandlingsplan.

Pasient- og pårørendeopplæring :
- **Forklaring: Forklar** elektrolyttforstyrrelser, metabolske forstyrrelser og tiltak for å håndtere dem for pasienten og familien.

Håndtering av elektrolyttforstyrrelser og metabolske forstyrrelser krever kontinuerlig overvåking, en grundig forståelse av fysiologien og rask intervensjon ved komplikasjoner. Gjenopplivningssykepleiere må kunne vurdere og håndtere disse komplekse problemene for å sikre metabolsk stabilitet og sikkerhet for kritisk syke pasienter.

Smerte- og agitasjonsbehandling

Vurdering av smerte hos intuberte eller bevisstløse pasienter
Det kan være vanskelig å vurdere smerte hos intuberte eller bevisstløse pasienter på intensivavdelingen, ettersom disse pasientene ikke kan uttrykke sitt ubehag verbalt. Gjenopplivningssykepleiere spiller en viktig rolle når det gjelder å oppdage og håndtere smerte for å sikre pasientens velvære. Her kan du lese om hvordan de griper an denne vanskelige oppgaven:

Forsiktig observasjon:
- **Vitale tegn:** Overvåk pasientens vitale tegn, som puls, blodtrykk og respirasjonsfrekvens, som kan være indikatorer på smerte.

- **Uro:** Se etter tegn på uro, grimaser, muskelrykninger eller ufrivillige bevegelser, som kan være tegn på smerte.

Bruk av smertevurderingsskalaer :
- **Numerisk skala:** Bruk en skala fra 0 til 10 for å vurdere smerte, og be pasienten om å indikere smerte ved å bevege seg eller blunke.
- **Ansiktsskala:** Vis pasienten en rekke ansikter som uttrykker ulike smerteintensiteter, og be ham eller henne peke på det som passer best til hvordan de føler seg.

Observasjon av atferdsindikatorer :
- **Bevegelser :** Legg merke til eventuelle ufrivillige bevegelser, refleksmessige tilbaketrekninger eller forsøk på å manipulere slangene eller utstyret.
- **Ansiktsuttrykk:** Observer pasientens ansiktsuttrykk og vær oppmerksom på tegn på smerte, angst eller uro.

Kommunikasjon med det medisinske teamet :
- **Samarbeid:** Del dine observasjoner med leger og andre medlemmer av det medisinske teamet for å diskutere alternativer for smertebehandling.

Ikke-farmakologiske metoder :
- **Posisjonering:** Sørg for at pasienten er riktig posisjonert for å minimere ubehag i forbindelse med mekanisk ventilasjon.
- **Miljøstyring:** Reduser ytre stimuli som kan forårsake uro og øke smerten.

Analgesi og sedasjon :
- **Sedasjonsprotokoller:** Administrer smertestillende eller beroligende legemidler i henhold til etablerte protokoller for å minimere smerte og angst.
- **Kontinuerlig monitorering:** Overvåk effekten av smertestillende og beroligende midler, og juster dosene etter pasientens behov.pasient- og pårørendeopplæring:
- **Forklaring:** Kommuniser med familien om hvordan smerte vurderes og håndteres hos intuberte eller bevisstløse pasienter.

Vurdering av smerte hos intuberte eller bevisstløse pasienter krever årvåken oppmerksomhet på atferdsmessige og fysiologiske tegn, samt effektiv kommunikasjon med det medisinske teamet. Intensivsykepleiere må ta i bruk egnede vurderingsmetoder for å sikre adekvat smertelindring og samtidig optimalisere pasientomsorgen.

Bruk av smertestillende og beroligende midler på intensivavdelingen

Bruk av smertestillende og beroligende midler på intensivavdelingen er viktig for å sikre komfort og stabilitet hos intuberte eller bevisstløse pasienter. Intensivsykepleiere spiller en avgjørende rolle når det gjelder å administrere og overvåke disse medikamentene for å opprettholde et optimalt nivå av komfort og sedasjon. Her kan du lese om hvordan de griper an denne komplekse oppgaven:

Innledende vurdering :
- **Sedasjonsnivå:** Vurder pasientens bevissthetsnivå og uro for å avgjøre behovet for analgesi og sedasjon.
- **Smerte:** Vurder tilstedeværelse og intensitet av smerte ved hjelp av egnede vurderingsskalaer.

Valg av legemidler :
- **Analgetika:** Velg egnede analgetika, for eksempel opioider, for å lindre pasientens smerter.
- **Beroligende midler:** Velg beroligende midler, som benzodiazepiner eller ikke-benzodiazepiner, for å redusere angst og fremkalle sedasjon.

Administrering av legemidler :
- **Administrasjonsmåter:** Administreres intravenøst i henhold til gjeldende protokoller og doser.
- **Titrering:** Administrer legemidlene gradvis for å oppnå ønsket nivå av komfort og sedasjon.

Kontinuerlig overvåking :
- **Pasientrespons:** Overvåk nøye pasientens respons på smertestillende og beroligende midler, og juster dosene om nødvendig.
- **Bivirkninger:** Vær oppmerksom på potensielle bivirkninger, som respirasjonsdepresjon, hypotensjon eller urinretensjon.

Protokoller for sedering og analgesi :
- **Bruk av protokoller:** Følg etablerte sedasjons- og analgesiprotokoller for å sikre konsekvent og sikker administrering.

Forebygging av avhengighet og toleranse :
- **Rotasjon av medisiner:** Veksle mellom smertestillende og beroligende midler for å minimere toleranse og avhengighet.

Kommunikasjon med det medisinske teamet :
- **Samarbeid:** Informer leger og andre medlemmer av det medisinske teamet om bruken av smertestillende og beroligende midler.

Gradvis reduksjon :
- **Nedtrapping:** Reduser medisindosene gradvis når det ikke lenger er behov for sedering.

Pasient- og pårørendeopplæring :
- **Forklaring:** Forklar pasienten eller familien om bruken av smertestillende og beroligende midler og de forventede effektene.

Bruk av smertestillende og beroligende midler på intensivavdelingen krever nøye vurdering, presis administrering og kontinuerlig overvåking for å sikre pasientens komfort og samtidig unngå uønskede bivirkninger. Intensivsykepleiere må ha kompetanse i bruk av disse legemidlene for å sikre optimal behandling av intuberte eller bevisstløse pasienter.

Balanse mellom smertelindring og pasientsikkerhet
Balansen mellom smertelindring og pasientsikkerhet er et grunnleggende hensyn ved gjenoppliving. Gjenopplivningssykepleiere må finne den rette balansen mellom adekvat smertelindring og minimering av risikoen forbundet med bruk av smertestillende og beroligende midler. Her kan du lese om hvordan de håndterer denne viktige balansen:

Kontinuerlig vurdering :
* **Smertevurdering:** Overvåk pasientens smerter kontinuerlig og juster analgetika etter hvert som pasientens tilstand endrer seg.
* **Vurdering av sedering:** Overvåk pasientens sederingsnivå nøye for å unngå over- eller undersedering.

Administrasjonsprotokoller :
* **Analgesiprotokoller:** Følg etablerte protokoller for administrering av analgetika, med respekt for dosering og intervaller.
* **Sederingsprotokoller:** Bruk sederingsprotokoller for å veilede administrering av sederende midler og overvåke målnivåene for sedering.

Fornuftig titrering :
* **Gradvis administrering:** Gi smertestillende og beroligende midler gradvis, og juster dosene i henhold til pasientens respons.
* **Kontinuerlig vurdering:** Overvåk effekten av medisinen etter hver administrering og juster doseringen deretter.

Risiko-nytte-vurdering :
* **Individuell vurdering: Ta** hensyn til pasientens sykehistorie, legemiddelinteraksjoner og potensielle risikoer før du administrerer legemidler.

Forebygging av bivirkninger :
* **Overvåking:** Hold kontinuerlig øye med tegn på respirasjonsdepresjon, blodtrykksfall eller andre bivirkninger av smertestillende og beroligende midler.
* **Reagere raskt:** Handle raskt ved bivirkninger ved å justere medisineringen eller iverksette andre hensiktsmessige tiltak.

Kommunikasjon med det medisinske teamet :
* **Samarbeid:** Formidle observasjoner og legemiddeljusteringer til det medisinske teamet for å sikre informerte beslutninger.

Pasient- og pårørendeopplæring :
- **Informasjon:** Forklar pasienten eller familien fordelene, risikoene og virkningene av smertestillende og beroligende midler.

Plan for nedtrapping :
- **Planlegging:** Utarbeid en plan for gradvis å redusere bruken av smertestillende og beroligende midler når pasienten blir bedre.

Balansen mellom smertelindring og pasientsikkerhet krever nøye vurdering, åpen kommunikasjon med det medisinske teamet og kontinuerlig tilpasning av dosene i henhold til pasientens respons. Intensivsykepleiere må kunne håndtere disse komplekse aspektene for å sikre både pasientens komfort og sikkerhet.

Forebygging og håndtering av infeksjoner på intensivavdelingen

Strenge hygienetiltak for å forebygge nosokomiale infeksjoner

På intensivavdelinger, der pasientene ofte er sårbare for infeksjoner, er strenge hygienetiltak avgjørende for å forebygge nosokomiale infeksjoner. Intensivsykepleiere spiller en avgjørende rolle når det gjelder å fremme hygiene for å sikre pasientenes sikkerhet og velvære. Her kan du lese om hvordan de løser denne viktige oppgaven:

Hyppig og hensiktsmessig håndvask :
- **Hyppighet:** Vask hendene før og etter hver kontakt med pasienten og eventuelt medisinsk utstyr.
- **Teknikk:** Følg riktig håndvaskteknikk for å sikre effektiv eliminering av patogener.

Bruk av personlig verneutstyr (PPE) :
- **Hansker:** Bruk hansker når du kommer i kontakt med blod, kroppsvæsker, medisinsk utstyr eller kontaminerte overflater.
- **Kjortler eller forklær:** Bruk kjortler eller forklær for å beskytte klær og hud mot sprut og forurensning.

- **Beskyttelsesmasker og -briller:** Bruk beskyttelsesmasker og -briller hvis det er fare for at dråper kan slynges ut.

Asepsis under prosedyrer :
- **Steril forberedelse:** Følg aseptiske teknikker når du forbereder og utfører invasive prosedyrer.
- **Bruk av sterile forheng:** Bruk sterile forheng for å dekke til arbeidsområdene og redusere risikoen for kontaminering.

Rengjøring og desinfisering av overflater :
- **Regelmessig rengjøring: Rengjør** overflater og utstyr regelmessig med egnede desinfeksjonsmidler for å forhindre overføring av patogener.

Riktig håndtering av medisinsk utstyr :
- **Sterilitet:** Følg steriliseringsprotokollene for gjenbrukbart medisinsk utstyr.
- **Riktig kassering:** Medisinsk engangsutstyr skal kasseres på riktig måte i egnede beholdere.

Isolering og forholdsregler :
- **Isolasjon i tilfelle infeksjoner :** Bruk spesifikke forholdsregler for å forhindre spredning av resistente eller svært smittsomme infeksjoner.

Opplæring og etterutdanning :
- **Opplæring av personalet: Gi** personalet regelmessig opplæring i beste hygienepraksis og infeksjonsforebyggende rutiner.

Håndtering av biomedisinsk avfall :
- **Korrekt sortering:** Sorter og kast biomedisinsk avfall korrekt i henhold til gjeldende retningslinjer.

Kommunikasjon med det medisinske teamet :
- **Rapportering av infeksjoner:** Rapporter mistenkte infeksjoner raskt til legeteamet, slik at de kan behandles på riktig måte.

Strenge hygienetiltak krever konstant aktsomhet og engasjement for pasientsikkerheten. Intensivsykepleiere må være nøye med å følge disse rutinene for å forebygge nosokomiale infeksjoner og opprettholde et trygt miljø for sårbare pasienter.

Riktig administrering av antibiotika og overvåking av reaksjoner

Riktig administrering av antibiotika og overvåking av reaksjoner er viktige aspekter ved forebygging og behandling av nosokomiale infeksjoner på intensivavdelingen. Intensivsykepleiere spiller en viktig rolle når det gjelder å koordinere administrering av antibiotika og nøye overvåke reaksjoner for å sikre effektiv og trygg behandling. Her kan du lese om hvordan de håndterer denne viktige oppgaven:

Samarbeid med det medisinske teamet :
- **Riktig forskrivning:** Kontakt legen for å sikre at antibiotika forskrives på riktig måte i forhold til infeksjonstypen og dyrkningsresultatene.
- **Doser og doseringer:** Sørg for at du forstår og følger de foreskrevne dosene og doseringene korrekt.

Nøyaktig administrasjon :
- **Administrasjonsmåte:** Administrer antibiotika intravenøst eller oralt i henhold til medisinske instruksjoner.
- **Tidspunkter og intervaller:** Følg de foreskrevne administreringstidene og -intervallene for å opprettholde en effektiv konsentrasjon i blodet.

Overvåking av reaksjoner :
- **Allergiske reaksjoner: Vær oppmerksom** på tegn på allergiske reaksjoner som elveblest, kløe, ødem eller hudutslett.
- **Bivirkninger:** Vær oppmerksom på vanlige bivirkninger av antibiotika, som for eksempel gastrointestinale problemer eller endringer i nyrefunksjonen.

Rapportering av reaksjoner :
- **Kommunikasjon:** Rapporter mistenkelige reaksjoner umiddelbart til legeteamet slik at nødvendige tiltak kan iverksettes.

Presis dokumentasjon :
- **Registrering:** Dokumenter nøye administrering av antibiotika, doser, tidspunkt og eventuelle reaksjoner.

Overvåking av avlingsresultater :
- **Kommunikasjon:** Informer legeteamet om resultatene av dyrkningene slik at antibiotika kan justeres i henhold til patogenenes følsomhet.

Fremme etterlevelse :
- **Pasientopplæring:** Forklar pasienten viktigheten av å ta antibiotika som anvist for å unngå bakteriell resistens.

Forebygging av antibiotikaresistens :
- **Overholdelse av retningslinjer:** Sørg for at antibiotika administreres i samsvar med retningslinjene, slik at uhensiktsmessig bruk unngås.

Riktig administrering av antibiotika og overvåking av reaksjoner krever konstant oppmerksomhet og god kommunikasjon med det medisinske teamet. Intensivsykepleiere spiller en viktig rolle når det gjelder å forebygge nosokomiale infeksjoner og fremme effektiviteten og sikkerheten ved antibiotikabehandling.

Aseptiske teknikker for invasive prosedyrer
Når man utfører invasive prosedyrer på intensivavdelingen, er det viktig å følge strenge aseptiske teknikker for å forebygge nosokomiale infeksjoner og ivareta pasientsikkerheten. Intensivsykepleiere spiller en avgjørende rolle i implementeringen av disse teknikkene for å redusere risikoen for infeksjoner i forbindelse med invasive prosedyrer. Her kan du lese om hvordan de håndterer dette viktige ansvaret:

Steril tilberedning :
- **Arbeidsområde:** Skap et sterilt arbeidsområde ved å bruke sterile avtrekk for å plassere nødvendige instrumenter og utstyr.
- **Sterile hender:** Vask hendene i henhold til hygienestandarder og ta på sterile hansker før du starter prosedyren.

Bruk av sterilt utstyr :
- **Sterile instrumenter:** Bruk kun sterile instrumenter og medisinsk utstyr for å unngå kontaminering.

Håndtering av sterile hansker :
- **Håndtering av hansker :** Bruk sterile hansker under hele prosedyren og unngå å berøre ikke-sterile overflater.

Asepsis ved innsetting av katetre :
- **Håndvask:** Vask hendene grundig og bruk en egnet håndvaskteknikk før du setter inn katetre.
- **Hudantisepsis:** Forbered kateterinnstikkstedet ved å bruke et egnet antiseptisk middel for å redusere bakteriefloraen.

Asepsis ved håndtering av invasivt utstyr :
- **Sterile hansker:** Bruk sterile hansker ved håndtering av katetre, slanger og annet invasivt utstyr.
- **Unngå kontaminering:** Unngå kontakt med ikke-sterile overflater ved håndtering av invasivt utstyr.

Håndtering av vaskulær tilgang :
- **Bruk av sterilt overtrekk:** Bruk et sterilt overtrekk for å dekke innstikkstedet og redusere risikoen for kontaminering.
- **Sikring av utstyr:** Fest invasivt utstyr på en sikker måte for å redusere risikoen for forskyvning og infeksjon.

Bruk av sterile operasjonsdeksler :
- **Forberedelse av feltet:** Bruk sterile kirurgiske draperinger for å skape et sterilt område rundt inngrepsstedet.

Håndtering av biologiske prøver :
- **Steril prøvetaking:** Ta biologiske prøver etter sterile prosedyrer for å unngå kontaminering.

Kommunikasjon med det medisinske teamet :
- **Samarbeid:** Kommuniser med det medisinske teamet for å sikre at alle aseptiske protokoller følges på riktig måte.

Implementering av aseptiske teknikker ved invasive prosedyrer krever nøye oppmerksomhet og streng overholdelse av hygienestandarder. Intensivsykepleiere må beherske disse teknikkene for å forebygge nosokomiale infeksjoner og ivareta pasientsikkerheten.

Håndtering av ernæring og metabolsk balanse

Vurdering av ernæringsbehovene til intensivpasienter
Å vurdere ernæringsbehovene til gjenopplivningspasienter er av avgjørende betydning for deres restitusjon og rekonvalesens. Gjenopplivningssykepleiere spiller en viktig rolle i denne vurderingen, ettersom de må forstå og respondere på de spesifikke behovene til pasienter som ofte har komplekse medisinske tilstander. Slik går de frem for å løse denne oppgaven:

Innledende vurdering :
- **Klinisk status:** Vurder pasientens kliniske status, inkludert alder, vekt, høyde, diagnose og allmenntilstand.
- **Sykehistorie: Ta hensyn til** pasientens sykehistorie, underliggende sykdommer, matallergier og tidligere operasjoner.

Vurdering av tidligere ernæring :
- **Tidligere kosthold:** Spør pasienten om spisevanene før innleggelsen for å få en forståelse av preferanser og restriksjoner.
- **Ernæringsinntak:** Vurder mengden og kvaliteten på ernæringsinntaket før innleggelsen.

Vurdering av gastrointestinal funksjon :
- **Gastrointestinal toleranse:** Vurder pasientens evne til å tolerere oral mat og fordøye næringsstoffer.

Energi- og proteinbehov :
- **Beregning av behov: Beregn** energi- og proteinbehov basert på basalmetabolisme, klinisk tilstand og restitusjonsmål.

Håndtering av stressfaktorer :
- **Stressfaktorer: Ta** hensyn til stressfaktorer som betennelse, feber og traumer, som kan øke ernæringsbehovet.

Væskeevaluering :
- **Væskebehov:** Vurder pasientens væskebehov for å opprettholde tilstrekkelig hydrering.

Kontinuerlig overvåking :
- **Respons på fôring:** Følg nøye med på pasientens respons på fôring, inkludert toleranse, vektøkning og klinisk forbedring.

Tilpasning :
- **Justeringer :** Justere ernæringsbehovet i henhold til endringer i pasientens tilstand, resultatene av laboratorietester og behandlingsmål.

Samarbeid med det medisinske teamet :
- **Kommunikasjon:** Samarbeid med leger, ernæringsfysiologer og andre medlemmer av det medisinske teamet for å tilpasse kostholdet til pasientens behov.

For å kunne vurdere ernæringsbehovet til gjenopplivningspasienter kreves det en grundig forståelse av fysiologi, klinisk status og stressfaktorer. Intensivsykepleiere må være dyktige til å vurdere disse behovene for å kunne gi optimal ernæring og fremme pasientens restitusjon.

Administrering av egnet enteral eller parenteral ernæring
Det er viktig med enteral eller parenteral ernæring for å dekke ernæringsbehovene til intensivpasienter som ikke kan få i seg nok næringsstoffer oralt. Intensivsykepleiere spiller en nøkkelrolle når det gjelder å sette opp og overvåke disse ernæringsmetodene for å sikre at pasientene kommer seg så godt som mulig. Her ser du hvordan de går frem for å løse denne oppgaven:

Valg mellom enteral og parenteral ernæring :
- **Vurdering av gastrointestinal funksjon:** Avgjør om pasienten er i stand til å tolerere enteral ernæring (gjennom fordøyelseskanalen) eller om parenteral ernæring (intravenøs) er nødvendig.

Tilberedning og administrering av enteral ernæring :
- **Valg av metode:** Velg riktig enteral administrasjonsmetode, enten nasogastrisk sonde, magesonde eller gastrostomi.

- **Tilberedning av blandingen:** Tilbered næringsblandingen nøye i henhold til pasientens behov, og ta hensyn til kalori-, protein- og næringsinntak.
- **Kontrollert administrering:** Administrer ernæringsblandingen i henhold til medisinske retningslinjer, og juster hastighet og volum for å minimere risikoen for komplikasjoner.

Tilberedning og administrering av parenteral ernæring :
- **Tilberedning av blandingen:** Tilbered intravenøse ernæringsblandinger i henhold til medisinske instruksjoner, og ta hensyn til pasientens spesifikke behov.
- **Kontrollert administrering:** Administrer parenteral ernæring i henhold til strenge protokoller for å unngå risiko for infeksjoner og andre komplikasjoner.

Kontinuerlig overvåking :
- **Toleranse:** Overvåk pasientens toleranse for ernæring, og se etter tegn på bivirkninger som allergiske reaksjoner eller kateterrelaterte komplikasjoner.
- **Klinisk respons:** Overvåk tegn på bedring, inkludert hemodynamisk stabilitet, proteinnivåer og vektøkning.

Forebygging av komplikasjoner :
- **Infeksjonsforebygging:** Følg strenge aseptiske rutiner ved tilberedning og administrering av ernæring for å unngå infeksjoner i forbindelse med kateteret eller slangene.

Pasient- og pårørendeopplæring :
- **Forklaringer:** Forklar pasienten og familien årsakene til enteral eller parenteral ernæring og de forventede fordelene.

Samarbeid med det medisinske teamet :
- **Kommunikasjon:** Samarbeid med leger, ernæringsfysiologer og andre medlemmer av det medisinske teamet for å justere ernæringsmetodene i tråd med pasientens utvikling.

Administrering av enteral eller parenteral ernæring krever en grundig forståelse av pasientens ernæringsbehov, samt tekniske ferdigheter for sikker og effektiv tilberedning og administrering. Intensivsykepleiere må være kompetente på disse områdene for å sikre optimal restitusjon av pasienten.

Overvåking av metabolske parametere og justering av ernæring

Kontinuerlig overvåking av metabolske parametere og riktig justering av ernæringen er avgjørende for å imøtekomme de skiftende behovene til gjenopplivningspasienter. Gjenopplivningssykepleiere spiller en avgjørende rolle i den regelmessige overvåkingen av metabolske parametere og i å tilpasse ernæringsplanene til pasientens skiftende tilstand. Her ser du hvordan de håndterer dette ansvaret:

Overvåking av metabolske parametere :
- **Laboratorietester:** Overvåk resultatene av blodprøver, spesielt nivåer av glukose, elektrolytter, proteiner og andre metabolske markører.
- **Væskebalanse:** Overvåk pasientens væskebalanse nøye ved å måle inn- og utstrømning.

Tolkning av resultatene :
- **Klinisk analyse:** Tolk resultatene av laboratorietester i lys av pasientens generelle kliniske tilstand.

Justering av ernæring :
- **Justering av inntaket:** Avhengig av resultatene av laboratorieanalysene og endringer i pasientens tilstand, bør du justere næringsinntaket, inkludert næringsstoffer og kalorier.

Håndtering av metabolske ubalanser :
- **Hypoglykemi eller hyperglykemi:** Juster karbohydratinntaket for å holde glukosenivået innenfor normalområdet.
- **Elektrolyttforstyrrelser:** Juster sammensetningen av næringsblandinger for å korrigere elektrolyttforstyrrelser.

Forebygging av komplikasjoner :
- **Metabolske komplikasjoner:** Ved å følge nøye med på metabolske parametere og justere ernæringen kan du forebygge komplikasjoner som acidose, nyresvikt og elektrolyttforstyrrelser.

Kommunikasjon med det medisinske teamet :
- **Samarbeid:** Kommuniser regelmessig med leger og ernæringsfysiologer for å diskutere resultatene av laboratorieanalyser og justere ernæringsplaner.

Pasient- og pårørendeopplæring :
- **Forståelse:** Forklar pasienten og familien hvor viktig det er å overvåke metabolske parametere og hvorfor det kan være nødvendig å justere ernæringen.

Nøye overvåking av metabolske parametere og riktig justering av ernæringen er avgjørende for å optimalisere gjenopplivningspasienters rekonvalesens. Gjenopplivningssykepleiere må være dyktige til å tolke laboratorieanalyser og tilpasse ernæringsplaner til pasientens skiftende behov.

Overgang til andre behandlingsenheter

Kriterier for overføring til andre behandlingsenheter
Overføring av intensivpasienter til andre avdelinger er en viktig beslutning som krever en grundig vurdering av pasientens tilstand, kliniske stabilitet og pleiebehov. Intensivsykepleiere spiller en avgjørende rolle i denne vurderingen og i forberedelsene til overflyttingen, og sørger for sikkerhet og kontinuitet i pleien. Slik går de frem for å løse denne oppgaven:

Vurdering av klinisk stabilitet :
- **Hemodynamisk stabilitet:** Kontroller at pasienten er hemodynamisk stabil, med vitale tegn innenfor normale grenser og stabilt blodtrykk.
- **Åndedrettsstabilitet:** Sørg for at pasienten puster uten assistanse eller med minimal assistanse og ikke trenger intensiv mekanisk ventilasjon.

Vurdering av respons på behandling :
- **Forbedringer:** Vurder om gjenopplivningsintervensjoner og behandlinger har ført til betydelige forbedringer i pasientens tilstand.
- **Respons på medisinering:** Sikre at pasienten responderer positivt på medisinene og behandlingene som gis.

Spesifikke omsorgsbehov :
- **Nødvendig omsorgsnivå:** Vurder om pasientens behov kan håndteres effektivt på en mindre intensivavdeling.
- **Medisinsk vurdering:** Samarbeid med leger for å vurdere om pasientens kliniske behov kan håndteres andre steder.

Overføringssikkerhet :
- **Stabilitet for transport:** Sørg for at pasienten er stabil nok til å kunne overføres trygt til en annen pleieenhet.

Forberedelser til overføringen :
- **Forberedelse av journalen:** Sørg for at pasientens journal er komplett, med all relevant informasjon for å lette overføringen.
- **Kommunikasjon:** Kommuniser effektivt med avdelingsteamet som pasienten skal overføres til, for å dele viktig informasjon om pasientens tilstand og pleiebehov.

Pasient- og pårørendeopplæring :
- **Forklaringer: Forklar** pasienten og familien årsakene til overflyttingen, det nye omsorgsmiljøet og den omsorgen som vil bli gitt.

Forberedelser til pleie etter overføring :
- **Videreformidling av informasjon:** Sørg for at viktig informasjon om pasientens tilstand, medisinering og behandling videreformidles til avdelingsteamet som skal ta imot pasienten.

Overføring av intensivpasienter til andre avdelinger må planlegges nøye for å sikre en smidig og trygg overgang. Intensivsykepleiere må vurdere pasientens kliniske stabilitet, utarbeide nødvendig informasjon og samarbeide med andre pleieteam for å sikre optimal kontinuitet i pleien.

Effektiv kommunikasjon mellom teamene for å sikre en smidig overgang

Effektiv kommunikasjon mellom gjenopplivningsteam og team fra andre behandlingsenheter er avgjørende for å sikre en smidig overgang når pasienter overføres. Intensivsykepleiere spiller en viktig rolle i denne kommunikasjonen for å sikre pasientsikkerhet og kontinuitet i pleien. Her kan du lese om hvordan de håndterer dette ansvaret:

Forberedelser til overføringen:
- **Teammøte:** Organiser et møte mellom gjenopplivningsteamet og teamet fra mottaksenheten for å diskutere pasientens tilstand, pleiebehov og forberedelser.
- **Videreformidling av informasjon:** Sørg for at all relevant informasjon samles inn og dokumenteres for å lette kommunikasjonen.

Kommunikasjon under overføring :
- **Informasjonsoverføring i sanntid:** Kommuniser i sanntid med pleieenhetens team under overføringen for å informere om endringer i pasientens tilstand, behandlingsjusteringer og spesifikke behov.
- **Løpende overvåking:** Fortsett å overvåke pasientens tilstand og sørg for at relevant informasjon umiddelbart formidles til avdelingsteamet.

Overføring av journaler :
- **Fullstendig overføring:** Sørg for at pasientens journal overføres med all relevant informasjon, inkludert prøvesvar, gjennomførte behandlinger og nødvendige forholdsregler.

Utdanning av destinasjonsteamet :
- **Spesifikke behov:** Del pasientens spesifikke behov, gjeldende protokoller og aktuelle behandlinger med destinasjonsteamet.

Kommunikasjon med pasienten og familien :
- **Forklaringer:** Informer pasienten og familien om den forestående overføringen, forklar årsakene til den og forsikre dem om at behandlingen vil fortsette.

Detaljerte overføringsrapporter :
- **Skriftlige rapporter:** Utarbeid en detaljert overføringsrapport som inneholder all nødvendig informasjon til teamet på mottaksenheten.

Tilbakemelding etter overføringen :
- **Oppfølging etter overflytting:** Sørg for at teamet på mottaksenheten har all den informasjonen de trenger for å håndtere pasienten, og hold deg regelmessig informert om pasientens utvikling.

Effektiv kommunikasjon mellom gjenopplivingsteamene og mottaksteamene er avgjørende for en smidig overgang og for å sikre kontinuitet i pleien av høy kvalitet. Gjenopplivningssykepleiere må være dyktige i tverrprofesjonell kommunikasjon, overføring av kritisk informasjon og koordinering av pleie under pasientoverføringer.

Forberede pasienten og familien på utskriving fra intensivavdelingen

Å forberede pasienter og pårørende på utskrivelsen fra intensivavdelingen er avgjørende for å sikre en vellykket overgang til en mindre intensivavdeling eller til hjemmet. Gjenopplivningssykepleiere spiller en viktig rolle i denne forberedelsen ved å gi informasjon, råd og emosjonell støtte. Slik går de frem for å løse denne oppgaven:

Tydelig og betryggende kommunikasjon:
- **Forklaring om utskriving:** Forklar pasienten og familien at utskriving fra intensivavdelingen er planlagt, og legg vekt på kliniske forbedringer og de neste trinnene i behandlingen.
- **Årsaker til utskrivning:** Forklar de medisinske kriteriene for utskrivning fra intensivavdelingen.

Informasjon om pasientens tilstand :
- **Nåværende tilstand:** Gi presis informasjon om pasientens nåværende tilstand, inkludert mottatt behandling og fremgang.
- **Anbefalinger for fremtiden:** Forklar hvilken behandling som kreves og hvilke medisiner som skal tas etter utskrivelsen.

Instruksjoner for pleie etter gjenoppliving :
- **Medisinering og behandling:** Forklar doseringen av foreskrevne medisiner og instruksjoner for hjemmebehandling.
- Medisinsk **oppfølging:** Informer pasienten og familien om oppfølgingsavtaler og eventuelle undersøkelser eller tester som skal utføres.

Tips for å komme seg hjemme :
- **Hvile og aktivitet:** Gi råd om passende aktivitets- og hvilenivå for å fremme restitusjon.
- **Ernæring:** Gi kostholdsråd basert på pasientens helsetilstand.

Psykososial støtte :
- **Emosjonell støtte: Gi** emosjonell støtte til pasienten og familien, og ta hensyn til de emosjonelle utfordringene ved å komme ut av gjenopplivning.
- **Svar på spørsmål:** Svar på familiens spørsmål og bekymringer om utskriving og videre behandling.

Koordinering med oppfølgingsbehandling :
- **Smidig overføring:** Kommuniser med behandlingsenheten som pasienten skal overføres til, for å sikre en smidig overgang og for å dele nødvendig informasjon.
- **Videreformidling av informasjon:** Sørg for at all relevant informasjon videreformidles til oppfølgingsteamet.

Etter- og videreutdanning :
- **Ressurser:** Gi pasienten og familien skriftlige ressurser som de kan konsultere etter utskrivelsen.

Å forberede pasienten og familien på utskrivelsen fra intensivavdelingen er avgjørende for å sikre en vellykket overgang til en mindre intensivavdeling eller til hjemmet. Gjenopplivningssykepleiere må være dyktige på kommunikasjon, opplæring og psykososial støtte for å sikre en smidig overgang og optimal rekonvalesens.

Kapittel 5

Sykdommer som behandles på intensivavdelingen

Alvorlige traumer og polytraumer

Behandling av traumepasienter på intensivavdelingen
Behandlingen av traumepasienter på intensivavdelingen krever en tverrfaglig, responsiv tilnærming for å stabilisere pasientene raskt, behandle skadene og forebygge potensielle komplikasjoner. Intensivsykepleiere spiller en nøkkelrolle i denne behandlingen, og samarbeider tett med det medisinske teamet for å gi omfattende, koordinert behandling. Her kan du lese om hvordan de håndterer dette ansvaret:

Rask og nøyaktig vurdering:
- **Innledende stabilisering:** Bistå det medisinske teamet under den primære vurderingen for å identifisere umiddelbare trusler mot pasientens liv og gripe inn raskt.
- **Multisystemtraumer:** Forutse potensielle komplikasjoner ved multisystemskader og forbered deg på å gripe inn.

Kontinuerlig overvåking :
- **Vitale tegn:** Overvåk pasientens vitale tegn kontinuerlig for å oppdage uønskede endringer raskt.
- **Hemodynamikk:** Følg nøye med på blodtrykk, hjertefrekvens og andre hemodynamiske indikatorer for å sikre stabilitet.

Hjelp med medisinske prosedyrer:
- **Intubasjon og ventilasjon:** Samarbeid under intubasjon og mekanisk ventilasjon ved behov.
- **Vaskulær tilgang:** Legge venekanyler for å administrere væsker, medisiner og blodprodukter.

Smertebehandling :
- **Administrering av smertestillende midler:** Administrer de smertestillende midlene som er nødvendige for å lindre smerten, og overvåk samtidig bivirkningene.

Kommunikasjon med bevisstløse pasienter :
- **Trøst:** Selv om pasienten er bevisstløs, må du kommunisere med medfølelse for å trøste og berolige pasienten.

Psykologisk støtte :
- **Støtte til pårørende:** Gi emosjonell støtte til familier som går gjennom en vanskelig tid.

Forebygging av komplikasjoner :
- **Infeksjonsforebygging:** Implementer strenge aseptiske rutiner for å minimere infeksjonsrisikoen.
- **Forebygging av trykksår:** Roter og overvåk kontinuerlig for å forebygge trykksår.

Presis dokumentasjon :
- **Registreringer:** Dokumenterer nøye intervensjoner, observasjoner og pasientens fremgang for å sikre kontinuitet i behandlingen.

Tverrfaglig kommunikasjon :
- **Informasjonsutveksling:** Kommuniser effektivt med leger, kirurger, radiologer og andre teammedlemmer for å sikre koordinert behandling.

Behandlingen av traumepasienter på intensivavdelingen krever rask respons, nøyaktig vurdering og tett koordinering mellom teammedlemmene. Intensivsykepleiere spiller en viktig rolle når det gjelder å gi omsorg av høy kvalitet for å stabilisere og behandle disse pasientene, samtidig som de tilbyr psykologisk støtte til de pårørende.

Behandling av hode-, thorax- og abdominalskader
Håndtering av hode-, bryst- og abdominaltraumer på intensivavdelingen krever en grundig forståelse av potensielle skader og rask intervensjon for å stabilisere pasienten og forebygge komplikasjoner. Intensivsykepleiere spiller en nøkkelrolle i denne håndteringen ved å gi spesialisert pleie og samarbeide tett med det medisinske teamet. Her kan du lese om hvordan de håndterer dette ansvaret:

Hodetraumer:
- **Nevrologisk vurdering:** Overvåk bevissthet, pupillreflekser og andre nevrologiske tegn for tegn på forverring.
- **Kontroll av intrakranielt trykk:** Samarbeid med det medisinske teamet om å iverksette tiltak for å kontrollere det intrakranielle trykket.

Thoraxtraumer :
- **Åndedrettsovervåking: Overvåk** nøye for tegn på åndedrettsbesvær, for eksempel respirasjonsfrekvens, oksygenmetning og bruk av hjelpemuskler.
- **Thoraxdrenasje :** Overvåk thoraxdren og kollaps for å evakuere akkumulert luft eller væske.

Abdominalt traume :
- **Hemodynamisk monitorering:** Overvåk blodtrykk, puls og temperatur for å vurdere pasientens hemodynamiske stabilitet.
- **Smerteforebygging:** Administrer smertestillende midler for å lindre magesmerter samtidig som bivirkninger overvåkes.

Smertebehandling :
- **Pasientkontrollert analgesi:** Samarbeid med det medisinske teamet for å implementere pasientkontrollerte analgesiprotokoller der det er hensiktsmessig.

Forebygging av komplikasjoner :
- **Infeksjonsforebygging:** Gjennomfør strenge aseptiske tiltak for å minimere infeksjonsrisikoen.
- **Forebygging av koagulasjonsforstyrrelser:** Overvåk koagulasjonsparametrene for å oppdage tidlige tegn på forstyrrelser.

Kommunikasjon med det medisinske teamet :
- **Statusrapporter:** Kommuniser regelmessig endringer i pasientens tilstand til det medisinske teamet for å sikre koordinert behandling.

Psykologisk støtte :
- **Støtte** til **pasienter og pårørende:** Tilby emosjonell støtte til pasienter og pårørende, og ta hensyn til de emosjonelle utfordringene som er forbundet med traumer.

Behandlingen av hode-, bryst- og bukskader på intensivavdelingen krever nøye vurdering, målrettet intervensjon og kontinuerlig overvåking for å forebygge komplikasjoner og fremme pasientens rekonvalesens. Intensivsykepleiere må samarbeide tett med det medisinske teamet for å kunne gi omfattende spesialistbehandling i disse kritiske tilfellene.

Tverrfaglig koordinering for en helhetlig vurdering
Tverrfaglig koordinering er avgjørende når pasienter med komplekse traumer skal behandles på intensivavdelingen. Intensivsykepleiere spiller en sentral rolle når det gjelder å koordinere innsatsen til de ulike medlemmene av det medisinske teamet for å sikre en helhetlig vurdering og hensiktsmessig behandling. Her er en beskrivelse av hvordan de håndterer dette ansvaret:

Tverrfaglig kommunikasjon :
- **Teammøter:** Organiser regelmessige møter med leger, kirurger, radiologer og andre fagpersoner for å diskutere saker og behandlingsplaner.
- **Informasjonsutveksling:** Kommunisere effektivt for å dele observasjoner, testresultater og beslutninger.

Aktivt samarbeid :
- **Kunnskapsdeling:** Del din sykepleiekunnskap og ditt perspektiv på pasientens tilstand med de andre teammedlemmene.
- **Bidra til beslutninger:** Delta aktivt i diskusjoner om behandlingsplaner og kom med forslag basert på din erfaring og ekspertise.

Løpende overvåking :
- **Regelmessig kommunikasjon:** Oppretthold løpende kommunikasjon med legene for å holde dem informert om endringer i pasientens tilstand og pleiebehov.

Koordinering av operasjoner :
- **Synkronisere prosedyrer:** Koordinere tidspunktet for prosedyrer, tester og intervensjoner for å minimere avbrudd i pasientbehandlingen.

Hjelp med prosedyrer :
- **Forberedelser:** Sørg for at alt nødvendig utstyr er klart før inngrepet, og assister legene om nødvendig.

Full dokumentasjon :
- **Nøyaktige referater:** Dokumenter alle handlinger, diskusjoner og beslutninger som tas på teammøtene.

Psykologisk støtte :
- **Emosjonell støtte:** Gi emosjonell støtte til pårørende og medlemmer av det medisinske teamet, ettersom komplekse traumer kan være emosjonelt krevende.

Tverrfaglig koordinering i behandlingen av traumer på intensivavdelingen sikrer en omfattende vurdering og en helhetlig tilnærming til behandlingen. Intensivsykepleiere spiller en viktig rolle når det gjelder å sikre god kommunikasjon, aktivt samarbeid og koordinering av innsatsen for å gi best mulig behandling til pasienter med komplekse traumer.

Akutte respirasjonsforstyrrelser og respirasjonsinsuffisiens

Intervensjon i tilfeller av akutt lungesvikt (ARDS)
Akutt lungesvikt (ARDS) er en alvorlig tilstand som krever rask og sakkyndig inngripen for å forbedre pasientens ventilasjon og oksygenering. Gjenopplivningssykepleiere spiller en avgjørende rolle i håndteringen av denne situasjonen ved å yte spesialistpleie og samarbeide tett med det medisinske teamet. Her kan du lese om hvordan de håndterer dette ansvaret:

Kontinuerlig overvåking :
- **Vitale tegn:** Følg nøye med på respirasjonsfrekvens, oksygenmetning, hjertefrekvens og andre vitale indikatorer.
- **Klinisk vurdering: Vær på utkikk etter** tegn på pustebesvær, for eksempel anstrengt pust, cyanose og bruk av aksessoriske muskler.

Hjelp til intubering :
- **Sikker intubasjon:** Sikre assistanse under intubasjon ved å sørge for nødvendig utstyr og ivareta pasientsikkerheten.

Mekanisk ventilasjon :
- **Ventilasjonsmodus:** Samarbeid med det medisinske teamet for å velge den mest hensiktsmessige ventilasjonsmodusen for pasienten.

- **Ventilasjonsparametere:** Sørg for at ventilasjonsparametrene er riktig justert for å forbedre gassutvekslingen og redusere respirasjonsbesvær.

Pasientposisjonering :
- **Optimal stilling:** Samarbeid med det medisinske teamet om å plassere pasienten i en stilling som fremmer ventilasjon og oksygentilførsel.

Overvåking av blodtrykket :
- **Blodtrykk:** Overvåk blodtrykket med tanke på hemodynamiske endringer i forbindelse med mekanisk ventilasjon.

Håndtering av komplikasjoner :
- **Infeksjonsforebygging:** Gjennomfør strenge aseptiske tiltak for å unngå nosokomiale infeksjoner.
- **Forebygging av lungeskader:** Samarbeid for å unngå lungeskader forårsaket av overdreven mekanisk ventilasjon.

Kommunikasjon med den bevisstløse pasienten :
- **Emosjonell støtte:** Kommuniser med medfølelse for å berolige og trøste pasienten, selv om vedkommende er bevisstløs.

Opplæring av familie og venner :
- **Informasjon til pårørende:** Gi pårørende informasjon om situasjonen, behandlinger og prognoser.

Presis dokumentasjon :
- **Detaljerte journaler:** Dokumenter nøye ventilasjonsparametere, intervensjoner og pasientens fremgang.

Behandlingen av akutt lungesvikt (ARDS) på intensivavdelingen krever nøye overvåking, rask intervensjon og tett samarbeid med det medisinske teamet. Gjenopplivningssykepleiere er avgjørende for å kunne gi spesialistbehandling og kontinuerlig støtte til pasienter med ARDS.

Behandling av pasienter som lider av respirasjonsinsuffisiens
Behandlingen av pasienter med respirasjonssvikt på intensivavdelingen krever nøye vurdering, hensiktsmessige tiltak og kontinuerlig overvåking for å forbedre lungefunksjonen og forebygge komplikasjoner. Gjenopplivningssykepleiere spiller en sentral rolle i denne behandlingen ved å gi spesialisert pleie og samarbeide med det medisinske teamet. Her kan du lese om hvordan de håndterer dette ansvaret:

Vurdering av alvorlighetsgrad :
- **Klinisk vurdering:** Vurder tegn på respirasjonsbesvær som respirasjonsfrekvens, oksygenmetning og bruk av aksessoriske muskler.
- **Vitale tegn:** Overvåk hjertefrekvens, blodtrykk og andre parametere for å vurdere hemodynamisk status.

Oksygenbehandling :
- **Administrering av oksygen:** Administrer oksygen i henhold til pasientens behov, og overvåk effektiviteten av oksygenbehandlingen.
- **Overvåking av oksygenmetning:** Overvåk oksygenmetningen kontinuerlig for å sikre at den holder seg innenfor sikre grenser.

Ikke-invasiv ventilasjon :
- **Ventilasjonsstøtte:** Samarbeid med det medisinske teamet om ikke-invasiv ventilasjon ved hjelp av apparater som CPAP eller BIPAP.
- **Kontinuerlig overvåking:** Overvåk pasientens respons på ikke-invasiv ventilasjon, og juster parametrene om nødvendig.

Hjelp til intubering :
- **Forberedelser til intubasjon:** Sørg for at nødvendig utstyr er tilgjengelig, og bistå det medisinske teamet under intubasjonen om nødvendig.

Mekanisk ventilasjon :
- **Valg av modus:** Samarbeid med det medisinske teamet for å velge riktig mekanisk ventilasjonsmodus.

- **Justering av parametrene:** Sørg for at ventilasjonsparametrene er riktig justert for å optimalisere gassutvekslingen.

Pasientposisjonering :
- **Optimal stilling:** Samarbeid om å plassere pasienten i en stilling som gir bedre ventilasjon og oksygentilførsel.

Forebygging av komplikasjoner :
- **Infeksjonsforebygging:** Gjennomfør strenge aseptiske tiltak for å unngå nosokomiale infeksjoner.
- **Forebygging av lungeskader:** Overvåk tegn på lungeskader i forbindelse med mekanisk ventilasjon.

Kommunikasjon med den bevisstløse pasienten :
- **Emosjonell støtte:** Kommuniser med medfølelse for å berolige og trøste pasienten, selv om vedkommende er bevisstløs.

Opplæring av familie og venner :
- **Informasjon til pårørende:** Gi pårørende informasjon om situasjonen, behandlinger og prognoser.

Presis dokumentasjon :
- **Detaljerte journaler:** Dokumenter nøye ventilasjonsparametere, intervensjoner og pasientens fremgang.

Håndtering av pasienter med respirasjonssvikt på intensivavdelingen krever nøye overvåking, målrettet intervensjon og tett samarbeid med det medisinske teamet. Gjenopplivningssykepleiere er avgjørende for å gi spesialisert pleie og kontinuerlig støtte til pasienter med respirasjonssvikt.

Bruk av mekanisk ventilasjon tilpasset hver enkelt patologi
Mekanisk ventilasjon er en viktig intervensjon for intensivpasienter som lider av ulike luftveissykdommer. Gjenopplivningssykepleiere må forstå de ulike patologiene og justere mekanisk ventilasjon deretter for å sikre optimal oksygenering og ventilasjon. Her kan du lese om hvordan de håndterer dette ansvaret:

Akutt lungesviktsyndrom (ARDS) :
- **Beskyttende ventilasjon:** Bruk en beskyttende ventilasjonsstrategi med lave tidevannsvolumer for å unngå lungeskader.

Hypoksemisk respirasjonssvikt :
- **Kontinuerlig positivt luftveistrykk (CPAP):** Bruk CPAP for å holde luftveiene åpne og forbedre oksygenmetningen.

Hyperkapnisk respirasjonsinsuffisiens (KOLS, KOLS):
- **Ventilasjon med positivt ekspiratorisk trykk (BIPAP):** Bruk BIPAP for å hjelpe pasienten med å puste ut akkumulert karbondioksid.

Kardiogent lungeødem :
- **Overtrykksventilasjon:** Bruk overtrykk for å redusere lungetetthet og forbedre hjertefunksjonen.

Behandling av luftveisobstruksjon (astma) :
- **High Flow Positive Pressure Ventilation (HFNC):** Bruk en høy oksygenstrøm for å redusere luftveismotstanden.

Thoraxtraumer :
- **Trykkstøtteventilasjon (PSV):** Bruk PSV for å sikre regelmessig ventilasjon til tross for brystskader.

Valg av modus og parametere :
- **Synkronisering mellom pasient og ventilator:** Tilpass ventilasjonsmodusene til pasientens evne til å trigge ventilatoren.
- **Positivt endeekspiratorisk trykk (PEEP):** Juster PEEP-nivået for å holde alveolene åpne og forbedre oksygenmetningen.

Kontinuerlig vurdering :
- **Blodgassovervåking:** Overvåk blodgassene for å justere ventilasjonsparametrene i henhold til pasientens behov.

Kommunikasjon med det medisinske teamet :
- **Tverrfaglig samarbeid: Formidle** pasientens behov og reaksjoner til legene slik at de kan gjøre de nødvendige tilpasningene.

Mekanisk ventilasjon tilpasset hvert enkelt sykdomsbilde er avgjørende for å optimalisere resultatene hos intensivpasienter. Intensivsykepleiere må være godt informert om de ulike sykdomsbildene og egnede ventilasjonsstrategier for å kunne gi personlig tilpasset og effektiv pleie.

Akutte hjertesykdommer og hjertesvikt

Behandling av pasienter med hjerteinfarkt
Behandlingen av hjerteinfarktpasienter på intensivavdelingen krever rask og koordinert intervensjon for å minimere skadene på hjertet og forbedre sjansene for bedring. Intensivsykepleiere spiller en nøkkelrolle i denne behandlingen ved å gi spesialisert pleie og samarbeide med det medisinske teamet. Her kan du lese om hvordan de håndterer dette ansvaret:

Innledende vurdering :
- **Vitale tegn:** Overvåk vitale tegn nøye, inkludert hjertefrekvens, blodtrykk og oksygenmetning.
- **Symptomer:** Spør pasienten om symptomer som brystsmerter, dyspné og svette.

Oksygenbehandling :
- **Oksygentilførsel:** Gi **oksygen** for å forbedre oksygentilførselen og lindre pustebesvær.

Kontinuerlig overvåking :
- **Hjerteovervåkning:** Overvåk elektrokardiogrammet (EKG) kontinuerlig med tanke på endringer og arytmier.
- **Hemodynamisk overvåking:** Overvåk blodtrykk og tegn på hjertesvikt for å vurdere hjertefunksjonen.

Forberedelse til trombolyse eller koronar angiografi :
- **Koordinering:** Samarbeid med det medisinske teamet for raskt å klargjøre pasienten for trombolyse eller koronar angiografi.

Administrering av legemidler :
- **Administrering av blodplatehemmende midler:** Administrer legemidler som aspirin og klopidogrel for å forhindre dannelse av blodpropp.

Overvåking av bivirkninger :
- **Bivirkninger av legemidler:** Vær oppmerksom på allergiske reaksjoner eller bivirkninger knyttet til legemidlene som administreres.

Emosjonell støtte :
- **Psykologisk støtte:** Gi emosjonell støtte til pasienten og familien i denne stressende perioden.

Forebygging av komplikasjoner :
- **Forebygging av arytmier:** Vær oppmerksom på tegn på arytmier og samarbeid for å forebygge dem.
- **Forebygging av hjertesvikt:** Overvåk tegn på hjertesvikt og tren for å optimalisere hjertefunksjonen.

Pasientopplæring :
- **Informasjon om behandling :** Forklar pasienten hvilke behandlinger som er gitt, og hvilke stadier av bedring som er i vente.

Presis dokumentasjon :
- **Detaljerte journaler:** Dokumenter intervensjoner, administrerte legemidler og pasientens respons.

Behandling av hjerteinfarktpasienter på intensivavdelingen krever rask vurdering, målrettede tiltak og tett samarbeid med det medisinske teamet. Intensivsykepleiere spiller en viktig rolle når det gjelder å gi spesialisert pleie og kontinuerlig støtte til pasienter med hjerteinfarkt.

Behandling av hjerterytmeforstyrrelser og ledningsforstyrrelser

Behandlingen av hjertearytmier og overledningsforstyrrelser på intensivavdelingen krever rask vurdering, presise tiltak og konstant overvåking for å opprettholde hjertestabilitet og forebygge potensielt dødelige komplikasjoner. Gjenopplivningssykepleiere spiller en sentral rolle i denne behandlingen ved å gi spesialisert pleie og samarbeide med det medisinske teamet. Her kan du lese om hvordan de håndterer dette ansvaret:

Innledende vurdering :
- **Elektrokardiogram (EKG):** Ta raskt et EKG for å vurdere hjertets rytme og elektriske aktivitet.
- **Vitale tegn:** Følg nøye med på hjertefrekvens, blodtrykk og oksygenmetning.

Vurdering av symptomer :
- **Pasientsymptomer:** Spør pasienten om symptomer som hjertebank, kortpustethet og svimmelhet.

Administrering av antiarytmika :
- **Administrering av medisiner:** Administrer antiarytmika i henhold til etablerte protokoller.
- **Overvåking av bivirkninger:** Overvåk bivirkningene av legemidlene og juster dosene om nødvendig.

Behandling av bradykardi :
- **Hjelp til å sette inn pacemaker:** Samarbeid med det medisinske teamet for å sette inn pacemaker ved alvorlig bradykardi.

Behandling av takykardi :
- **Elektrisk kardioversjon:** Forbered deg på elektrisk kardioversjon hvis det er nødvendig for å gjenopprette normal rytme.
- **Administrering av antiarytmika:** Administrer legemidler for å senke hjertefrekvensen ved takykardi.

Behandling av ledningsblokker :
- **Overvåking av tegn på blokkering:** Overvåk tegn på ledningsblokkering og samarbeid for å håndtere dem effektivt.

Kontinuerlig overvåking :
- **EKG-overvåking:** Overvåk EKG kontinuerlig med tanke på endringer og arytmier.
- **Hemodynamisk overvåking:** Overvåk blodtrykk og tegn på hjertesvikt for å vurdere hjertefunksjonen.

Emosjonell støtte :
- **Psykologisk støtte:** Gi emosjonell støtte til pasienten og familien i denne stressende perioden.

Pasientopplæring :
- **Informasjon om arytmier:** Forklar pasienten hvilke typer arytmier det finnes, hvilke behandlinger som finnes og hvilke forholdsregler som må tas.

Presis dokumentasjon :
- **Detaljerte journaler:** Dokumenter intervensjoner, administrerte legemidler og pasientens respons.

Behandlingen av hjertearytmier og ledningsforstyrrelser på intensivavdelingen krever rask vurdering og presis intervensjon for å stabilisere hjerterytmen og forebygge komplikasjoner. Gjenopplivningssykepleiere er avgjørende for å kunne gi spesialisert behandling og kontinuerlig støtte til pasienter med disse hjertesykdommene.

Behandling av pasienter med akutt hjertesvikt
Behandlingen av pasienter med akutt hjertesvikt på intensivavdelingen krever nøye vurdering, målrettede tiltak og kontinuerlig overvåking for å stabilisere hjertefunksjonen og forbedre symptomene. Gjenopplivningssykepleiere spiller en nøkkelrolle i denne behandlingen ved å tilby spesialistbehandling og samarbeide med det medisinske teamet. Her kan du lese om hvordan de håndterer dette ansvaret:

Innledende vurdering :
- **Vitale tegn:** Følg nøye med på hjertefrekvens, blodtrykk og oksygenmetning.
- **Klinisk vurdering:** Vurder pasientens symptomer som dyspné, perifere ødemer og tretthet.

Administrering av legemidler :
- **Administrering av diuretika:** Gi diuretika for å redusere ødem og forbedre hjertefunksjonen.
- **Administrering av inotroper:** Administrer inotrope legemidler for å øke hjertets kontraktilitet.

Kontinuerlig overvåking :
- **Hemodynamisk overvåking:** Overvåk blodtrykk, hjertefrekvens og diurese for å vurdere hjertefunksjonen.
- **Overvåking av tegn på hjertesvikt:** Se etter tegn på hjertesvikt, for eksempel lungeødem og lunger.

Oksygenbehandling :
- **Oksygentilførsel:** Gi **oksygen** for å forbedre oksygentilførselen og lindre pustebesvær.

Forebygging av komplikasjoner :
- **Forebygging av arytmier: Vær** oppmerksom på tegn på arytmier og samarbeid for å forebygge dem.

Emosjonell støtte :
- **Psykologisk støtte:** Gi emosjonell støtte til pasienten og familien i denne stressende perioden.

Pasientopplæring :
- **Informasjon om hjertesvikt:** Forklar pasienten hva hjertesvikt er, hvilke behandlinger som finnes og hva pasienten selv kan gjøre.

Presis dokumentasjon :
- **Detaljerte journaler:** Dokumenterer tiltak, administrerte medisiner og pasientens fremgang.

Håndtering av pasienter med akutt hjertesvikt på intensivavdelingen krever rask vurdering, målrettede tiltak og kontinuerlig overvåking for å stabilisere hjertefunksjonen og forebygge komplikasjoner. Gjenopplivningssykepleiere spiller en viktig rolle når det gjelder å gi spesialistbehandling og kontinuerlig støtte til pasienter med akutt hjertesvikt.

Sepsis, septisk sjokk og multiorgansvikt

Tidlig gjenkjenning og behandling av sepsis
Tidlig oppdagelse og behandling av sepsis på intensivavdelingen er avgjørende for å forbedre pasientens utfall og redusere risikoen for alvorlige komplikasjoner. Intensivsykepleiere spiller en nøkkelrolle når det gjelder tidlig

oppdagelse, rask intervensjon og koordinering med det medisinske teamet. Her kan du lese om hvordan de håndterer dette ansvaret:

Innledende vurdering :
- **Vitale tegn:** Følg nøye med på puls, blodtrykk, temperatur og oksygenmetning.
- **Klinisk vurdering:** Vurder mental status, hudens utseende og andre tegn på sepsis.

Tidlig diagnose :
- **Sepsis-3-kriterier:** Bruk kriteriene som er etablert for diagnostisering av sepsis, inkludert SOFA-score (Sequential Organ Failure Assessment).

Rask oppstart av antibiotikabehandling :
- **Administrering av antibiotika: Gi** bredspektret antibiotika så snart som mulig, med tanke på den antatte smittekilden.

Hemodynamisk stabilisering :
- **Behandling av sirkulasjonsforstyrrelser:** Stabiliser blodtrykket og sørg for tilstrekkelig hjerteminuttvolum.

Smittevern :
- **Håndtering av infeksjonskilden:** Identifiser og behandle den underliggende infeksjonskilden, for eksempel lungebetennelse, urinveisinfeksjon osv.

Kontinuerlig overvåking :
- **Hemodynamisk monitorering:** Overvåk blodtrykk, hjerteminuttvolum og vevsperfusjon for å vurdere responsen på behandlingen.
- **Overvåking av betennelsesparametere:** Overvåk betennelsesmarkører som prokalcitonin for å styre behandlingsbeslutninger.

Oksygenbehandling :
- **Administrering av oksygen:** Administrer oksygen for å opprettholde tilstrekkelig oksygenering.

Emosjonell støtte :
- **Psykologisk støtte:** Gi emosjonell støtte til pasienten og familien i denne kritiske perioden.

Pasientopplæring :
- **Informasjon om sepsis:** Forklar pasienten og familien hva som kjennetegner sepsis, den aktuelle behandlingen og tilfriskningsstadiene.

Presis dokumentasjon :
- **Detaljerte journaler:** Dokumenter kliniske tegn, intervensjoner, administrerte legemidler og pasientens fremgang.

Tidlig oppdagelse og behandling av sepsis er avgjørende for å redusere risikoen for alvorlige komplikasjoner. Intensivsykepleiere er nøkkelen til tidlig oppdagelse, effektiv intervensjon og nøye overvåking av pasienter med sepsis.

Behandling av pasienter i septisk sjokk
Behandlingen av gjenopplivningspasienter med septisk sjokk krever rask handling, presise intervensjoner og konstant overvåkning for å gjenopprette vevsperfusjon, stabilisere vitale funksjoner og forebygge potensielt dødelige komplikasjoner. Gjenopplivningssykepleiere spiller en viktig rolle i denne behandlingen ved å gi spesialisert pleie og samarbeide med det medisinske teamet. Her kan du lese om hvordan de håndterer dette ansvaret:

Innledende vurdering :
- **Vitale tegn:** Følg nøye med på puls, blodtrykk, temperatur og oksygenmetning.
- **Klinisk vurdering:** Vurder raskt mental status, hud, diurese og andre tegn på sjokk.

Hemodynamisk stabilisering :
- **Væskebehandling:** Gi raskt intravenøs væske for å gjenopprette blodvolumet og forbedre vevsperfusjonen.
- **Vasopressorer:** Gi vasopressorer for å øke blodtrykket ved utilstrekkelig respons på væskebehandling.

Smittevern :
- **Administrering av antibiotika:** Gi passende antibiotika for å behandle den underliggende infeksjonen.

Kontinuerlig overvåking :
- **Hemodynamisk overvåking:** Kontinuerlig overvåking av blodtrykk, hjertefrekvens, diurese og tegn på vevsperfusjon.
- **Betennelsesovervåking:** Overvåk betennelsesmarkører for å vurdere responsen på behandlingen.

Oksygenbehandling :
- **Administrering av oksygen:** Administrer oksygen for å opprettholde tilstrekkelig oksygenering.

Forebygging av komplikasjoner :
- **Forebygging av organsvikt:** Overvåk tegn på organsvikt og samarbeid for å forebygge utviklingen.

Emosjonell støtte :
- **Psykologisk støtte:** Gi emosjonell støtte til pasienten og familien i denne kritiske perioden.

Pasientopplæring :
- **Informasjon om septisk sjokk:** Forklar pasienten og familien hva septisk sjokk er, aktuelle behandlinger og tiltak for egenmestring.

Presis dokumentasjon :
- **Detaljerte journaler:** Dokumenter kliniske tegn, intervensjoner, administrerte legemidler og pasientens fremgang.

Behandlingen av pasienter i septisk sjokk krever rask og koordinert intervensjon for å gjenopprette vevsperfusjonen og forebygge alvorlige komplikasjoner. Gjenopplivningssykepleiere er avgjørende for å kunne gi spesialistbehandling og kontinuerlig støtte til pasienter i septisk sjokk.

Overvåking og behandling av multiorgansvikt
Overvåking og håndtering av multiorgansvikt på intensivavdelingen er avgjørende for å forebygge alvorlige

komplikasjoner og forbedre pasientenes overlevelsessjanser. Gjenopplivningssykepleiere spiller en avgjørende rolle når det gjelder tidlig oppdagelse, rask intervensjon og koordinering med det medisinske teamet. Her kan du lese om hvordan de håndterer dette ansvaret:

Kontinuerlig vurdering :
- **Hemodynamisk overvåking:** Kontinuerlig overvåking av blodtrykk, hjertefrekvens, diurese og tegn på vevsperfusjon.
- **Klinisk vurdering:** Vurder mental status, hud, pust og andre tegn på organsvikt.

Tidlig oppdagelse av organsvikt :
- **Bruk av alvorlighetsskårer:** Bruk skårer som SOFA for å vurdere alvorlighetsgraden av organdysfunksjonen.

Stabilisering av vitale funksjoner :
- **Administrering av medisiner:** Administrer medisiner for å opprettholde blodtrykk, hjertefunksjon og diurese.
- **Mekanisk ventilasjon:** Tilpass ventilasjonen for å optimalisere oksygenering og ventilasjon av pasienter med respirasjonsbesvær.

Håndtering av komplikasjoner :
- **Forebygging av nosokomiale infeksjoner:** Bruk strenge hygienetiltak for å forebygge infeksjoner hos sårbare pasienter.
- **Ernæringsstøtte:** Sørg for tilstrekkelig ernæring for å støtte organenes funksjon og tilheling.

Koordinering med det medisinske teamet :
- **Tverrfaglig samarbeid:** Samarbeid tett med leger, spesialsykepleiere og andre fagpersoner for å gi helhetlig behandling.

Emosjonell støtte :
- **Psykologisk støtte:** Gi emosjonell støtte til pasienten og familien i møte med utfordringene ved organsvikt.

Pasientopplæring :
- **Informasjon om multiorgansvikt:** Forklar pasienten og familien om årsaker, konsekvenser og tiltak for å håndtere organsvikt.

Presis dokumentasjon :
- **Detaljerte journaler:** Dokumenter kliniske tegn, intervensjoner, administrerte legemidler og pasientens fremgang.

Overvåking og håndtering av multiorgansvikt krever konstant oppmerksomhet, rask intervensjon og effektiv koordinering. Gjenopplivningssykepleiere er avgjørende for å kunne gi spesialistbehandling og kontinuerlig støtte til pasienter med organsvikt.

Akutte nevrologiske forstyrrelser: hjerneslag og hodetraumer

Behandling av slagpasienter
Behandling av slagpasienter på intensivavdelingen krever rask vurdering, spesifikke intervensjoner og nøye overvåking for å minimere hjerneskade og optimalisere utfallet. Intensivsykepleiere spiller en avgjørende rolle når det gjelder tidlig oppdagelse, riktig intervensjon og samarbeid med det medisinske teamet. Her kan du lese om hvordan de håndterer dette ansvaret:

Innledende vurdering :
- **Nevrologisk vurdering:** Vurder raskt pasientens muskelstyrke, følsomhet, koordinasjon og bevissthetstilstand.
- **Gjenkjenne tegnene på hjerneslag:** Identifiser raskt de klassiske tegnene på hjerneslag, som svakhet på den ene siden av kroppen, synstap og talevansker.

Tidlig intervensjon :
- **Trombolyse:** Hvis trombolyse er indisert, samarbeider du med det medisinske teamet for å administrere trombolyse innen den anbefalte tidsrammen.

- **Blodtrykkskontroll:** Hold blodtrykket innenfor trygge grenser for å forebygge ytterligere hjerneskade.

Nevrologisk overvåking :
- **Glasgow Coma Scale (GCS):** Bruk GCS-skalaen til å vurdere pasientens bevissthetstilstand.
- Overvåking av **motorisk funksjon:** Overvåke endringer i pasientens muskelstyrke og bevegelser.

Forebygging av komplikasjoner :
- **Forebygging av fall: Foreta** tiltak for å forebygge fall og skader, med tanke på pasientens nevrologiske utfall.

Emosjonell støtte :
- **Psykologisk støtte:** Gi emosjonell støtte til pasienten og familien i møte med de utfordringene et hjerneslag medfører.

Pasientopplæring :
- **Informasjon om hjerneslaget:** Forklar pasienten og de pårørende om slagets art, aktuelle behandlinger og tiltak for egenmestring.

Tverrfaglig samarbeid :
- **Integrasjon med nevrologer:** Samarbeid tett med nevrologer for å optimalisere behandling og pleie.

Presis dokumentasjon :
- **Detaljerte journaler:** Dokumenterer nevrologiske tegn, intervensjoner, medisinering og pasientens fremgang.

Behandling av slagpasienter på intensivavdelingen krever rask og målrettet vurdering, spesifikke tiltak og nøye overvåking for å minimere hjerneskaden. Intensivsykepleiere er avgjørende for å kunne gi spesialisert pleie og samarbeide tett med det medisinske teamet for å forbedre utfallet for disse pasientene.

Vurdering og behandling av alvorlige hodeskader
Vurdering og behandling av alvorlig traumatisk hjerneskade på intensivavdelingen krever en grundig tilnærming, tidlig intervensjon og nøye overvåking for å minimere hjerneskaden og optimalisere utfallet. Intensivsykepleiere spiller en nøkkelrolle når det gjelder tidlig oppdagelse, iverksetting av spesifikke tiltak og

koordinering med det medisinske teamet. Her kan du lese om hvordan de håndterer dette ansvaret:

Innledende vurdering :
- **Nevrologisk vurdering:** Vurder raskt pasientens bevissthet, reaktivitet, pupiller og muskelstyrke.
- **Gjenkjenne tegn på hodetraumer:** Identifiser tegn som forvirring, desorientering og blødninger fra hodet.

Stabilisering av vitale funksjoner :
- **Overvåking av det intrakraniale trykket (ICP):** Sørg for at det intrakraniale trykket holdes på et sikkert nivå.
- **Oppretthold oksygenering og ventilasjon:** Sørg for tilstrekkelig oksygenering og overvåk ventilasjonen for å unngå hypoksi.

Nevrologisk overvåking :
- **Glasgow Coma Scale (GCS):** Bruk GCS til å vurdere alvorlighetsgraden av hjerneskaden.
- **Elevmonitorering:** Overvåk elevene for å oppdage endringer i reaktiviteten.

Forebygging av komplikasjoner :
- **Forebygging av intrakraniell hypertensjon (ICH):** Bruk tiltak for å forebygge og behandle forhøyet intrakranielt trykk.
- **Forebygging av infeksjoner:** Bruk strenge hygienetiltak for å forebygge infeksjoner i forbindelse med hodetraumer.

Tverrfaglig samarbeid :
- **Kommunikasjon med nevrokirurger:** Samarbeid tett med nevrokirurger for å ta behandlingsbeslutninger.

Emosjonell støtte :
- **Psykologisk støtte:** Gi emosjonell støtte til pasienten og familien som står overfor de utfordringene hodeskaden medfører.

Pasientopplæring :
- **Informasjon om hodeskaden:** Forklar pasienten og familien om hodeskadens art, aktuelle behandlinger og tiltak for egenmestring.

Presis dokumentasjon :
- **Detaljerte journaler:** Dokumenterer nevrologiske tegn, intervensjoner, medisinering og pasientens fremgang.

Vurdering og behandling av alvorlige hodeskader på intensivavdelingen krever konstant årvåkenhet, tidlig intervensjon og tett samarbeid med det medisinske teamet. Intensivsykepleiere er avgjørende for å kunne gi spesialistbehandling og bidra til å forbedre resultatene for disse pasientene.

Rehabilitering og oppfølging av nevrologiske pasienter på intensivavdelingen

Rehabilitering og oppfølging av nevrologiske pasienter på intensivavdelingen er avgjørende for å fremme funksjonell bedring og forbedre livskvaliteten etter alvorlige nevrologiske hendelser. Intensivsykepleiere spiller en viktig rolle i koordineringen av den tidlige rehabiliteringen og den løpende oppfølgingen av pasientene. Her kan du lese om hvordan de håndterer dette ansvaret:

Vurdering av rehabiliteringsbehov :
- **Funksjonsvurdering:** Vurder pasientens motoriske, kognitive og sensoriske evner for å fastslå spesifikke rehabiliteringsbehov.
- **Konsultasjon med spesialister:** Samarbeid med fysioterapeuter, ergoterapeuter og logopeder for å planlegge rehabiliteringen.

Implementering av tidlig rehabilitering :
- **Tidlig mobilisering:** Oppmuntre til tidlig mobilisering av pasienten i samarbeid med terapeutene.
- **Kognitive øvelser:** Samarbeid med rehabiliteringspersonell for å sette opp hensiktsmessige kognitive øvelser.

Overvåking av fremdriften :
- **Regelmessig vurdering:** Følg med på pasientens fremgang og tilpass rehabiliteringstiltakene deretter.
- **Kommunikasjon med spesialister:** Kommuniser med terapeuter for å dele observasjoner og pasientens fremgang.

Smerte- og symptombehandling :
- **Smertelindring:** Sørg for at pasienten er komfortabel nok til å delta aktivt i rehabiliteringen.

Pasient- og pårørendeopplæring :
- **Informasjon om rehabilitering:** Forklare rehabiliteringsprosessen, målene og stadiene for pasienter og pårørende.

Tverrfaglig samarbeid :
- **Teamarbeid:** Samarbeid med terapeuter og annet rehabiliteringspersonell for å sikre helhetlig behandling.

Emosjonell støtte :
- **Psykologisk støtte:** Tilby emosjonell støtte til pasienten og familien i rehabiliteringsperioden.

Presis dokumentasjon :
- **Detaljerte journaler:** Dokumenterer fremdriften i rehabiliteringen, hvilke tiltak som er utført og pasientens fremgang.

Rehabilitering og oppfølging av nevrologiske intensivpasienter er avgjørende for å fremme funksjonell bedring og optimalisere langtidsresultatene. Intensivsykepleiere spiller en avgjørende rolle når det gjelder å koordinere denne innsatsen, samarbeide med spesialister og gi kontinuerlig støtte til pasienter og pårørende.

Akutte forstyrrelser i stoffskiftet og elektrolyttforstyrrelser

Behandling av metabolske forstyrrelser som for eksempel melkesyreacidose
Håndtering av metabolske forstyrrelser som laktacidose på intensivavdelingen krever en grundig forståelse av de underliggende mekanismene, grundig vurdering og målrettede tiltak for å stabilisere pasientene. Gjenopplivningssykepleiere spiller en avgjørende rolle når det gjelder tidlig oppdagelse, koordinering av behandling og løpende overvåking. Her kan du lese om hvordan de håndterer dette ansvaret:

Innledende vurdering :
- **Identifisere tegn på melkesyreacidose:** Identifiser tegn på metabolsk dysfunksjon, som rask pust, forvirring og høyt syreinnhold i blodet.

Stabilisering av vitale funksjoner :
- **Tilstrekkelig oksygenering:** Sørg for tilstrekkelig oksygenering for å fremme nedbrytningen av laktat.
- **Stabilisere blodtrykket:** Stabiliser blodtrykket for å fremme vevsperfusjon.

Administrering av legemidler :
- **Spesifikke behandlinger:** Gi passende medisiner for å behandle den underliggende årsaken til melkesyreacidose.

Metabolsk overvåking :
- **Overvåking av blodgasser:** Overvåk regelmessig surhetsgrad, bikarbonat- og laktatnivåer i blodet.
- **Væskebalanse:** Overvåk nøye væskeinntak og eliminering for å opprettholde metabolsk balanse.

Forebygging av komplikasjoner :
- **Infeksjonsforebygging:** Unngå infeksjoner som kan bidra til forverring av stoffskiftet.

Tverrfaglig samarbeid :
- **Kommunikasjon med legene:** Samarbeid tett med legene for å iverksette hensiktsmessige behandlinger.

Pasientopplæring :
- **Informasjon om melkesyreacidose:** Forklar pasienten og familien mulige årsaker til melkesyreacidose og hvilke tiltak som kan iverksettes for å behandle den.

Emosjonell støtte :
- **Psykologisk støtte:** Gi emosjonell støtte til pasienten og familien i møte med utfordringene knyttet til metabolsk forverring.

Presis dokumentasjon :
- **Detaljerte journaler:** Dokumenter intervensjoner, testresultater og pasientens respons på behandlingen.

Håndtering av metabolske forstyrrelser som laktacidose på intensivavdelingen krever konstant årvåkenhet, rask intervensjon og tett samarbeid med det medisinske teamet. Intensivsykepleiere er avgjørende for å gi spesialisert pleie og bidra til å stabilisere pasientens metabolske system.

Overvåking og korrigering av elektrolyttforstyrrelser

Overvåking og korrigering av elektrolyttforstyrrelser på intensivavdelingen er avgjørende for å opprettholde kroppens homeostase og forebygge alvorlige komplikasjoner. Gjenopplivningssykepleiere spiller en viktig rolle når det gjelder tidlig oppdagelse, målrettet intervensjon og kontinuerlig overvåking. Her kan du lese om hvordan de håndterer dette ansvaret:

Innledende vurdering :
- **Overvåking av tegn og symptomer:** Vær oppmerksom på tegn på elektrolyttforstyrrelser som muskelsvakhet, kramper og hjerterytmeforstyrrelser.

Evaluering av elektrolytter :
- **Blodprøveovervåking:** Overvåk elektrolyttnivåer som natrium, kalium, kalsium og magnesium.

Stabilisering av vitale funksjoner :
- **Stabilisering av blodtrykket:** Oppretthold et stabilt blodtrykk for å fremme vevsperfusjon.
- **Riktig oksygenering:** Sørg for tilstrekkelig oksygenering for å optimalisere elektrolyttmetabolismen.

Administrering av elektrolytttilskudd :
- **Administrering av intravenøse oppløsninger:** Administrer oppløsninger som inneholder de elektrolyttene som trengs for å korrigere ubalanser.

Kontinuerlig overvåking :
- **Regelmessig elektrolyttkontroll:** Overvåk elektrolyttnivået regelmessig og juster behandlingen om nødvendig.

Forebygging av komplikasjoner :
- **Forebygging av hjertearytmi:** Unngå elektrolyttsvingninger, som kan føre til hjerterytmeforstyrrelser.

Tverrfaglig samarbeid :
- **Kommunikasjon med leger:** Samarbeid med legene for å fastsette spesifikke elektrolyttbehov.

Pasientopplæring :
- **Informasjon om elektrolytter:** Forklar pasienten og familien hvor viktig elektrolytter er for den generelle helsen.

Emosjonell støtte :
- **Psykologisk støtte:** Tilby pasienten og familien emosjonell støtte til å håndtere utfordringene med elektrolyttforstyrrelser.

Presis dokumentasjon :
- **Detaljerte journaler:** Dokumenter elektrolyttnivåer, utførte tiltak og pasientens respons på behandlingen.

Overvåking og korrigering av elektrolyttforstyrrelser på intensivavdelingen krever konstant årvåkenhet, rask intervensjon og tett samarbeid med det medisinske teamet. Intensivsykepleiere spiller en avgjørende rolle i håndteringen av elektrolytter for å opprettholde kroppens homeostase og fremme pasientens restitusjon.

Forebygging og behandling av metabolske komplikasjoner
Forebygging og behandling av metabolske komplikasjoner på intensivavdelingen er avgjørende for å minimere helserisikoen og optimalisere pasientenes muligheter til å bli friske. Intensivsykepleiere spiller en nøkkelrolle når det gjelder tidlig oppdagelse, implementering av forebyggende tiltak og målrettet intervensjon for å redusere komplikasjoner. Her kan du lese om hvordan de håndterer dette ansvaret:

Innledende vurdering :
- **Overvåking av faresignaler: Vær oppmerksom** på tidlige tegn på metabolske komplikasjoner som forvirring, uro og unormale vitale tegn.

Forebygging av komplikasjoner :
- **Regelmessig vurdering av metabolske parametere:** Overvåk regelmessig elektrolyttnivåer, metabolske markører og tegn på komplikasjoner.
- **Opprettholde væskebalansen:** Sørg for at pasienten får tilstrekkelig med væske for å forhindre dehydrering.

Målrettet intervensjon :
- **Administrering av medisiner:** Administrer spesifikke legemidler for å behandle metabolske komplikasjoner, for eksempel blodtrykkssenkende legemidler.

Håndtering av komplikasjoner :
- **Tett oppfølging:** Følg nøye med på utviklingen av den metabolske komplikasjonen og juster tiltakene deretter.

Tverrfaglig samarbeid :
- **Kommunikasjon med leger:** Samarbeid med legene for å finne de beste forebyggings- og behandlingsstrategiene.

Pasientopplæring :
- **Informasjon om metabolske komplikasjoner:** Forklar pasienten og familien den potensielle risikoen for metabolske komplikasjoner og hvilke forebyggende tiltak som bør iverksettes.

Emosjonell støtte :
- **Psykologisk støtte:** Tilby emosjonell støtte til pasienten og familien i møte med utfordringene knyttet til metabolske komplikasjoner.

Presis dokumentasjon :
- **Detaljerte journaler:** Dokumenter tegn på metabolske komplikasjoner, iverksatte tiltak og pasientens respons på behandlingen.

Forebygging og behandling av metabolske komplikasjoner på intensivavdelingen krever konstant årvåkenhet, tidlig intervensjon og tett samarbeid med det medisinske teamet. Intensivsykepleiere spiller en avgjørende rolle i håndteringen av komplikasjoner for å optimalisere pasientens utfall og sikkerhet.

Behandling av postoperative pasienter på intensivavdelingen

Intensivbehandling etter større operasjoner
Intensivbehandling etter større kirurgiske inngrep krever spesiell oppmerksomhet for å sikre optimal rekonvalesens og minimere risikoen for postoperative komplikasjoner. Intensivsykepleiere spiller en avgjørende rolle når det gjelder kontinuerlig overvåking, smertebehandling og forebygging av komplikasjoner. Her kan du lese om hvordan de håndterer dette ansvaret:

Innledende vurdering :
- **Postoperativ overvåking:** Følg nøye med på pasientens vitale tegn, kirurgiske parametere og allmenntilstand.

Smertebehandling :
- **Administrering av smertestillende legemidler:** Administrer smertestillende legemidler i henhold til protokoller for å sikre pasientens komfort.
- **Evaluering av effekt:** Overvåk pasientens respons på smertebehandlingen og juster dosene ved behov.

Forebygging av postoperative komplikasjoner :
- **Infeksjonsforebygging:** Gjennomfør strenge hygienetiltak for å redusere infeksjonsrisikoen.
- **Forebygging av venøs trombose:** Oppmuntre til tidlig mobilisering og gi antikoagulantia ved behov.

Stabilisering av vitale funksjoner :
- **Hemodynamisk overvåking: Overvåk** kontinuerlig blodtrykk, hjertefrekvens og tegn på hypovolemi.

Administrering av legemidler :
- **Postoperativ administrasjon:** Administrer den foreskrevne medisinen for å håndtere pasientens postoperative reaksjon.

Tidlig rehabilitering :
- **Postoperativ mobilitet: Oppmuntre til tidlig mobilisering** i henhold til medisinske retningslinjer.

Pasientopplæring :
- **Informasjon om postoperativ behandling:** Gi pasienten og familien *informasjon* om hvilken behandling som er nødvendig og hvilke forholdsregler som må tas etter operasjonen

Tverrfaglig samarbeid :
- **Kommunikasjon med kirurgene:** Samarbeid tett med operasjonsteamet for å diskutere pasientens rekonvalesens.

Emosjonell støtte :
- **Psykologisk støtte:** Gi emosjonell støtte til pasienten og familien i den postoperative perioden.

Presis dokumentasjon :
- **Detaljerte journaler:** Dokumenter utviklingen av den postoperative tilstanden, inngrepene som er utført og pasientens respons på behandlingen.

Intensivbehandling etter større operasjoner krever en helhetlig tilnærming og kontinuerlig oppmerksomhet for å overvåke pasientens tilstand og unngå komplikasjoner. Intensivsykepleiere spiller en viktig rolle når det gjelder å gi spesialisert pleie for å sikre at pasienten kommer seg etter operasjonen.

Håndtering av postoperative komplikasjoner på intensivavdelingen

Håndtering av postoperative komplikasjoner på intensivavdelingen krever konstant årvåkenhet, rask intervensjon og tett samarbeid med det medisinske teamet. Intensivsykepleiere spiller en avgjørende rolle når det gjelder tidlig oppdagelse, iverksetting av egnede tiltak og kontinuerlig overvåking for å minimere risikoen og optimalisere pasientens rekonvalesens. Her kan du lese om hvordan de håndterer dette ansvaret:

Kontinuerlig vurdering :
- **Nøye overvåking: Overvåk** kontinuerlig vitale tegn, kirurgiske parametere og indikatorer på potensielle komplikasjoner.
- **Vurdering av symptomer:** Vær oppmerksom på tegn og symptomer som kan indikere postoperative

komplikasjoner, for eksempel feber, uvanlige smerter eller endringer i mental tilstand.

Rask respons:
- **Medisinsk varsling:** Informer legeteamet umiddelbart om eventuelle bekymringsfulle tegn eller mistenkte komplikasjoner.
- **Stabilisering av vitale funksjoner:** Stabiliser raskt pasientens vitale parametere for å minimere risikoen.

Forebygging av komplikasjoner :
- **Infeksjonsforebygging:** Gjennomfør strenge aseptiske tiltak for å minimere risikoen for postoperative infeksjoner.
- **Forebygge trombose:** Oppmuntre til tidlig mobilisering og gi antikoagulantia i henhold til medisinske retningslinjer.

Håndtering av spesifikke problemer :
- **Smertebehandling:** Administrer analgetika i henhold til protokoller for å opprettholde pasientens komfort.
- **Håndtering av respirasjonsproblemer:** Sørg for tilstrekkelig ventilasjon og overvåk for tegn på respirasjonsproblemer.
- **Behandling av hjerte- og karsykdommer:** Overvåk blodtrykk, hjertefrekvens og tegn på hjertesvikt.
- **Behandling av gastrointestinale komplikasjoner:** Hold øye med tegn på blødning, obstruksjon eller andre gastrointestinale problemer.

Tverrfaglig samarbeid :
- **Kommunikasjon med kirurgene:** Arbeid tett sammen med det kirurgiske teamet for å diskutere håndtering av komplikasjoner.

Pasientopplæring :
- **Informasjon om komplikasjoner:** Opplys pasienter og pårørende om mulige komplikasjoner og hvilke tegn de bør være oppmerksomme på.

Emosjonell støtte :
- **Psykologisk støtte:** Tilby emosjonell støtte til pasienten og familien i møte med utfordringer knyttet til postoperative komplikasjoner.

Presis dokumentasjon :
- **Detaljerte journaler:** Dokumenter tegn på komplikasjoner, utførte tiltak og pasientens respons på behandlingen.

Håndtering av postoperative komplikasjoner på intensivavdelingen krever rask respons, klinisk ekspertise og tverrfaglig samarbeid. Intensivsykepleiere er sentrale i overvåkningen og håndteringen av komplikasjoner for å sikre trygg rekonvalesens og en vellykket tilbakevending av pasienten etter operasjonen.

Rehabilitering og overgang til postintensive avdelinger
Rehabilitering og overgangen til behandling etter gjenoppliving spiller en avgjørende rolle i pasientens rekonvalesensprosess etter en kritisk periode på intensivavdelingen. Gjenopplivningssykepleiere er involvert i planleggingen av rehabiliteringen, forbereder pasienten på overgangen og koordinerer med pleieteamet for å sikre en smidig overgang. Her ser du hvordan de håndterer dette ansvaret:

Rehabiliteringsplanlegging :
- **Behovsvurdering:** Samarbeid med fysioterapeuter og ergoterapeuter for å vurdere pasientens spesifikke rehabiliteringsbehov.
- **Utarbeide planer:** Jobbe i team for å utvikle individuelle rehabiliteringsplaner basert på pasientens tilstand.

Forberedelser til overgangen :
- **Pasientopplæring:** Informer pasienten om rehabiliteringsmål, planlagte aktiviteter og forventninger etter gjenoppliving.
- **Psykologisk støtte:** Gi emosjonell støtte til pasienten og familien for å hjelpe dem med å takle utfordringene ved overgangen.

Koordinering med behandlingsteamet :
- **Løpende kommunikasjon:** Samarbeid med pleieteamene etter gjenoppliving for å sikre en smidig overgang og dele nødvendig informasjon.

- **Overføring av informasjon:** Sørg for at relevant informasjon om pasientens tilstand, behandling og behov overføres til neste behandlingsteam.

Støtte til tidlig mobilisering :
- **Oppmuntre til mobilisering:** Oppmuntre pasienten til å delta aktivt i rehabiliteringen og tidlig mobilisering.

Kontinuerlig vurdering :
- **Fremdriftsovervåking:** Følg med på pasientens fremgang under rehabiliteringen og juster planene ved behov.

Pasientopplæring :
- **Rehabiliteringsinstruksjoner:** Gi pasienten klare instruksjoner om rehabiliteringsaktiviteter, øvelser og mål.

Emosjonell støtte :
- **Psykologisk støtte:** Gi emosjonell støtte til pasienten og familien i denne overgangs- og rehabiliteringsfasen.

Presis dokumentasjon :
- **Detaljerte journaler:** Dokumenterer rehabiliteringsplaner, pasientens fremgang og utførte tiltak.

Rehabilitering og overgangen til behandling etter gjenoppliving krever nøye planlegging, effektiv kommunikasjon og en helhetlig tilnærming for å gjøre det lettere for pasienten å komme seg. Gjenopplivningssykepleiere spiller en viktig rolle i denne avgjørende fasen av pleieprosessen.

Andre spesifikke patologier innen intensivbehandling

Behandling av pasienter med alvorlige brannskader

Behandlingen av pasienter med alvorlige brannskader på intensivavdelingen er en kompleks prosess som krever spesiell oppmerksomhet, spesialistbehandling og en tverrfaglig tilnærming. Intensivsykepleiere spiller en avgjørende rolle når det gjelder kontinuerlig overvåking, smertebehandling og forebygging av komplikasjoner for å optimalisere pasientens rekonvalesens. Her kan du lese om hvordan de håndterer dette ansvaret:

Innledende vurdering :
- **Vurdere omfanget av brannskader:** Evaluer størrelsen, dybden og plasseringen av brannskader for å bestemme alvorlighetsgraden og veilede intervensjoner.

Smertebehandling :
- **Administrering av smertestillende** legemidler: Administrer smertestillende legemidler i henhold til protokollene for å lindre pasientens smerter.

Forebygging av komplikasjoner :
- **Infeksjonsforebygging:** Gjennomfør strenge hygienetiltak for å redusere infeksjonsrisikoen i brannskadede områder.
- **Forebygging av kontrakturer:** Oppmuntre til tidlig mobilisering og utfør passive øvelser for å forebygge kontrakturer.

Håndtering av viktige funksjoner :
- **Hemodynamisk overvåking:** Kontinuerlig overvåking av blodtrykk, puls og vevsperfusjon.

Administrering av legemidler :
- **Administrering av medisiner:** Administrer medisiner som er foreskrevet for brannskadebehandling, for eksempel aktuelle antimikrobielle midler.

Hudpleie :
- **Sårpleie:** Bruk bandasjer og spesialistbehandling for å beskytte brannskadde områder og hjelpe dem med å gro.

Tidlig rehabilitering :
- **Mobilisering:** Oppmuntre til tidlig bevegelse av upåvirkede ledd for å forebygge stivhet.

Pasientopplæring :
- **Pleie etter gjenoppliving:** Informer pasienten og de pårørende om hvilken pleie som er nødvendig etter gjenoppliving.

Tverrfaglig samarbeid :
- **Behandlingsteam:** Samarbeid med plastikkirurger, dermatologer og fysioterapeuter for komplett behandling.

Emosjonell støtte :
- **Psykologisk støtte:** Tilby emosjonell støtte til pasienten og familien i møte med de utfordringene alvorlige brannskader medfører.

Presis dokumentasjon :
- **Detaljerte journaler:** Dokumenter tilstanden til brannskadene, inngrepene som er utført og pasientens respons på behandlingen.

Behandlingen av pasienter med alvorlige brannskader krever spesialistkompetanse, kontinuerlig oppmerksomhet og en helhetlig tilnærming for å minimere komplikasjoner og fremme rekonvalesens. Intensivsykepleiere spiller en viktig rolle i behandlingen av alvorlige brannskader for å sikre optimal rekonvalesens.

Behandling av alvorlige forgiftninger og overdoser

Håndtering av alvorlig forgiftning og overdose på intensivavdelingen krever rask intervensjon, tett oppfølging og tverrfaglig samarbeid. Intensivsykepleiere spiller en viktig rolle når det gjelder å stabilisere pasientene, håndtere toksiske effekter og forebygge komplikasjoner. Her kan du lese om hvordan de håndterer dette ansvaret:

Innledende vurdering :
- **Identifisering av stoffet: Innhent** informasjon om stoffet som er inntatt eller administrert, for å veilede behandlingen.

Stabilisering av pasienten :
- **Livsstøtte:** Stabilisere pasientens vitale parametere, spesielt pust og sirkulasjon.
- **Administrering av motgift:** Administrer passende motgift i henhold til det giftige stoffet som er inntatt.

Håndtering av toksiske effekter :
- **Eliminering av toksiner: Ved** inntak av toksiner, gi behandlinger som hjelper til med å eliminere giftstoffene.

- **Symptombehandling:** Behandle toksiske symptomer som luftveisproblemer, kramper eller arytmier.

Kontinuerlig overvåking :
- **Overvåking av vitale tegn:** Overvåk kontinuerlig vitale tegn og nevrologisk status for å oppdage eventuelle endringer.

Administrering av legemidler :
- **Administrering av medisiner:** Administrer nødvendige legemidler for å motvirke toksiske effekter og stabilisere pasienten.

Tverrfaglig samarbeid :
- **Kommunikasjon med spesialister:** Samarbeid med toksikologer og medisinske spesialister for å finne ut hva som er den beste behandlingen.

Emosjonell støtte :
- **Psykologisk støtte:** Gi emosjonell støtte til pasienten og familien i stressende situasjoner.

Pasientopplæring :
- **Fremtidig forebygging:** Gi pasienten informasjon om hvordan han/hun kan forebygge fremtidig forgiftning og overdose.

Presis dokumentasjon :
- **Detaljerte journaler:** Dokumenter forgiftningen, tiltakene som er utført og pasientens respons på behandlingen.

Håndtering av alvorlige forgiftninger og overdoser på intensivavdelingen krever rask respons og klinisk ekspertise for å stabilisere pasienten og minimere de toksiske effektene. Intensivsykepleiere spiller en avgjørende rolle i denne kritiske situasjonen for å sikre pasientens trygge rekonvalesens.

Behandling av pasienter med alvorlige infeksjonssykdommer

Behandlingen av pasienter med alvorlige infeksjonssykdommer på intensivavdelingen krever infeksjonsforebyggende tiltak, spesialisert pleie og tverrfaglig samarbeid for å minimere spredningen av patogener og optimalisere rekonvalesensen. Intensivsykepleiere spiller en nøkkelrolle i behandlingen av disse kritisk syke pasientene. Her kan du lese om hvordan de håndterer dette ansvaret:

Forebygging av infeksjoner :
- **Isolasjonstiltak: Iverksett** egnede isolasjonstiltak for å hindre smitteoverføring.
- **Streng hygiene:** Følg strenge hygienerutiner for å forhindre kryssinfeksjon.

Tett oppfølging :
- **Overvåking av tegn på infeksjon:** Hold kontinuerlig øye med tegn på forverring av infeksjonen og reager raskt.

Administrering av antibiotika :
- **Administrering av medisiner:** Administrer antibiotika eller antivirale midler som er foreskrevet for å behandle infeksjonen.

Behandling av symptomer :
- **Symptombehandling:** Behandle infeksjonssymptomer som feber, smerter og luftveisproblemer.

Koordinering med det medisinske teamet :
- **Løpende kommunikasjon:** Samarbeid med infeksjonsmedisinere og andre spesialister for å justere behandlingen.

Håndtering av komplikasjoner :
- **Forebygging av komplikasjoner: Vær** oppmerksom på tegn på komplikasjoner i forbindelse med infeksjonen og iverksett tiltak for å forebygge dem.

Pasientopplæring :
- **Forebyggingstips:** Lær pasienten og familien om infeksjonsforebygging og hygienepraksis.

Emosjonell støtte
- **Psykologisk støtte:** Gi emosjonell støtte til pasienten og familien i møte med den alvorlige infeksjonssykdommen.

Presis dokumentasjon :
- **Detaljerte journaler:** Dokumenter pasientens infeksjonsstatus, hvilke tiltak som er utført og responsen på behandlingen.

Behandlingen av pasienter med alvorlige infeksjonssykdommer på intensivavdelingen krever en helhetlig tilnærming til behandling av infeksjonen, forebygging av komplikasjoner og støtte til pasienten i denne kritiske perioden. Intensivsykepleiere spiller en viktig rolle i håndteringen av disse komplekse tilfellene for å sikre pasientens sikkerhet og rekonvalesens.

Kapittel 6

Akuttbehandling på intensivavdelingen

Forberedelser til nødsituasjoner på intensivavdelingen

Betydningen av opplæring og løpende forberedelser
Opplæring og videreutdanning av intensivsykepleiere er avgjørende for å opprettholde kvaliteten på pleien, holde seg oppdatert på medisinske fremskritt og gi pasientene optimal pleie. Dette avsnittet belyser viktigheten av videreutdanning og forberedelser for intensivsykepleiere.

Oppdatering av kunnskap :
- **Medisinske fremskritt:** Medisinen er i stadig utvikling. Kontinuerlig videreutdanning gjør det mulig for sykepleiere å holde seg oppdatert på de siste oppdagelsene og ny praksis.

Vedlikehold av ferdigheter :
- **Klinisk praksis:** Regelmessig opplæring hjelper sykepleierne med å vedlikeholde og forbedre ferdighetene sine på områder som mekanisk ventilasjon, akuttbehandling og bruk av spesialutstyr.

Tilpasning til endringer :
- **Protokoller og standarder: Løpende** opplæring hjelper sykepleierne med å tilpasse seg endringer i pleieprotokoller og sikkerhetsstandarder.

Håndtering av komplekse situasjoner :
- **Nødscenarier:** Kontinuerlige forberedelser gjør at sykepleierne føler seg trygge i stressende nødsituasjoner.

Forbedre omsorgen :
- **Kvalitet i pleien:** Sykepleiere med kontinuerlig opplæring er bedre rustet til å gi pleie av høy kvalitet og anvende beste praksis.

Effektivt samarbeid :
- **Teamarbeid:** Opplæring gjør sykepleierne bedre i stand til å forstå rollene til hvert enkelt medlem av pleieteamet, noe som fremmer et harmonisk samarbeid.

Pasientsikkerhet :
- **Færre feil:** Godt utdannede sykepleiere er mindre tilbøyelige til å gjøre medisinske feil, noe som bidrar til pasientsikkerheten.

Faglig utvikling :
- **Karriereutvikling:** Etter- og videreutdanning gir muligheter for karriereutvikling og tilegnelse av spesifikke ferdigheter.

Overholdelse av etiske standarder :
- **Etisk beslutningstaking:** Solid etterutdanning gjør sykepleiere i stand til å ta etiske og ansvarlige beslutninger i komplekse situasjoner.

Forbedre kommunikasjonsferdighetene :
- **Kommunikasjon med pasienter og pårørende:** Utdannede sykepleiere er bedre i stand til å kommunisere med pasienter og pårørende i vanskelige situasjoner.

Opplæring og videreutdanning er viktige investeringer i intensivsykepleiernes karriere. De garanterer kvalitet i pleien, pasientsikkerhet og faglig utvikling, samtidig som de gjenspeiler en forpliktelse til klinisk ekspertise.

Kunnskap om beredskapsplaner og -protokoller
Grundige kunnskaper om akuttprotokoller og -planer er avgjørende for gjenopplivningssykepleiere, slik at de kan reagere raskt og effektivt i kritiske situasjoner. Dette avsnittet belyser viktigheten av å kjenne til og implementere disse protokollene og beredskapsplanene.

Et raskt svar:
- **Responsivitet:** Protokoller og beredskapsplaner er utformet for å fremskynde beslutningstaking og handling i kritiske situasjoner.

Teamkoordinering :
- **Effektivt samarbeid:** Kunnskap om protokollene bidrar til bedre kommunikasjon og smidigere koordinering mellom medlemmene i behandlingsteamet.

Informert beslutningstaking :
- **Veiledning:** Protokoller gir klare retningslinjer for beslutningstaking basert på beste praksis og kliniske standarder.

Optimalisering av pleie og omsorg :
- **Målrettede tiltak:** Protokoller gjør det mulig å iverksette egnede behandlinger raskt for å maksimere sjansene for suksess.

Redusere feil :
- **Forebygging av feil:** Ved å følge veldefinerte protokoller er det mindre sannsynlig at sykepleiere begår medisinske feil.

Håndtering av stressende situasjoner :
- **Ro:** Protokollene gir en klar struktur for håndtering av stressende situasjoner, noe som bidrar til å opprettholde konsentrasjon og ro.

Pasientsikkerhet :
- **Risikoreduksjon:** Bruk av egnede protokoller reduserer risikoen for komplikasjoner for pasientene.

Etter- og videreutdanning :
- **Oppdatering av kunnskap: Kunnskap** om protokollene krever kontinuerlig opplæring for å holde seg oppdatert på de nyeste anbefalingene og praksisene.

Profesjonell selvtillit :
- **Trygghet:** Kjennskap til protokollene øker sykepleiernes tillit til at de er i stand til å håndtere nødsituasjoner.

Effektiv kommunikasjon :
- **Åpenhet:** Protokoller gjør det lettere å kommunisere med pasienter, pårørende og andre teammedlemmer ved å tydelig forklare hvilke tiltak som iverksettes.

Dybdekunnskap om akuttprotokoller og -planer er en viktig ferdighet for gjenopplivningssykepleiere. Det gjør dem i stand til å handle raskt, koordinert og effektivt i kritiske situasjoner, samtidig som de garanterer pasientenes sikkerhet og velvære.

Regelmessig vurdering av gjenopplivningssykepleiernes ferdigheter i rask respons er viktig for å sikre at de er i stand til å reagere effektivt i akutte situasjoner. Dette avsnittet belyser viktigheten av å vurdere hurtigresponsferdigheter og hvordan det bidrar til å opprettholde kvaliteten på pleien.

Identifisering av mangler :
- **Identifisering av svakheter:** Vurderingen avdekker områder der sykepleierne kan ha behov for å styrke sin evne til å reagere raskt.

Målrettet opplæring :
- **Kompetanseheving:** Ved å identifisere svake områder kan sykepleierne gjennomgå spesifikk opplæring for å forbedre ferdighetene sine.

Opprettholde høye standarder :
- **Klinisk dyktighet:** Regelmessig vurdering sikrer at sykepleierne opprettholder et høyt kompetansenivå i akuttsituasjoner.

Redusere feil :
- **Forebygging av feil:** Ved å identifisere mangler bidrar vurderingen til å forebygge medisinske feil i stressende situasjoner.

Profesjonell selvtillit :
- **Trygghet:** Sykepleiere med gode reaksjonsferdigheter er tryggere på sin evne til å håndtere kritiske situasjoner.

Tilpasning til nye situasjoner :
- **Allsidighet:** Sykepleiernes raske reaksjonsevne gjør dem i stand til å tilpasse seg nye nødsituasjoner.

Informert beslutningstaking :
- **Veiledning:** Vurdering av reaksjonsevnen bidrar til å utvikle strategier for å ta raske og effektive beslutninger.

Teamarbeid :
- **Gjensidig støtte:** En kollektiv vurdering av hurtigresponsferdigheter fremmer en samarbeidskultur i teamet.

Kontinuerlig forbedring:
- **Utvikling:** Regelmessig vurdering oppmuntrer sykepleierne til å hele tiden lete etter måter å forbedre ferdighetene sine på.

Pasientsikkerhet :
- **Kvalitet på pleien:** Sykepleiere med evne til å reagere raskt bidrar til pasientsikkerheten ved å gi riktig pleie.

Vurdering av hurtigresponsferdigheter sikrer at gjenopplivningssykepleiere er forberedt på å håndtere kritiske situasjoner på en trygg, kompetent og effektiv måte. Det sikrer kvaliteten på pleien og pasientsikkerheten, samtidig som det fremmer kontinuerlig faglig utvikling.

Tiltak ved hjertestans

Umiddelbar respons ved hjertestans

Umiddelbar respons ved hjertestans er en viktig ferdighet for gjenopplivningssykepleiere. De må være forberedt på å handle raskt og effektivt for å øke pasientens sjanser for å overleve. I dette avsnittet beskrives de viktigste trinnene i den umiddelbare responsen ved hjertestans.

Aktivering av varselet :
- **Tilkall hjelp:** Sykepleiere må aktivere en nødalarm for å varsle det medisinske teamet og få nødvendig hjelp.

Sjekke bevisstheten :
- **Rist og ring:** Kontroller at pasienten er ved bevissthet og reagerer. Hvis pasienten ikke reagerer, krever pasienten øyeblikkelig hjelp.

Nødanrop :
- **Nødnummer:** Hvis pasienten er bevisstløs og ikke reagerer, må sykepleieren raskt ringe legevakten.

Starte HLR :
- **Brystkompresjoner:** Begynn brystkompresjoner med riktig dybde og rytme i henhold til protokollene.

Tidlig defibrillering :
- **Bruk av defibrillatoren:** Hvis en defibrillator er tilgjengelig, følg instruksjonene for å gi et støt om nødvendig.

Ventilasjon og sirkulasjon :
- **Kunstig ventilasjon:** Veksle mellom brystkompresjoner og kunstig ventilasjon i et passende forhold.

Administrering av legemidler :
- **Epimedisinering:** Sykepleieren må administrere adrenalin i henhold til gjeldende protokoller.

Intubasjon og luftveishåndtering :
- **Intubasjon:** Hvis pasienten ikke responderer på ventilasjon, kan sykepleieren vurdere intubasjon for å opprettholde **luftveiene.**

Kontinuerlig analyse :
- **Kontinuerlig vurdering:** Sykepleiere må kontinuerlig vurdere pasientens respons og justere tiltakene deretter.

Teamkoordinering :
- **Kommunikasjon:** effektivt samarbeid med medlemmer av det medisinske teamet for å sikre en koordinert respons.

Presis dokumentasjon :
- **Detaljerte journaler:** Dokumenter intervensjoner, medisinering og pasientresponser i sanntid.

Umiddelbar respons på hjertestans er en avgjørende ferdighet for gjenopplivningssykepleiere. Ved å følge de viktigste fasene i responsen kan de forbedre pasientens sjanser til å komme seg og bidra til å redde liv i nødsituasjoner.

Sykepleierens rolle i forbindelse med hjerte-lungeredning (HLR)

Gjenopplivningssykepleiere spiller en viktig rolle i utførelsen av hjerte- og lungeredning (HLR). Deres raske og effektive inngripen kan utgjøre forskjellen mellom liv og død for pasienter med hjertestans. Dette avsnittet belyser sykepleiernes nøkkelrolle i HLR-arbeidet.

Vurdering av situasjonen :
- **Rask analyse:** Sykepleieren vurderer raskt situasjonen, avgjør om pasienten trenger HLR og iverksetter umiddelbare tiltak.

Brystkompresjon :
- **Kvalitet på kompresjonene:** Sykepleieren utfører brystkompresjoner av høy kvalitet med riktig dybde og rytme.

Kunstig ventilasjon :
- **Åpning av luftveiene:** Sykepleieren åpner luftveiene for å muliggjøre tilstrekkelig ventilasjon.

Koordinering av kompresjoner og ventilasjon :
- **Riktig rytme:** Sykepleieren opprettholder riktig forhold mellom brystkompresjoner og kunstig ventilasjon.

Bruk av defibrillatoren :
- **Administrering av støt:** Hvis en hjertestarter er tilgjengelig, følger sykepleieren hjertestarterens indikasjoner for å administrere støt ved behov.

Administrering av legemidler :
- **Administrering av adrenalin:** Sykepleieren administrerer adrenalin i henhold til protokollene.

Luftveishåndtering :
- **Intubasjon:** Ved behov kan sykepleieren utføre en intubasjon for å opprettholde luftveiene.

Overvåking og justeringer :
- **Kontinuerlig vurdering:** Sykepleieren følger nøye med på pasientens respons og tilpasser tiltakene etter situasjonen.

Teamkommunikasjon :
- **Koordinering:** Sykepleieren kommuniserer effektivt med andre teammedlemmer for å sikre en koordinert respons.

Psykologisk støtte :
- **Støtte til pårørende:** Sykepleiere kan også gi empatisk støtte til pårørende til en pasient med hjertestans.

Presis dokumentasjon :
- **Detaljerte registreringer:** Sykepleieren dokumenterer intervensjoner, medisinering og pasientens respons i sanntid.

Sykepleierens rolle i HLR er avgjørende for gjenopplivningen av pasienter med hjertestans. Sykepleierens evne til å gi brystkompresjoner av høy kvalitet, kontrollere luftveiene, administrere medisiner og koordinere teamets handlinger bidrar direkte til pasientens overlevelseschanser.

Bruk av hjertestarter og koordinering av teamets innsats

Bruk av hjertestarter og effektiv koordinering av teamets innsats er avgjørende ferdigheter for gjenopplivningssykepleiere. Disse ferdighetene maksimerer sjansene for gjenoppliving av pasienter med hjertestans. Dette avsnittet belyser viktigheten av bruk av hjertestarter og teamkoordinering ved gjenoppliving.

Bruk av hjertestarter :
- **Klargjøring:** Sykepleiere må raskt kunne klargjøre en defibrillator og plassere den på pasienten.
- **Rytmeanalyse:** Sykepleieren tolker informasjonen fra hjertestarteren for å avgjøre om det er nødvendig å gi et støt.
- **Sikkerhet:** Sykepleieren sørger for teamets og pasientens sikkerhet når sjokket gis.

Teamkoordinering :
- **Kommunikasjon:** Sykepleieren kommuniserer effektivt med andre teammedlemmer for å synkronisere handlinger og beslutninger.
- **Rollefordeling:** Sykepleieren kan spille en nøkkelrolle når det gjelder å fordele ansvar og koordinere oppgaver.
- **Tidsstyring:** Sykepleieren bidrar til å opprettholde en effektiv rytme ved å sørge for at handlingene utføres synkronisert.

Emosjonell støtte :
- **Støtte til pårørende:** Sykepleiere kan også gi emosjonell støtte til pårørende til pasienter med hjertestans.

Overvåking og justeringer :
- **Kontinuerlig vurdering:** Sykepleieren overvåker vitale tegn og justerer tiltak i henhold til pasientens respons.

Avbruddshåndtering :
- **Minimering av avbrudd :** Sykepleieren sørger for at avbrudd under brystkompresjonene minimeres.

Presis dokumentasjon :
- **Detaljerte registreringer:** Sykepleieren dokumenterer i sanntid bruken av defibrillatoren, sjokkene som gis og pasientens respons.

Etter- og videreutdanning :
- **Holde kompetansen oppdatert:** Sykepleiere må gjennomgå kontinuerlig opplæring for å holde seg oppdatert på de nyeste retningslinjene for bruk av hjertestartere.

Bruk av hjertestarter og koordinering av teamets innsats er ferdigheter som kan forbedre overlevelsessjansene for pasienter med hjertestans betraktelig. Gjenopplivningssykepleiere må kunne handle raskt og samarbeide tett med andre teammedlemmer for å gi best mulig behandling i slike kritiske situasjoner.

Behandling av alvorlig respirasjonssvikt

Fremgangsmåte ved respirasjonsstans
Håndtering av respirasjonsstans er en grunnleggende ferdighet for gjenopplivningssykepleiere. Pasienter med respirasjonsstans krever rask og effektiv intervensjon for å opprettholde ventilasjon og vitale funksjoner. I dette avsnittet beskrives de viktigste fremgangsmåtene ved respirasjonsstans.

Vurdering av situasjonen :
- **Rask handling:** Sykepleieren vurderer raskt situasjonen og avgjør om pasienten trenger tiltak ved respirasjonsstans.

Åpne luftveier :
- **Riktig posisjon:** Sykepleieren utfører hakeløft for å åpne luftveiene.

Kunstig ventilasjon :
- **Pustehjelp:** Sykepleieren kan gi manuell kunstig ventilasjon ved behov.

Bruk av oksygenbehandling :
- **Oksygenadministrasjon:** Sykepleieren administrerer oksygen i henhold til pasientens behov.

Intubasjon og mekanisk ventilasjon :
- **Luftveishåndtering:** Hvis pasienten ikke responderer på manuell ventilasjon, kan sykepleieren vurdere intubering og mekanisk ventilasjon.

Kontinuerlig overvåking :
- **Vurdering av effektivitet:** Sykepleieren følger nøye med på pasientens respons og justerer tiltakene deretter.

Teamkommunikasjon :
- **Koordinering:** Sykepleieren kommuniserer effektivt med andre teammedlemmer for å sikre en koordinert respons.

Psykologisk støtte :
- **Støtte til pårørende:** Sykepleiere kan også gi støtte til pårørende til pasienter med respirasjonsbesvær.

Presis dokumentasjon :
- **Detaljerte registreringer:** Sykepleieren dokumenterer intervensjoner, tiltak og pasientens respons i sanntid.

Etter- og videreutdanning :
- **Holde kompetansen oppdatert:** Sykepleiere må gjennomgå kontinuerlig opplæring for å holde seg oppdatert på de nyeste retningslinjene for håndtering av respirasjonsstans.

Tilnærmingen til pasienter med respirasjonsstans er en kritisk ferdighet for gjenopplivningssykepleiere. Sykepleiernes evne til raskt å vurdere situasjonen, holde luftveiene åpne og gi adekvat respirasjonshjelp kan i stor grad påvirke sjansene for at en pasient med respirasjonsstans kommer seg.

Bruk av oksygenbehandling og manuell ventilasjon
Bruk av oksygenbehandling og manuell ventilasjon er viktige ferdigheter for intensivsykepleiere. Disse teknikkene bidrar til å opprettholde adekvat oksygenering og ventilasjon hos pasienter med respirasjonsvansker. Dette avsnittet belyser viktigheten av oksygenbehandling og manuell ventilasjon i respirasjonsbehandling.

Vurdering av behov :
- **Oppdage hypoksi:** Sykepleieren vurderer raskt om pasienten viser tegn på hypoksi, for eksempel cyanose eller unormal pusting.

Administrering av oksygen :
- **Oksygen med høy oksygentilførsel:** Sykepleieren administrerer oksygen med høy oksygentilførsel ved hjelp av masker som er tilpasset situasjonens alvorlighetsgrad.

Bruk av ballongmaskeinsufflator (AMBU) :
- **Manuell ventilasjon:** Sykepleieren bruker MVA til å utføre manuell ventilasjon ved hjelp av egnede teknikker.

Koordinering av oksygenbehandling og manuell ventilasjon :
- **Opprettholde oksygentilførselen:** Sykepleieren sørger for konstant oksygentilførsel og overvåker effektiviteten av den manuelle ventilasjonen.

Kontinuerlig overvåking :
- **Evaluering av effektivitet:** Sykepleieren overvåker vitale tegn og justerer oksygen- og ventilasjonsinnstillingene i henhold til pasientens respons.

Teamkommunikasjon :
- **Koordinering:** Sykepleieren kommuniserer effektivt med andre teammedlemmer for å sikre en koordinert respons.

Presis dokumentasjon :
- **Detaljerte registreringer:** Sykepleieren dokumenterer oksygeninnstillinger, ventilasjonsfrekvenser og pasientresponser i sanntid.

Etter- og videreutdanning :
- **Oppdaterte ferdigheter:** Sykepleiere må gjennomgå kontinuerlig opplæring for å holde seg oppdatert på de nyeste retningslinjene for oksygenbehandling og manuell ventilasjon.

Bruk av oksygenbehandling og manuell ventilasjon er avgjørende for å opprettholde respirasjonsfunksjonen hos pasienter i nød. Gjenopplivningssykepleiere må være i stand til å administrere oksygen effektivt, gi passende manuell ventilasjon og kontinuerlig overvåke pasientens respons for å sikre tilstrekkelig oksygenering og ventilasjon.

Overgang til mekanisk ventilasjon om nødvendig
Overgangen til mekanisk ventilasjon er en avgjørende fase i behandlingen av pasienter med alvorlige respirasjonsvansker. Intensivsykepleiere spiller en viktig rolle når det gjelder å identifisere pasienter som trenger mekanisk ventilasjon, og når det gjelder å iverksette denne behandlingen. Dette avsnittet belyser viktigheten av overgang til mekanisk ventilasjon hvis det er nødvendig.

Vurdering av behov :
- **Viktige indikasjoner:** Sykepleieren vurderer om pasienten viser tegn på akutt respirasjonssvikt som krever mekanisk ventilasjon.

Klargjøring av utstyr :
- **Valg av utstyr:** Sykepleieren klargjør utstyret som trengs for mekanisk ventilasjon, inkludert respirator og intubasjonsutstyr.

Endotrakeal intubasjon :
- **Intubasjonsprosedyre:** Sykepleieren kan utføre endotrakeal intubasjon for å sikre effektiv mekanisk ventilasjon.

Vifteinnstilling :
- **Valg av parametere:** Sykepleieren konfigurerer respiratorens parametere i henhold til pasientens behov, for eksempel tidevannsvolum og respirasjonsfrekvens.

Kontinuerlig overvåking :
- **Vurdering av vitale tegn:** Sykepleieren overvåker nøye vitale tegn og respiratorparametere for å sikre at pasienten responderer.

Forebygging av komplikasjoner :
- **Infeksjonsforebygging :** Sykepleieren sørger for egnede aseptiske tiltak for å redusere risikoen for intubasjonsrelaterte infeksjoner.

Teamkommunikasjon :
- **Koordinering:** Sykepleieren kommuniserer effektivt med de andre medlemmene i teamet for å sikre en smidig overgang til mekanisk ventilasjon.

Presis dokumentasjon :
- **Detaljerte registreringer:** Sykepleieren dokumenterer ventilatorparametere, justeringer og pasientresponser i sanntid.

Etter- og videreutdanning :
- **Oppdatering av ferdigheter:** Sykepleiere må gjennomgå kontinuerlig opplæring for å holde seg oppdatert på de nyeste retningslinjene for mekanisk ventilasjon.

Overgangen til mekanisk ventilasjon er en kritisk fase for pasienter med alvorlige respirasjonsvansker. Gjenopplivningssykepleiere må være i stand til raskt å vurdere behovet for denne intervensjonen og effektivt iverksette og overvåke mekanisk ventilasjon, samtidig som risikoen for komplikasjoner minimeres.

Behandling av sjokk og sirkulasjonssvikt

Identifisere og klassifisere forskjellige typer sjokk
Å identifisere og klassifisere de ulike typene sjokk er viktige ferdigheter for intensivsykepleiere. Pasienter i sjokk krever rask og spesifikk intervensjon for å stabilisere den hemodynamiske

tilstanden. Dette avsnittet belyser viktigheten av å identifisere og klassifisere ulike typer sjokk.

Innledende vurdering :
- **Tegn og symptomer:** Sykepleieren vurderer pasientens tegn og symptomer for å avgjøre om han eller hun er i sjokk.

Forskjellige typer slag :
- **Hypovolemisk sjokk:** Sykepleiere gjenkjenner tegn på sjokk på grunn av tap av blodvolum.
- **Kardiogent sjokk:** Sykepleieren identifiserer tegn på akutt hjertesvikt og nedsatt hjertefunksjon.
- **Distributivt sjokk:** Sykepleieren vurderer tegn på overdreven vasodilatasjon, som ved septisk eller anafylaktisk sjokk.
- **Obstruktivt sjokk:** Sykepleieren gjenkjenner tegn på blokkert blodstrøm, som ved hjertetamponade eller massiv lungeemboli.

Klassifisering og alvorlighetsgrad :
- **Vurdering av alvorlighetsgrad:** Sykepleieren vurderer alvorlighetsgraden av sjokket på grunnlag av pasientens kliniske presentasjon.
- **Respons på innledende behandling:** Sykepleieren overvåker pasientens respons på innledende tiltak for å vurdere behandlingens effektivitet.

Teamkommunikasjon :
- **Deling av informasjon:** Sykepleieren kommuniserer effektivt med andre teammedlemmer for å koordinere intervensjoner i henhold til den identifiserte sjokktypen.

Presis dokumentasjon :
- **Detaljerte registreringer:** Sykepleieren dokumenterer i sanntid tegnene på sjokk, tiltakene som iverksettes og pasientens respons.

Etter- og videreutdanning :
- **Holde kompetansen oppdatert:** Sykepleiere må gjennomgå kontinuerlig opplæring for å holde seg oppdatert på de nyeste retningslinjene for håndtering av ulike typer sjokk.

Nøyaktig identifisering og klassifisering av de ulike sjokktypene er avgjørende for å kunne gi målrettet og hensiktsmessig behandling til pasienter i hemodynamisk nød. Gjenopplivningssykepleiere må raskt kunne vurdere pasientens kliniske presentasjon og ta informerte beslutninger om hvilke tiltak som skal iverksettes for å behandle sjokket.

Rask administrering av væsker og vasopressorer
Rask administrering av væske og vasopressorer er et avgjørende skritt i behandlingen av pasienter i sjokk. Gjenopplivningssykepleiere spiller en viktig rolle i denne intervensjonen for å gjenopprette vevsperfusjonen og stabilisere pasienten. Dette avsnittet belyser viktigheten av rask administrering av væske og vasopressorer ved sjokk.

Vurdering av behov :
- **Administrasjonskriterier:** Sykepleieren vurderer om pasienten har redusert vevsperfusjon og om det er nødvendig å administrere væske og vasopressorer.

Klargjøring av utstyret :
- **Valg av væske:** Sykepleieren velger riktig væske i henhold til type sjokk og pasientens spesifikke behov.

Administrering av væsker :
- **Flytberegninger:** Sykepleieren administrerer intravenøs væske med tilstrekkelig hastighet for å øke det sirkulerende blodvolumet.

Administrering av vasopressorer :
- **Valg av midler:** Sykepleieren administrerer vasopressorer i henhold til medisinske retningslinjer for å øke blodtrykket og perfusjonen.

Kontinuerlig overvåking :
- **Pasientens respons:** Sykepleieren overvåker nøye pasientens respons på væske og vasopressorer og justerer tiltakene deretter.

Forebygging av komplikasjoner :
- **Forebygging av væskeoverbelastning:** Sykepleieren overvåker tegn på væskeoverbelastning og justerer væsketilførselen deretter.

Teamkommunikasjon :
- **Koordinering:** Sykepleieren kommuniserer effektivt med andre teammedlemmer for å sikre en koordinert respons.

Presis dokumentasjon :
- **Detaljerte registreringer:** Sykepleieren dokumenterer i sanntid hvilke typer og mengder væske som administreres, samt pasientens respons.

Etter- og videreutdanning :
- **Oppdaterte ferdigheter:** Sykepleiere må gjennomgå kontinuerlig opplæring for å holde seg oppdatert på de nyeste retningslinjene for administrering av væske og vasopressorer ved sjokk.

Rask administrering av væske og vasopressorer er avgjørende for å gjenopprette vevsperfusjon og stabilisere pasienter i sjokk. Gjenopplivningssykepleiere må være dyktige til å velge væske, beregne væskemengder og administrere vasopressorer, samtidig som de nøye overvåker pasientens respons for å sikre optimal behandling.

Overvåke effekten av tiltakene og justere dem deretter
Kontinuerlig overvåking av effekten av tiltakene er avgjørende for å sikre optimal behandling av pasienter i sjokk. Gjenopplivningssykepleiere spiller en nøkkelrolle når det gjelder å kontinuerlig vurdere pasientens respons på behandlingen og ta informerte beslutninger om å justere tiltakene deretter. Dette avsnittet belyser viktigheten av å overvåke effekten av tiltakene og foreta justeringer i tilfelle sjokk.

Kontinuerlig overvåking :
- **Vitale tegn:** Sykepleieren overvåker kontinuerlig pasientens vitale tegn, som puls, blodtrykk, oksygenmetning og respirasjonsfrekvens.

Vurdering av respons :
- **Forbedring:** Sykepleieren vurderer om tegnene på sjokk bedres som følge av tiltakene som er iverksatt.
- **Forverring:** Sykepleieren identifiserer tegn på forverring av pasientens tilstand til tross for behandling.

Justeringer av tiltak :
- **Væske:** Sykepleieren justerer væskestrømmen i henhold til pasientens respons og hemodynamiske behov.
- **Vasopressorer:** Sykepleieren justerer dosene av vasopressorer i henhold til blodtrykk og vevsperfusjon.
- **Mekanisk ventilasjon:** Sykepleieren justerer parametrene for mekanisk ventilasjon for å opprettholde adekvat oksygenering og ventilasjon.

Teamkommunikasjon :
- **Deling av informasjon:** Sykepleieren kommuniserer effektivt med andre teammedlemmer for å diskutere nødvendige endringer og koordinere tilpasninger.

Presis dokumentasjon :
- **Detaljerte registreringer:** Sykepleieren dokumenterer i sanntid hvilke justeringer som er gjort, årsakene og pasientens respons.

Etter- og videreutdanning :
- **Holde kompetansen oppdatert:** Sykepleiere må gjennomgå kontinuerlig opplæring for å holde seg oppdatert på de nyeste retningslinjene for behandling av pasienter i sjokk og nødvendige justeringer.

Kontinuerlig overvåking av effekten av intervensjonene og evnen til å justere behandlingen i henhold til pasientens respons er avgjørende for å optimalisere behandlingen ved sjokk. Gjenopplivningssykepleiere må være årvåkne når det gjelder å vurdere pasientens tilstand, og de må kunne ta raske beslutninger for å tilpasse tiltakene og sikre best mulig resultat.

Reaksjon på akutte komplikasjoner av behandlingen

Forutse og håndtere bivirkninger av legemidler
Å forutse og håndtere bivirkninger av legemidler er viktige ferdigheter for intensivsykepleiere. På grunn av pasientenes og behandlingens kompleksitet er det avgjørende å gjenkjenne og reagere raskt på bivirkninger og legemiddelinteraksjoner. Dette avsnittet belyser viktigheten av å forutse og håndtere bivirkninger på intensivavdelingen.

Risikovurdering :
- **Anamnese:** Sykepleieren vurderer pasientens sykehistorie og allergier for å identifisere potensielle risikoer.
- **Aktuell medisinering:** Sykepleieren tar hensyn til hvilke medisiner pasienten tar for øyeblikket for å kunne forutse legemiddelinteraksjoner.

Sikkerhetsadministrasjon :
- **Kontroll av doser:** Sykepleieren kontrollerer nøyaktig de foreskrevne dosene og de administrerte dosene for å unngå feilmedisinering.

Nøye overvåking :
- Bivirkninger: Sykepleiere bør være oppmerksomme på tegn på bivirkninger, for eksempel endringer i vitale tegn eller uvanlige symptomer.

Reaksjon på bivirkninger :
- **Stoppe medisineringen :** Sykepleieren kan umiddelbart stoppe administreringen av legemidlet i tilfelle en alvorlig bivirkning.
- **Administrering av motgift:** Ved behov kan sykepleieren administrere motgift for å motvirke bivirkninger.

Teamkommunikasjon :
- **Deling av informasjon:** Sykepleieren kommuniserer effektivt med det medisinske teamet for å rapportere bivirkninger og koordinere nødvendige tiltak.

Presis dokumentasjon :
- **Detaljerte registreringer:** Sykepleieren dokumenterer bivirkninger, tiltak og resultater nøyaktig.

Etter- og videreutdanning :
- **Oppdatering av kompetanse:** Sykepleiere må gjennomgå kontinuerlig opplæring for å holde seg oppdatert på den nyeste informasjonen om legemidler og mulige bivirkninger.

Å forutse og håndtere legemiddelbivirkninger er viktige ferdigheter for å ivareta sikkerheten og velværet til intensivpasienter. Sykepleiere må være oppmerksomme på tegn på legemiddelbivirkninger og være forberedt på å gripe inn raskt for å minimere risikoen for pasienten.

Håndtering av komplikasjoner som oppstår i forbindelse med medisinske prosedyrer

Håndtering av komplikasjoner i forbindelse med medisinske inngrep er en viktig ferdighet for intensivsykepleiere. På grunn av behandlingens og prosedyrenes invasive karakter er det viktig å oppdage potensielle komplikasjoner tidlig og iverksette egnede tiltak for å ivareta pasientens sikkerhet og velvære. Dette avsnittet belyser viktigheten av å håndtere komplikasjoner i forbindelse med medisinske inngrep på intensivavdelingen.

Tidlig vurdering av komplikasjoner :
- **Kontinuerlig overvåking:** Sykepleieren overvåker pasienten kontinuerlig etter en medisinsk prosedyre for å oppdage eventuelle komplikasjoner raskt.
- **Vitale tegn:** Sykepleieren vurderer pasientens vitale tegn, som blodtrykk, hjertefrekvens og oksygenmetning, for å identifisere eventuelle avvik fra det normale.

Erkjennelse av komplikasjoner :
- **Vanlige komplikasjoner:** Sykepleiere kjenner igjen vanlige komplikasjoner i forbindelse med visse prosedyrer, for eksempel blødning etter kateterisering.
- **Sjeldne komplikasjoner:** Sykepleiere er oppmerksomme på sjeldnere, men potensielt alvorlige komplikasjoner, for eksempel alvorlige allergiske reaksjoner på medisiner.

Intervensjoner i tilfelle komplikasjoner :
- **Teamkommunikasjon:** Sykepleieren kommuniserer umiddelbart med det medisinske teamet for å rapportere komplikasjoner og koordinere tiltak.
- **Stabilisering av pasienten:** Sykepleieren iverksetter nødvendige tiltak for å stabilisere pasienten i tilfelle en komplikasjon, for eksempel ved å stoppe en operasjon eller administrere medisiner.

Pasientstøtte :
- **Kommunikasjon med pasienten:** Sykepleieren forklarer pasienten hva komplikasjonen består i, hvilke tiltak som er iverksatt og behandlingsplanen.

Presis dokumentasjon :
- **Detaljerte registreringer:** Sykepleieren dokumenterer nøyaktig komplikasjonen som oppstod, tiltakene som ble iverksatt og pasientens respons.

Etter- og videreutdanning :
- **Holde kompetansen oppdatert:** Sykepleiere må gjennomgå kontinuerlig opplæring for å holde seg oppdatert på den nyeste informasjonen om komplikasjoner i forbindelse med medisinske inngrep.

Håndtering av komplikasjoner i forbindelse med medisinske inngrep er avgjørende for å sikre pasientenes sikkerhet og velvære på intensivavdelingen. Sykepleierne må være årvåkne i overvåkingen etter inngrepet og være klare til å reagere raskt hvis det oppstår en komplikasjon, for å minimere risikoen og sikre høy kvalitet på pleien.

Effektiv kommunikasjon med teamet for å løse problemer
Effektiv kommunikasjon i det medisinske teamet er avgjørende for å løse problemer raskt og ivareta sikkerheten til intensivpasienter. Sykepleiere spiller en sentral rolle når det gjelder å koordinere tiltak og dele relevant informasjon med teammedlemmene. Dette avsnittet belyser viktigheten av effektiv kommunikasjon med teamet for å løse gjenopplivningsproblemer.

Presis rapport :
- **Overføring av informasjon:** Sykepleieren gir en nøyaktig og detaljert rapport om pasientens tilstand, tiltakene som er utført og reaksjonene som er observert under teamoverføringene.

Proaktiv kommunikasjon :
- **Tidlig identifisering av problemer:** Sykepleieren kommuniserer umiddelbart eventuelle bekymringer eller endringer i pasientens tilstand til teamet for rask håndtering.

Tverrfaglig samarbeid :
- **Deling av ekspertise:** Sykepleiere deler sin ekspertise og sine observasjoner med annet helsepersonell for å hjelpe dem med å ta informerte beslutninger.
- **Kollektiv beslutningstaking:** Sykepleieren deltar aktivt i teamdiskusjoner for å utvikle sammenhengende behandlingsplaner.

Problemløsning i sanntid :
- **Åpne utvekslinger:** Sykepleiere oppmuntrer til åpne og konstruktive utvekslinger mellom teammedlemmene for å identifisere og løse problemer raskt.

Beredskapsledelse :
- **Koordinering av innsatsen:** Sykepleieren koordinerer teamets innsats i en nødsituasjon for å sikre rask og organisert respons.

Kontinuerlig tilbakemelding :
- **Retrospektiv evaluering:** Sykepleieren deltar i teammøter for å evaluere tidligere tiltak og identifisere styrker og forbedringsområder.

Dokumentasjon og oppfølging :
- **Detaljerte opptegnelser:** Sykepleieren dokumenterer teamets diskusjoner, beslutninger og oppnådde resultater.

Etter- og videreutdanning :
- **Utvikling av kommunikasjonsferdigheter:** Sykepleiere må gjennomgå kontinuerlig opplæring for stadig å forbedre sine kommunikasjons- og problemløsningsferdigheter.

Effektiv kommunikasjon med teamet er et nøkkelelement i en vellykket behandling av intensivpasienter. Sykepleiere må være i stand til å dele informasjon klart og tydelig, samarbeide med annet helsepersonell og løse problemer raskt for å sikre konsekvent pleie av høy kvalitet.

Spesifikke nødsituasjoner på intensivavdelingen

Behandling av krampeanfall og status epilepticus
Håndtering av anfall og status epilepticus er en viktig ferdighet for intensivsykepleiere. Disse situasjonene kan være potensielt alvorlige og krever rask og riktig intervensjon for å forhindre ytterligere komplikasjoner. Dette avsnittet belyser viktigheten av håndtering av anfall og status epilepticus i forbindelse med gjenoppliving.

Identifisere tegnene på en krise :
- **Nøye observasjon:** Sykepleierne overvåker pasientene kontinuerlig for å oppdage tegn på begynnende anfall, for eksempel ufrivillige bevegelser eller endret bevissthet.

Innledende tiltak :
- **Pasientsikkerhet:** Sykepleieren sørger for at pasienten er trygg, for eksempel ved å forebygge skader under krisen.
- **Administrering av medisiner:** Hvis pasienten allerede står på antiepileptika, kan sykepleieren administrere foreskrevne legemidler for å stoppe anfallet.

État de mal épileptique :
- **Umiddelbar inngripen:** Sykepleieren handler raskt ved status epilepticus (langvarig anfall) for å unngå alvorlige konsekvenser.
- **Administrering av akuttmedisinering:** Sykepleieren kan administrere medisiner som diazepam eller midazolam for å stoppe status epilepticus.

Kontinuerlig overvåking :
- **Vitale tegn:** Sykepleieren overvåker pasientens vitale tegn under og etter krisen for å oppdage eventuelle endringer.

Teamkommunikasjon :
- **Innhenting av ekspertise:** Sykepleiere tar raskt kontakt med leger og andre teammedlemmer for å få råd og veiledning.

Støtte til pasienter og pårørende :
- **Empatisk kommunikasjon:** Sykepleieren beroliger pasienten og familien og forklarer situasjonen og behandlingen.

Presis dokumentasjon :
- **Detaljerte registreringer:** Sykepleieren dokumenterer kriseepisoden, tiltakene som er iverksatt og resultatene nøyaktig.

Etter- og videreutdanning :
- **Holde kompetansen oppdatert:** Sykepleiere må gjennomgå kontinuerlig opplæring for å holde seg oppdatert på de nyeste retningslinjene og praksisene for behandling av anfall og status epilepticus.

Håndtering av anfall og status epilepticus krever rask inngripen, grundig vurdering og gode kommunikasjonsferdigheter. Gjenopplivningssykepleiere må være forberedt på å reagere effektivt for å ivareta pasientens sikkerhet og velvære.

Intervensjon i tilfeller av massiv blødning eller koagulopati
Håndtering av massive blødninger og koagulasjonsforstyrrelser er en viktig ferdighet for intensivsykepleiere. Gjenopplivningspasienter kan ha økt risiko for blødninger eller koagulasjonsforstyrrelser, noe som krever rask intervensjon for å forhindre alvorlige komplikasjoner. Dette avsnittet belyser viktigheten av å gripe inn ved massive blødninger eller koagulasjonsforstyrrelser på intensivavdelingen.

Tidlig identifisering :
- **Kontinuerlig overvåking:** Sykepleieren overvåker pasienten kontinuerlig for tegn på blødning eller koagulasjonsforstyrrelser.
- **Vurdering av anamnese:** Sykepleieren tar opp pasientens sykehistorie, inkludert koagulasjonsforstyrrelser eller antikoagulerende medisiner.

Innledende tiltak :
- **Kompresjon:** Sykepleieren legger trykk på blødningsstedene for å redusere blødningen.
- **Elevasjon:** Hvis det er mulig, hever sykepleieren blødende kroppsdeler for å redusere blodstrømmen.

Administrering av blodprodukter :
- **Konsentrerte røde blodceller:** Sykepleieren kan gi konsentrerte røde blodceller for å behandle anemi og gjenopprette blodvolumet.
- **Trombocytter og plasma: Ved** koagulopati kan sykepleieren gi trombocytter og fersk frossen plasma for å forbedre koagulasjonen.

Tett oppfølging :
- **Vitale tegn:** Sykepleieren overvåker pasientens vitale tegn for å vurdere effekten av tiltakene.
- **Koagulasjonshastighet:** Sykepleieren overvåker resultatene av koagulasjonstester for å justere behandlingen.

Teamkommunikasjon :
- **Koordinering av tiltak :** Sykepleieren kommuniserer med det medisinske teamet for å koordinere tiltak og pasientens behov.

Pasientstøtte :
- **Empatisk kommunikasjon:** Sykepleieren kommuniserer med pasienten og familien for å forklare tiltakene og behandlingsmålene.

Presis dokumentasjon :
- **Detaljerte journaler:** Sykepleieren dokumenterer nøyaktig hvilke tiltak som er utført, hvilke produkter som er gitt og hvordan pasienten har reagert.

Etter- og videreutdanning :

- **Holde kompetansen oppdatert:** Sykepleiere må gjennomgå kontinuerlig opplæring for å holde seg oppdatert på de nyeste retningslinjene og praksisene for håndtering av massive blødninger og koagulasjonsforstyrrelser.

Håndtering av massive blødninger og koagulasjonsforstyrrelser krever en systematisk tilnærming, nøye overvåking og ferdigheter i administrering av blodprodukter. Intensivsykepleiere må være klare til å gripe inn raskt for å minimere risikoen og sikre pasientbehandling av høy kvalitet.

Behandling av akutt respirasjonsbesvær på grunn av obstruksjoner

Håndtering av akutt respirasjonssvikt på grunn av obstruksjon av luftveiene er en viktig ferdighet for intensivsykepleiere. Slike situasjoner kan raskt bli livstruende og krever umiddelbar og presis intervensjon for å gjenopprette ventilasjonen og forhindre alvorlige komplikasjoner. Dette avsnittet belyser viktigheten av å behandle akutt luftveisobstruksjon på intensivavdelingen.

Rask identifikasjon :

- **Kontinuerlig overvåking:** Sykepleieren overvåker pasienten kontinuerlig for tegn på luftveisobstruksjon.
- **Anamneseopptak:** Sykepleieren tar opp pasientens sykehistorie for å kartlegge potensielle risikoer for obstruksjon.

Innledende tiltak :

- **Frigjøring av luftveiene:** Sykepleieren kan utføre manøvrer for å frigjøre luftveiene, for eksempel ved å legge hodet på skrå eller løfte haken.
- **Aspirasjon av sekret:** Hvis pasienten har obstruktivt sekret, kan sykepleieren aspirere dette for å gjenopprette ventilasjonen.

Nødintubasjon :

- **Forberedelse av utstyr :** Sykepleieren kan forberede seg på å intubere pasienten i tilfelle alvorlig luftveisobstruksjon.
- **Administrering av medisiner:** Sykepleieren kan gi medisiner for å redusere hevelse i luftveiene og lette intubasjonen.

Mekanisk ventilasjon :
- **Endotrakeal intubasjon:** Ved behov kan sykepleieren utføre en intubasjon for å muliggjøre kontrollert mekanisk ventilasjon.

Tett oppfølging :
- **Vitale tegn:** Sykepleieren overvåker pasientens vitale tegn for å vurdere responsen på tiltak.

Teamkommunikasjon :
- **Koordinering av tiltak :** Sykepleieren kommuniserer med det medisinske teamet for å koordinere tiltak og få støtte.

Pasientstøtte :
- **Empatisk kommunikasjon:** Sykepleieren beroliger pasienten og familien og forklarer hvilke tiltak som er iverksatt og hva som er målet med behandlingen.

Presis dokumentasjon :
- **Detaljerte journaler:** Sykepleieren dokumenterer nøyaktig hvilke tiltak som er utført, hvilke produkter som er gitt og hvordan pasienten har reagert.

Etter- og videreutdanning :
- **Oppdatering av ferdigheter:** Sykepleiere må gjennomgå kontinuerlig opplæring for å holde seg oppdatert på de nyeste retningslinjene og praksisene for behandling av luftveisobstruksjoner.

Håndtering av akutt respirasjonssvikt på grunn av obstruksjoner krever rask inngripen, nøye vurdering og ferdigheter i mekanisk ventilasjon. Gjenopplivningssykepleiere må være forberedt på å handle raskt for å opprettholde ventilasjonen og ivareta pasientens sikkerhet.

Simulering og trening i akuttmedisinske nødsituasjoner

Bruk av simulering i beredskapsopplæring
Simulering har blitt et verdifullt verktøy for opplæring av intensivsykepleiere i akuttbehandling. Det gjør det mulig for sykepleierne å sette seg inn i realistiske og komplekse scenarier, forbedre beslutningsevnen og forberede seg på å reagere effektivt i reelle nødsituasjoner. I dette underkapittelet ser vi nærmere på betydningen av å bruke simulering i opplæringen i gjenoppliving.

Fordeler med simulering :
- **Praktisk læring:** Sykepleiere kan anvende sine teoretiske kunnskaper i reelle situasjoner, noe som øker deres forståelse og selvtillit.
- **Replikasjon av virkelige scenarier:** Simuleringer etterligner virkelige situasjoner, noe som gir sykepleierne en realistisk mulighet til å ta beslutninger og handle deretter.
- **Håndtering av følelser:** Sykepleiere kan lære å håndtere stress og følelser i stressende situasjoner i et kontrollert miljø.
- **Objektiv vurdering:** Instruktørene kan vurdere sykepleiernes prestasjoner på en objektiv og målrettet måte.

Opprette simuleringsscenarier :
- **Realistiske scenarier:** Simuleringsscenarier bør gjenspeile vanlige gjenopplivningssituasjoner, som hjertestans, respirasjonsbesvær og kramper.
- **Ulike nivåer:** Scenariene kan tilpasses sykepleiernes erfaringsnivå, fra nybegynnere til de mest erfarne.
- **Inkludering av detaljer:** Scenariene bør inneholde detaljer som vitale tegn, pasientens reaksjoner og eventuelle medisinske intervensjoner.

Ved hjelp av simulering :
- **Gruppeøkter:** Sykepleiere kan delta i gruppesimuleringsøkter for å samarbeide og lære av hverandre.

- **Øving:** Sykepleiere kan øve på simuleringsscenarier flere ganger for å forbedre ferdighetene og selvtilliten.
- **Debriefing:** Etter hver simulering gjennomføres det en debriefing der sykepleierne kan diskutere beslutningene som ble tatt, resultatene og forbedringspunktene.

Etter- og videreutdanning :
- **Regelmessig integrering:** Simuleringsøkter må regelmessig integreres i intensivsykepleiernes videreutdanning.
- **Oppdatering av scenarier:** Simuleringsscenarioer må oppdateres i tråd med ny praksis og de siste medisinske fremskrittene.

Bruk av simulering til opplæring i akuttbehandling på intensivavdelingen gir en verdifull mulighet til å forbedre sykepleiernes ferdigheter, reaksjonsevne og beslutningstaking. Dette gjør dem i stand til å håndtere en rekke ulike akuttsituasjoner på en effektiv måte, noe som sikrer høy kvalitet på omsorgen for gjenopplivningspasienter.

Simuleringsscenarier for å forbedre evnen til å reagere raskt
Simuleringsscenarier som er spesielt utviklet for å forbedre ferdighetene i rask respons, er svært viktige for gjenopplivningssykepleiere. Disse scenariene fokuserer på nødsituasjoner som krever umiddelbare beslutninger og handlinger. De gjør det mulig for sykepleierne å trene på å reagere raskt og effektivt, noe som bidrar til å ivareta pasientsikkerheten. I dette underkapittelet ser vi nærmere på betydningen av simuleringsscenarier som fokuserer på rask respons innen gjenoppliving.

Målsettinger for simuleringsscenarier for rask reaksjon :
- **Rask beslutningstaking:** Sykepleiere lærer å raskt vurdere situasjonen, identifisere prioriteringer og ta viktige beslutninger.
- **Stressmestring:** Simuleringsscenarier gjengir stressende situasjoner og hjelper sykepleierne med å håndtere stress og bevare roen.
- **Teamkoordinering:** Simuleringsscenarier oppmuntrer til effektiv koordinering med det medisinske teamet og fremmer kommunikasjon og samarbeid.

- **Anvendelse av ferdigheter:** Sykepleiere anvender sine ferdigheter innen gjenoppliving, for eksempel HLR-protokoller, justering av mekanisk ventilasjon eller håndtering av hjertestans.

Opprette simuleringsscenarier for rask reaksjon :
- **Realistiske scenarier:** Simuleringsscenariene bør simulere reelle nødsituasjoner, for eksempel hjertestans, plutselig åndedrettsstans, alvorlig arytmi eller alvorlig hypotensjon.
- **Ulike nivåer:** Scenariene kan tilpasses sykepleiernes erfaringsnivå, slik at alle kan føle seg utfordret.
- **Inkludering av detaljer:** Scenariene bør inneholde detaljer som vitale tegn, pasientens reaksjoner og den raske utviklingen av situasjonen.

Scenarioer for simulering av rask reaksjon :
- **Umiddelbar reaksjon:** Sykepleiere må reagere umiddelbart på tegn på en nødsituasjon og iverksette nødvendige tiltak.
- **Effektiv kommunikasjon:** Sykepleiere må kommunisere tydelig og koordinere tiltak med det medisinske teamet.
- **Rask beslutningstaking:** Sykepleiere må ta beslutninger raskt og i henhold til situasjonen, og bruke de riktige protokollene.
- **Vurdering og justering:** Sykepleiere vurderer hele tiden situasjonen, justerer tiltak og overvåker effektiviteten av sine handlinger.

Debriefing og læring :
- **Umiddelbar debriefing:** Etter hvert scenario gjennomføres det en debriefing der sykepleierne kan diskutere handlingene sine, resultatene og forbedringsområdene.
- **Repetisjon:** Simuleringsscenarier for rask reaksjon kan repeteres regelmessig for å styrke ferdigheter og reaksjonsevne.

Etter- og videreutdanning :
- **Regelmessig integrering:** Simuleringsscenarier for hurtigreaksjon må regelmessig integreres i etterutdanningen av gjenopplivningssykepleiere.
- **Tilpasning til fremskritt :** Scenarier må oppdateres for å gjenspeile ny praksis og de siste medisinske fremskrittene.

Bruk av simuleringsscenarier for rask respons er en viktig strategi for å forbedre gjenopplivningssykepleiernes ferdigheter i rask respons. Dette gjør dem i stand til å håndtere nødsituasjoner på en trygg, effektiv og sikker måte og gi gjenopplivningspasienter behandling av høy kvalitet.

Tilbakemeldinger og justeringer basert på simuleringer
Tilbakemeldinger og justeringer basert på simuleringer spiller en viktig rolle i den kontinuerlige forbedringen av gjenopplivningssykepleiernes ferdigheter. Etter hver simulering er det nødvendig med en grundig refleksjon over utførelsen, slik at sykepleierne kan ta lærdom, korrigere feil og forbedre ferdighetene sine. I dette underkapittelet ser vi nærmere på betydningen av tilbakemeldinger og justeringer basert på gjenopplivningssimuleringer.

Tilbakemeldingsprosess :
- **Umiddelbar debriefing:** Etter hver simulering holdes det en debriefing der sykepleierne diskuterer hva de har gjort, hvilke resultater de har oppnådd og hva som kan forbedres.
- **Åpen diskusjon:** Sykepleierne har mulighet til å dele sine observasjoner, tanker og utfordringer under simuleringen.
- **Konstruktive tilbakemeldinger:** Instruktørene gir konstruktive tilbakemeldinger på prestasjonene og fremhever styrker og forbedringsområder.

Kritisk analyse:
- **Evaluering av beslutninger :** Sykepleierne analyserer beslutningene som er tatt, og vurderer om de var hensiktsmessige i forhold til situasjonen.
- **Identifisere feil: Feil** eller forbedringsområder identifiseres og diskuteres åpent.

Justeringer basert på simuleringer :
- **Revisjon av prosedyrer:** Protokoller og prosedyrer kan revideres på grunnlag av simuleringsresultater for å forbedre ytelsen.
- **Målrettet opplæring:** Sykepleiere kan få målrettet opplæring på spesifikke områder der det er behov for forbedringer.

- **Gjentatt øvelse:** Simuleringsscenarier som avdekker svakheter, kan gjentas for å styrke ferdighetene.

Bygge videre på sterke sider :
- **Anerkjennelse av** gode prestasjoner**: Gode** prestasjoner anerkjennes og brukes som et positivt eksempel for andre teammedlemmer.
- **Deling av beste praksis:** Sykepleiere deler vellykkede tilnærminger og effektive strategier med sine kolleger.

Kontinuerlig forbedringssyklus :
- **Regelmessig integrering:** Tilbakemeldinger og justeringer basert på simuleringer må regelmessig integreres i intensivsykepleiernes videreutdanning.
- **Trendanalyse:** Simuleringsresultater kan analyseres på lang sikt for å identifisere trender og områder som krever spesiell oppmerksomhet.

Bruk av tilbakemeldinger og justeringer basert på gjenopplivningssimuleringer bidrar til kontinuerlig forbedring av sykepleiernes ferdigheter og prestasjoner. Dette fremmer en kultur for læring, refleksjon og tilpasning, noe som sikrer at gjenopplivningssykepleiere leverer behandling av høyeste kvalitet til pasientene.

Analyse etter hendelser og kontinuerlig forbedring

Gjennomgang av kritiske hendelser for å identifisere forbedringsområder

Gjennomgang av kritiske hendelser er en viktig del av den kontinuerlige forbedringen av sikkerheten og kvaliteten på gjenopplivningsbehandling. Formålet er å undersøke i detalj uønskede hendelser som har oppstått under behandlingen, og å identifisere forbedringsområder for å forebygge fremtidige problemer. I dette underkapittelet utforskes betydningen av gjennomgang av kritiske hendelser i forbindelse med medisinsk gjenoppliving.

Mål for gjennomgang av kritiske hendelser :
- **Dybdeanalyse:** Undersøk kritiske hendelser i detalj for å forstå underliggende årsaker og medvirkende faktorer.
- **Identifisering av mangler: Identifiser** områder der det er behov for forbedringer i protokoller, ferdigheter og prosesser.
- **Forebygge** gjentakelser: **iverksette** tiltak for å unngå lignende hendelser i fremtiden.

Prosess for gjennomgang av kritiske hendelser :
- **Informasjonsinnhenting:** Innhenting av informasjon om den aktuelle hendelsen, inkludert kliniske detaljer, omstendigheter, iverksatte tiltak og utfall.
- **Rotårsaksanalyse:** Bruk analytiske metoder, for eksempel rotårsaksanalyse, for å identifisere de faktorene som bidro til hendelsen.
- **Identifisere forbedringsområder:** Identifiser spesifikke områder der det kan gjøres forbedringer for å forhindre lignende hendelser.

Gjennomføring av forbedringer :
- **Endring av rutiner:** Hvis hendelsen avdekker mangler i rutinene, kan det gjøres justeringer for å forbedre de kliniske prosessene.
- **Opplæring og utdanning:** Sykepleiere kan få ytterligere opplæring eller målrettet veiledning for å styrke de nødvendige ferdighetene.
- **Kommunikasjon og deling av erfaringer:** Erfaringer fra gjennomgangen av kritiske hendelser kan deles med teamet for å forbedre den kollektive praksisen.

En kultur for læring og myndiggjøring :
- **Oppmuntre til å rapportere hendelser:** Skap en kultur som oppmuntrer fagpersoner til å rapportere hendelser uten frykt for represalier.
- **Kontinuerlig læring:** Bruk hendelser som læringsmuligheter for hele teamet.
- **Felles ansvar:** Å involvere teamet i å identifisere problemer og finne løsninger.

Proaktiv forebygging :
- **Prospektiv analyse:** Bruke informasjonen fra hendelsesgjennomgangen til å forutse potensielle problemer og iverksette forebyggende tiltak.
- **Kontinuerlig overvåkning: Implementer** overvåkningsmekanismer for å oppdage tidlige signaler om lignende hendelser.

Gjennomgang av kritiske hendelser innen medisinsk gjenoppliving spiller en avgjørende rolle for å forbedre sikkerheten og kvaliteten på behandlingen. Ved å ha en proaktiv tilnærming til identifisering og korrigering av problemer kan gjenopplivningsteamene tilby behandling av høy kvalitet og opprettholde en kultur for kontinuerlig forbedring.

Opprettelse av oppfølgingsprotokoller etter en akuttsituasjon på intensivavdelingen

Det er viktig å implementere oppfølgingsprotokoller etter en akuttinnleggelse på intensivavdelingen for å sikre at pasientene får fullstendig og optimal behandling. Disse protokollene har som mål å overvåke pasientens fremgang, identifisere potensielle komplikasjoner og sikre at behandlingen fortsetter å oppfylle pasientens behov. Dette underkapittelet tar for seg viktigheten av og komponentene i oppfølgingsprotokoller etter et akuttopphold på intensivavdelingen.

Mål for overvåkingsprotokollene :
- **Kontinuerlig overvåking:** Overvåking av vitale tegn og kliniske parametere for å oppdage tidlige endringer.
- **Tidlig identifisering av komplikasjoner: Identifiser** potensielle komplikasjoner knyttet til den medisinske nødsituasjonen og grip raskt inn.
- **Tilpasning av** behandlingen : Justering av behandlinger og tiltak i henhold til pasientens respons.

Komponenter i overvåkingsprotokoller :
- **Hyppighet av vurderinger :** Definer vurderingsfrekvensen i henhold til alvorlighetsgraden av nødsituasjonen og pasientens tilstand.
- **Parametere som skal overvåkes:** Inkluder vitale tegn, resultater fra laboratorietester, relevante organfunksjoner og andre viktige indikatorer.

- **Målrettede intervensjoner:** Planlegg spesifikke tiltak ved unormale variasjoner i de overvåkede parametrene.

Implementering av overvåkingsprotokoller :
- **Tverrfaglig kommunikasjon:** Involvering av leger, sykepleiere og andre teammedlemmer i implementeringen av overvåkningsprotokoller.
- **Nøyaktig dokumentasjon:** Registrer systematisk resultatene av vurderinger og tiltak i pasientens journal.
- **Samarbeid med pasienten og familien:** Informere pasienten og familien om oppfølgingsprotokoller og deres rolle i prosessen.

Kontinuerlig vurdering :
- **Regelmessig gjennomgang:** Vurder regelmessig effektiviteten av overvåkningsprotokollene og tilpass dem til pasientens skiftende behov.
- **Analyse av resultater:** Analysere resultatene av oppfølgingen for å vurdere effekten av tiltakene og endringer i pasientens tilstand.

Kontinuerlig forbedring:
- **Refleksjon over resultatene:** Bruk oppfølgingsdata til å reflektere over mulige forbedringer av de opprinnelige gjenopplivningsprotokollene.
- **Tilpasning av protokoller:** Hvis det oppstår komplikasjoner eller problemer under oppfølgingen, bør du vurdere å endre gjenopplivningsprotokollene for å unngå lignende problemer i fremtiden.

Opplæring av personale og pasienter:
- **Opplæring av personalet:** Sørg for at teammedlemmene forstår overvåkingsprotokollene og vet hvordan de skal implementeres.
- **Involvere pasienten:** Informere pasienter og pårørende om overvåkingsprosessen, hvilke tegn de skal være oppmerksomme på og hva de skal gjøre.

Implementering av oppfølgingsprotokoller etter en akuttinnleggelse på intensivavdelingen sikrer en smidig overgang til postakuttbehandling og bidrar til en nøye, kontinuerlig overvåking av pasientene. Disse protokollene fremmer positive resultater og optimal rekonvalesens, samtidig som sikkerheten og kvaliteten på behandlingen opprettholdes.

Integrering av erfaringene i den daglige praksisen
Integrering av lærdom fra erfaringer og kritiske situasjoner i den daglige praksisen på intensivavdelingen er en viktig del av den kontinuerlige forbedringen av pleien. Dette innebærer at man aktivt bruker kunnskap fra tidligere hendelser til å forbedre protokoller, ferdigheter og prosesser. Dette underkapittelet tar for seg viktigheten av denne integreringen og hvordan den kan gjennomføres på en effektiv måte.

Betydningen av å integrere erfaringer :
- **Forebygge gjentakelse:** Ved å ta lærdom av tidligere hendelser er det mulig å forhindre at de samme feilene skjer igjen.
- **Forbedring av protokoller:** Erfaringene kan bidra til å justere og forbedre eksisterende protokoller for bedre håndtering av fremtidige situasjoner.
- **Kompetanseheving:** Ved å bruke erfaringene som er gjort, styrkes teamets ferdigheter og evne til å håndtere ulike nødsituasjoner.

Strategier for innarbeiding av erfaringer :
- **Protokolloppdateringer:** Oppdatering av kliniske protokoller ved å innarbeide ny kunnskap og justere prosedyrer i tråd med erfaringene.
- **Løpende opplæring:** Tilby opplæring basert på tidligere hendelser for å styrke teamets ferdigheter og beslutningstaking.
- **Simuleringsscenarier:** Gjenskape nødscenarier basert på tidligere hendelser for å teste nye tilnærminger og forbedringer.
- **Tilbakemelding:** Organiser tilbakemeldingsmøter der teammedlemmene deler sine observasjoner og diskuterer hva de har lært.

Integrasjonsprosess :
- **Dybdegående analyse:** Undersøk tidligere hendelser i detalj for å forstå de bakenforliggende årsakene og de medvirkende faktorene.

- **Identifiser forbedringsområder:** Identifiser spesifikke områder der det er behov for endringer for å unngå tidligere feil.
- **Forbedringsplanlegging:** Utvikle en handlingsplan for å innarbeide erfaringene i protokoller, opplæring og praksis.

Kommunikasjon og samarbeid :
- **Deling av erfaringer:** Del erfaringer med hele gjenopplivningsteamet for å sikre at alle drar nytte av ny kunnskap.
- **Tverrfaglig samarbeid:** Å involvere alle medlemmer av teamet, inkludert leger, sykepleiere og teknikere, i integreringen av undervisningen.

Overvåking og evaluering :
- **Evaluering av effektiviteten:** Overvåk resultatene etter at lærdommen er innarbeidet for å finne ut om forbedringene har hatt en positiv effekt.
- **Justering ved behov:** Hvis resultatene er utilfredsstillende, må fremgangsmåten vurderes på nytt og justeres deretter.

Integrering av erfaringene i den daglige gjenopplivningspraksisen sikrer at erfaringene ikke går i glemmeboken, men omsettes til konkrete tiltak for kontinuerlig å forbedre pasientbehandlingen. Dette styrker kulturen for læring og kontinuerlig forbedring i gjenopplivingsteamet.

Kapittel 7

Psykososial omsorg på intensivavdelingen

Kommunikasjon med bevisstløse eller intuberte pasienter

Viktigheten av å kommunisere, selv om man ikke får noe svar
Kommunikasjon er en hjørnestein i gjenopplivningsbehandlingen, selv når pasienten ikke kan svare eller er bevisstløs. Dette underkapittelet tar for seg den avgjørende betydningen av å opprettholde en konstant og hensiktsmessig kommunikasjon, selv når pasienten ikke kan svare.

Opprettholde forbindelsen :
- **Beroligelse for pasienten:** Selv om pasienten ikke kan svare, kan han eller hun være klar over situasjonen. Beroligende, empatisk kommunikasjon kan bidra til å redusere stress og angst.
- **Familie og nære venner:** Ved å kommunisere med pasienten, selv om det ikke kommer noe svar, viser du familie og nære venner at pasienten behandles med respekt og verdighet.

Observasjon av ikke-verbale tegn :
- **Ansiktsuttrykk:** Selv når pasienten er bevisstløs, kan ansiktsuttrykk gi indikasjoner på pasientens følelsesmessige tilstand.
- **Ufrivillige bevegelser:** Ufrivillige bevegelser kan gi indikasjoner på pasientens komfort eller ubehag.

Vi setter scenen:
- **Informasjon til teamet:** Løpende kommunikasjon gir det medisinske teamet nyttig informasjon for å vurdere pasientens reaksjoner på behandlingen og justere tiltakene deretter.
- **Felles beslutningstaking:** Involver familie og venner i beslutningsprosessen ved å forklare behandlinger og mulige alternativer, selv om pasienten ikke er i stand til å svare.

Psykososial støtte :
- **Empati og medfølelse: Medfølende** kommunikasjon kan styrke båndet mellom pasienter, pårørende og helsepersonell og skape et støttende miljø.
- **Informasjon til pårørende: Å** forklare situasjonen og hva som gjøres, kan bidra til å dempe familiens bekymring og gi dem betryggende informasjon.

Respekt for verdighet :
- **Humaniserende omsorg:** Ved å snakke med pasienten, selv om han eller hun ikke kan svare, bekrefter du pasientens verdighet og status som individ.
- **Etikk og respekt:** Å behandle pasienter med respekt og omtanke, selv om det ikke foreligger noe svar, er i tråd med de etiske prinsippene for legeyrket.

Tilpasset kommunikasjon :
- **Bruk av tale: Å** snakke til pasientene som om de var ved bevissthet kan bidra til å opprettholde et varmt og menneskelig miljø.
- **Forklar** hva du gjør : Fortell pasienten hva du gjør, for eksempel endrer stilling eller justerer medisinsk utstyr.

Kontinuerlig og hensiktsmessig kommunikasjon, selv når pasienten ikke er i stand til å svare, viser en dyp respekt for menneskeverdet og styrker pasientsentrert omsorg. Det skaper en atmosfære av tillit, forståelse og støtte, ikke bare for pasienten, men også for pårørende og det medisinske teamet.

Bruk av gester og tegn for å etablere kontakt
Når verbal kommunikasjon ikke er mulig på grunn av gjenopplivingspasientens tilstand, kan bruk av gester og tegn spille en viktig rolle når det gjelder å etablere kontakt, formidle informasjon og gi følelsesmessig støtte. Dette underkapittelet tar for seg viktigheten av å bruke gester og tegn når man kommuniserer med bevisstløse gjenopplivningspasienter.

Transportkomfort :
- **Å holde hender:** En enkel gest som å holde en pasient i hånden kan formidle medfølelse, trøst og omsorgsfull tilstedeværelse.

- **Varsomme kjærtegn:** Varsomme kjærtegn på pasientens arm eller panne kan bidra til å lindre og berolige, selv om pasienten ikke kan svare.

Kommunikasjon med øynene :
- **Medfølende blikk:** Å ha øyekontakt med mildhet og medfølelse kan bety at pasienten føler seg ivaretatt og forstått.
- **Smil:** Et varmt smil kan oppfattes selv av ubevisste pasienter og kan skape en følelse av trygghet.

Fysiske reaksjoner :
- **Reaksjoner på stimuli:** Observer pasientens fysiske reaksjoner på stimuli for å vurdere bevissthetstilstand og komfort.
- **Bruk av tegn:** Bruk tegn som å nikke eller blunke for å stille enkle spørsmål eller få et binært svar.

Kommunikasjon med familiene :
- **Forklaringer ved hjelp av gester:** Bruk gester til å forklare prosedyrer for pårørende og involvere dem i pasientbehandlingen.
- **Deling av følelser:** Uttrykksfulle gester kan bidra til å dele følelser med familien og forsterke den emosjonelle støtten.

Anerkjenner din tilstedeværelse :
- **Gå inn i rommet med respekt:** Ta deg tid til å gå inn i rommet og vis at du anerkjenner pasienten som et individ.
- **Annonser din tilstedeværelse:** Selv om pasienten ikke er i stand til å svare, bør du annonsere din tilstedeværelse forsiktig for å respektere pasientens plass.

Forståelse av grenser :
- **Respekt for signaler om ubehag:** Vær oppmerksom på pasientens signaler om fysisk ubehag og tilpass handlingene dine deretter.
- **Unngå å invadere** pasientens rom**:** Respekter pasientens rom og unngå påtrengende bevegelser.

Bruk av gester og tegn i kommunikasjonen med bevisstløse pasienter på intensivavdelingen kan skape et empatisk bånd og gi betydelig trøst. Disse gestene viser respekt for pasientens verdighet og psykososiale behov, i tillegg til emosjonell støtte til familie og pårørende.

Involvering av pårørende i kommunikasjonen med pasienten
I forbindelse med medisinsk gjenoppliving kan det å involvere pårørende i kommunikasjonen med pasienten være en kilde til trøst og støtte for både pasienten og familien. Selv når pasienten er bevisstløs, kan pårørendes tilstedeværelse og involvering ha en positiv innvirkning på opplevelsen for alle involverte. I dette underkapittelet ser vi nærmere på fordelene ved og fremgangsmåtene for å involvere pårørende i kommunikasjonen med gjenopplivningspasienten.

Fordeler med å involvere familie og venner :
- **Emosjonell støtte:** Tilstedeværelsen av pårørende kan gi pasienten en følelse av trøst og støtte, selv om de ikke er i stand til å svare.
- **Redusert angst:** Pårørende kan føle seg trygge når de vet at pasienten er omgitt av oppmerksomhet og omsorg.
- **Menneskeliggjøring av omsorgen:** Å involvere pårørende bidrar til å menneskeliggjøre intensivmiljøet ved å understreke at pasienten er en person med følelsesmessige bånd.
- **Samarbeid i beslutningsprosessen:** Pårørende kan føle seg mer involvert i beslutningsprosessen, selv om pasienten ikke kan delta aktivt.

Tilnærminger til involvering av pårørende :
- **Forklar prosedyrer:** Selv om pasienten er bevisstløs, må du forklare prosedyrer og inngrep til pårørende slik at de forstår hva som skjer.
- **Svar på spørsmål:** Pårørende kan ha spørsmål om pasientens tilstand og nåværende behandling. Ta deg tid til å besvare dem med empati.
- **Be om tillatelse:** Når en operasjon er nødvendig, må du be om tillatelse fra dine nærmeste og informere dem om fordeler og risikoer.
- **Aktiv lytting:** Lytt til de pårørendes bekymringer og følelser. Bare det å bli hørt kan virke beroligende.

Deling av informasjon :
- **Endringer i pasientens tilstand:** Hold familie og venner informert om eventuelle endringer i pasientens tilstand, selv om nyhetene ikke alltid er positive.
- **Inkluder familiemedlemmer i pleieplaner:** Involver familiemedlemmer i diskusjoner om pleieplaner og mulige alternativer.
- **Medisinske beslutninger:** Når det skal tas en viktig medisinsk beslutning, bør du involvere dine nærmeste så mye som mulig.

Grenser for involvering av familie og venner :
- **Respekt for personvernet:** Sørg for at du respekterer pasientens personvern og ikke deler sensitiv informasjon uten tillatelse.
- **Følelsesmessige reaksjoner:** Personer som står deg nær, kan få sterke følelsesmessige reaksjoner. Vær forberedt på å tilby ekstra støtte om nødvendig.
- **Beslutningstaking:** I visse situasjoner kan det være vanskelig for pårørende å ta objektive beslutninger på grunn av følelser. Det er viktig å ta hensyn til deres velvære og evne til å bidra til beslutninger.

Å involvere pårørende i kommunikasjonen med intensivpasienten kan fremme et pasientsentrert pleiemiljø og støtte de psykososiale behovene til alle involverte. Denne respektfulle og samarbeidsorienterte tilnærmingen kan bidra til å skape en følelse av støtte og gjensidig forståelse i en ofte vanskelig tid.

Støtte til familier og pårørende på intensivavdelingen

Sykepleiere spiller en avgjørende rolle når det gjelder å gi emosjonell støtte til familiene.
Som intensivsykepleier spiller du en viktig rolle når det gjelder å gi emosjonell støtte til pasientenes familier. Kriser og usikkerhet kan være overveldende for familiene, og din empatiske tilstedeværelse og dine kommunikasjonsevner kan være til stor trøst. I dette avsnittet ser vi nærmere på hvordan sykepleiere kan ta på seg denne viktige rollen som støtte for familiene til gjenopplivningspasienter.

Medfølende tilstedeværelse :
- **Lytt nøye:** Ta deg tid til å lytte til familiens bekymringer, spørsmål og følelser på en aktiv og empatisk måte.
- **Validere følelser:** Forsikre familiene om at deres følelser, enten det er frykt, angst eller tristhet, er normale og respekteres.

Tydelig kommunikasjon :
- **Forklare prosedyrer:** Beskriv medisinske prosedyrer, intervensjoner og pasientens tilstand på en forståelig og ærlig måte.
- **Videreformidling av informasjon:** Informer pårørende om endringer i pasientens tilstand i god tid, men unngå å overøse dem med informasjon.

Beslutningsstøtte :
- **Forklar alternativene:** Hjelp familiene med å forstå de ulike behandlingsalternativene og mulige konsekvenser, slik at de kan ta informerte beslutninger.
- **Respekter pasientens ønsker:** Hvis det er mulig, bør du respektere pasientens ønsker om behandling og dele denne informasjonen med familien.

Løpende støtte :
- **En trøstende tilstedeværelse:** Vær tilgjengelig for familiene, enten det er for å svare på spørsmål, berolige dem eller bare være der når de trenger deg.
- **Tilby ressurser:** Henvise familier til informasjon og støtteressurser som støttegrupper eller rådgivere.

Håndtering av følelser :
- **Håndtering av følelsesmessige reaksjoner:** Forutse og forstå at familiene kan uttrykke en rekke ulike følelser, fra sinne til tristhet og frustrasjon.
- **Støtte i nødsituasjoner:** Tilby en skulder å gråte på, en hånd å holde i eller rett og slett et rom der familiene kan uttrykke sin nød.

Respekt for konfidensialitet :
- **Målt informasjon:** Del informasjon om pasientens tilstand på en respektfull måte som overholder retningslinjene for konfidensialitet.

- **Grenser for informasjon:** Forklar tydelig hva du kan og ikke kan dele av medisinsk informasjon.

Post mortem :
- **Støtte etter dødsfall:** Etter et dødsfall på intensivavdelingen tilbyr vi emosjonell støtte til pårørende og hjelper dem gjennom sorgprosessen.
- **Gi informasjon:** Forklar prosessen etter dødsfallet, for eksempel obduksjonsprosedyrer og begravelsesarrangementer.

Din rolle som emosjonell støttespiller for familiene er svært viktig for å skape et medfølende, pasientsentrert pleiemiljø. Din empati, tydelige kommunikasjon og trøstende tilstedeværelse kan hjelpe familiene gjennom vanskelige tider og få dem til å føle seg støttet på reisen.

gi ærlig og forståelig informasjon til pårørende
I forbindelse med medisinsk gjenoppliving er kommunikasjon med pårørende en viktig oppgave for sykepleiere. Det er viktig å gi ærlig, åpen og forståelig informasjon for å hjelpe familiene til å forstå situasjonen til den de er glad i, og til å ta informerte beslutninger. Dette underkapittelet tar for seg viktigheten av å gi tydelig og ærlig informasjon til pårørende og presenterer retningslinjer for effektiv kommunikasjon.

Betydningen av ærlig kommunikasjon :
- **Skape tillit:** Å gi ærlig informasjon skaper et grunnlag for tillit hos familiene, noe som er viktig i vanskelige tider.
- **Informert beslutningstaking:** Pårørende må forstå situasjonen for å kunne ta beslutninger om pasientens pleie og behandling.
- **Redusere angst:** Tydelig og presis informasjon bidrar til å redusere familiens angst ved å gi dem et realistisk bilde av situasjonen.

Retningslinjer for effektiv kommunikasjon :
- **Bruk et enkelt språk:** Unngå medisinsk sjargong og bruk et enkelt og forståelig språk for å forklare prosedyrer og pasientens tilstand.

- **Forklar prosedyrer:** Før du utfører en operasjon eller prosedyre, må du forklare formålet med den, hvordan den utføres og de potensielle risikoene.
- **Lytt til spørsmålene deres:** Oppmuntre familiene til å stille spørsmål, og ta deg tid til å svare ærlig på dem.
- **Unngå å ta for gitt:** Ikke ta for gitt at familiene allerede har forstått alt. Spør om de har spørsmål eller trenger mer informasjon.
- **Vær forberedt:** Før du snakker med familiene, må du sørge for at du forstår den medisinske situasjonen og har nøyaktig informasjon å dele.
- **Gi realistisk informasjon:** Unngå å gi falske forhåpninger og gi realistisk informasjon om hvordan pasientens tilstand kan utvikle seg.
- **Behold roen og vis medfølelse: Behold roen** og vis medfølelse med familiene, selv i stressende situasjoner.

Svar på vanskelige spørsmål :
- **Vær ærlig, men følsom:** Hvis familien stiller vanskelige spørsmål, bør du svare ærlig og samtidig ta hensyn til følelsene deres.
- **Innrøm dine begrensninger:** Hvis du ikke vet svaret på et spørsmål, si det. Lov å innhente nødvendig informasjon fra det medisinske teamet.
- **Henvise til andre ressurser:** Ved behov kan du henvise familiene til rådgivere eller sosialarbeidere for ytterligere emosjonell støtte.

Oppfølging og tilbakemelding :
- **Sjekk forståelsen: Be** familien om å gjenta det de har forstått for å sikre at informasjonen er tydelig formidlet.
- **Gi regelmessige oppdateringer:** Hold pårørende informert om endringer i pasientens tilstand og den medisinske utviklingen.
- **Be om tilbakemelding: Spør** familiene om de har noen bekymringer eller tilleggsspørsmål om informasjonen de har fått.

Ærlig og åpen kommunikasjon med pårørende er en viktig del av gjenopplivningsomsorgen. Din evne til å forklare situasjonen med empati og klarhet bidrar til å skape et miljø preget av støtte og gjensidig forståelse i vanskelige tider.

Respekt for kulturelle og religiøse overbevisninger i støtten til familier

Respekt for kulturell og religiøs tro er grunnleggende for å kunne gi effektiv emosjonell støtte til familiene til gjenopplivningspasienter. Hver enkelt familie kan ha unike overbevisninger som påvirker deres holdninger til sykdom, død og medisinsk behandling. Som gjenopplivningssykepleier er det viktig å forstå og respektere disse holdningene for å kunne gi medfølende og hensiktsmessig støtte. Dette underkapittelet tar for seg viktigheten av å respektere familiens kulturelle og religiøse overbevisninger og gir retningslinjer for en respektfull tilnærming.

Betydningen av å respektere tro:
- **Kultur og religion:** Kulturelle og religiøse overbevisninger påvirker familiens verdier, beslutninger og preferanser når det gjelder medisinsk behandling.
- **Personlig tilpasset støtte:** Respekt for tro bidrar til å skape personlig tilpasset emosjonell støtte som er skreddersydd for hver enkelt familie.
- **Bygge tillit:** Respekt for holdninger bygger tillit mellom sykepleiere og familier, noe som kan forbedre kommunikasjonen og samarbeidet.

Retningslinjer for respekt for tro :
- **Aktiv lytting:** Når familiene forteller hva de mener, bør du lytte aktivt og ta hensyn til det de sier.
- **Still åpne spørsmål:** Oppmuntre familiene til å dele sine oppfatninger ved å stille åpne, ikke-ledende spørsmål.
- **Vis empati: Vis** forståelse og empati for de oppfatningene som kommer til uttrykk, selv om de avviker fra dine egne.
- **Vær nøytral:** Unngå å dømme eller kritisere oppfatninger, selv om de er forskjellige fra dine egne.

Oppfatninger om medisinsk behandling :
- **Behandlingsbeslutninger:** Respekter behandlingsbeslutninger basert på religiøs overbevisning, selv om de ser ut til å avvike fra vanlig medisinsk praksis.
- **Integrering i pleien:** Hvis det er mulig, bør du forsøke å integrere religiøse eller kulturelle praksiser i pleien, for eksempel bønn eller spesielle kostvaner.

- **Koordinering med teamet:** Samarbeide med det medisinske teamet for å finne løsninger som respekterer ulike oppfatninger samtidig som pasientsikkerheten ivaretas.

Forestillinger om død og sorg :
- **Begravelsesritualer:** Respekter familiens ønsker om begravelsesritualer som er spesifikke for deres kultur eller religion.
- **Sorgpraksis** : Forstå at familier kan ha spesifikke sorgpraksiser, for eksempel lengre sorgperioder eller spesielle ritualer.
- **Støtte etter døden:** Tilby emosjonell støtte etter pasientens død, med respekt for familiens tro på livet etter døden.

Respektfull kommunikasjon :
- **Passende begreper:** Bruk begreper som respekterer familiens religiøse og kulturelle tro.
- **Inkluderende språk:** Bruk et inkluderende språk som respekterer mangfoldet i tro og praksis.
- **Forklar begrensninger:** Hvis troen din er i konflikt med viktige medisinske rutiner, må du forklare årsakene til begrensningene på en medfølende måte.

Å respektere familiens kulturelle og religiøse overbevisninger krever åpenhet, sensitivitet og et oppriktig ønske om å forstå. Ved å integrere disse verdiene i den emosjonelle støtten skaper du et pleiemiljø som virkelig er pasientsentrert og respekterer mangfoldet.

Håndtering av sorg og livets sluttfase på intensivavdelingen

Støtte til pårørende og pasienter i livets sluttfase
Å støtte familier og pasienter i livets sluttfase er en av de vanskeligste og viktigste oppgavene for intensivsykepleiere. Dette er en emosjonell og følsom tid, og sykepleierens rolle er å tilby medfølende støtte og hjelpe familiene gjennom denne vanskelige perioden. Dette underkapittelet tar for seg viktigheten

av støtte ved livets slutt, utfordringene knyttet til dette og foreslår retningslinjer for effektiv og medfølende støtte.

Betydningen av støtte ved livets slutt :
- **Verdighet og respekt:** Støtte ved livets slutt gjør det mulig for pasienter og pårørende å møte situasjonen med verdighet og respekt.
- **Trøst og støtte: Å** tilby emosjonell støtte bidrar til å dempe angsten, frykten og isolasjonen som kan oppstå ved livets slutt.
- **Forberedelse og aksept:** Støtte kan hjelpe familien til å forberede seg på det forestående tapet og finne måter å akseptere denne virkeligheten på.

Utfordringene ved omsorg ved livets slutt :
- **Balanse mellom støtte og profesjonell distanse: Det kan** være en utfordring å finne den rette balansen mellom medmenneskelighet og respekt for profesjonell distanse.
- **Håndtering av følelser:** De intense følelsene til pasienter og pårørende kan noen ganger være vanskelige å håndtere for sykepleiere.
- **Kommunikasjon: Det kan** være vanskelig å finne de rette ordene for å berolige familien og samtidig være ærlig.

Retningslinjer for medmenneskelig ledsagelse :
- **Lytt oppmerksomt:** La pasienter og pårørende uttrykke følelser, frykt og bekymringer.
- **Skap et beroligende miljø:** Sørg for at miljøet er rolig og behagelig for pasienter og pårørende.
- **Vær til stede:** Å være fysisk og følelsesmessig til stede er ofte den beste støtten du kan gi.
- **Gi informasjon:** Svar ærlig og forsiktig på spørsmål og gi informasjon som er tilpasset situasjonen.
- **Respekter ønsker:** Respekter pasientens og familiens ønsker om behandling og tiltak.
- **Sørg for at pasienten har det komfortabelt: Sørg for at** pasienten har det komfortabelt ved å justere stilling, smerte og symptomer ved behov.
- **Koordinere besøk: Koordiner** besøk fra familie og venner i henhold til pasientens ønsker og tilstand.
- **Tilby ressurser:** Henvis familiene til psykologiske eller åndelige støtteressurser ved behov.

- **Tilby minner:** Oppfordre familien til å dele minner og historier med pasienten, hvis det er hensiktsmessig.

Etter dødsfallet :
- **Tilby tid:** Gi de pårørende mulighet til å tilbringe tid sammen med den avdøde og ta farvel.
- **Tilby informasjon:** Forklar de neste trinnene, for eksempel begravelsesprosedyrer og overlevering av dokumenter.
- **Gi følelsesmessig støtte:** Vær tilgjengelig for å g i følelsesmessig støtte til familien etter dødsfallet.

Støtte ved livets slutt krever dyp medfølelse, oppmerksom lytting og sensitivitet overfor pasientens og de pårørendes behov og følelser. Ved å tilby medfølende støtte kan du bidra til å gjøre denne vanskelige tiden mer utholdelig for alle involverte.

Etisk beslutningstaking og respekt for pasientens ønsker
Etisk beslutningstaking og respekt for pasientens ønsker står sentralt i intensivomsorgen, spesielt i livets sluttfase. Sykepleiere spiller en avgjørende rolle når det gjelder å hjelpe pasienter og pårørende med å ta beslutninger i tråd med pasientens verdier og ønsker. I dette underkapittelet utforskes betydningen av etisk beslutningstaking og respekt for pasientens ønsker, samt retningslinjer for disse komplekse prosessene.

Betydningen av etisk beslutningstaking :
- **Respekt for autonomi:** Etisk beslutningstaking respekterer pasientens rett til å ta egne valg når det gjelder medisinsk behandling.
- **Rettferdighet:** Etisk beslutningstaking har som mål å sikre rettferdig behandling for alle pasienter.
- **Konfliktforebygging:** Ved å følge etiske prinsipper kan du forebygge konflikter mellom pasientens ønsker, familiens verdier og medisinske rutiner.

Retningslinjer for etisk beslutningstaking :
- **Informere og utdanne:** Gi pasienter og pårørende omfattende og forståelig informasjon om behandlingsalternativer, risikoer og fordeler.

- **Respektere autonomi: Ta hensyn til** pasientens ønsker og preferanser, og respekter pasientens rett til selvbestemmelse.
- **Identifisere verdier:** Diskuter pasientens personlige verdier og overbevisninger som grunnlag for beslutningstaking.
- **Vurder beslutningsevnen:** Forsikre deg om at pasienten er mentalt i stand til å ta avgjørelser. Hvis ikke, identifiser en juridisk representant eller et forhåndsdirektiv.
- **Rådfør deg med teamet:** Involver leger, sykepleiere og andre medlemmer av pleieteamet for å få ulike perspektiver på hva som er den beste avgjørelsen.

Respektere pasientens ønsker :
- **Forhåndsdirektiver:** Respekter forhåndsdirektiver, for eksempel livstestamenter eller skriftlige erklæringer om pasientens ønsker.
- **Utnevnelse av en representant :** Hvis pasienten ikke er i stand til å ta avgjørelser, må du respektere utnevnelsen av en juridisk representant eller et familiemedlem som kan ta avgjørelser på pasientens vegne.
- **Løpende kommunikasjon:** Kommuniser regelmessig med pasienten og de pårørende for å sikre at beslutningene som tas, er i tråd med deres aktuelle ønsker.

Konfliktsituasjoner :
- **Mekling:** Hvis det oppstår uenighet mellom familiemedlemmer eller mellom familien og det medisinske teamet, kan du vurdere mekling for å finne et felles grunnlag.
- **Etisk konsultasjon:** Bruk en etisk konsulent for å få råd og anbefalinger i komplekse situasjoner.
- **Pasientens** interesser **først: I en** konfliktsituasjon må man alltid prioritere det som er til pasientens beste.

Etisk beslutningstaking og respekt for pasientens ønsker er viktige aspekter ved intensivbehandling, spesielt når det skal tas beslutninger om livets sluttfase. Ved å veilede pasienter og pårørende gjennom disse prosessene kan sykepleiere bidra til å sikre at pleien er i tråd med pasientens verdier og ønsker, samtidig som etiske og faglige standarder respekteres.

Forberede pasienter og pårørende på sorgprosessen

Å forberede pasienter og pårørende på sorgprosessen er en viktig del av gjenopplivningsomsorgen, spesielt når det er tegn på at livets slutt nærmer seg. Sykepleiere spiller en avgjørende rolle når det gjelder å gi emosjonell støtte og hjelpe pasienter og familier til å forstå og akseptere situasjonen. Dette underkapittelet tar for seg viktigheten av å forberede seg på dødsfall, de tilhørende utfordringene og foreslår retningslinjer for støtte til pasienter og familier i denne vanskelige perioden.

Betydningen av å forberede seg på sorg :
- **Forutse prosessen:** Sorgforberedelse gjør det mulig for pasienter og pårørende å forstå at sorg er en naturlig prosess som kan bidra til å dempe visse følelser av angst og frykt.
- **Støtte i overgangen:** Å tilby emosjonell støtte i overgangsperioden kan hjelpe pasienter og pårørende til å nærme seg livets slutt med større ro.
- **Tilrettelegge for aksept:** Sorgforberedelse kan hjelpe familier med å akseptere og forberede seg mentalt på det forestående tapet av en kjær person.

Utfordringene ved å forberede seg på et dødsfall :
- **Intense følelser:** Pasienter og pårørende kan oppleve intense følelser i forbindelse med livets sluttfase, noe som kan gjøre kommunikasjonen vanskelig.
- **Frykt for det ukjente:** Det ukjente i sorgprosessen kan skape frykt og angst hos pasienter og pårørende.
- **Individuelle forventninger:** Hver enkelt person kan ha ulike forventninger til hvordan de ønsker å bli støttet i denne perioden.

Retningslinjer for sorgforberedelse :
- **Kommuniser åpent:** Skap et trygt rom der pasienter og pårørende kan snakke om frykt, håp og bekymringer.
- **Forklare** sorgprosessen : Forklar sorgprosessen på en følsom og ærlig måte, og legg vekt på at den er forskjellig fra person til person.
- **Ta hensyn til pasientens ønsker:** Respekter pasientens ønsker om hvordan de ønsker å bli støttet i denne perioden.
- **Tilby ressurser:** Henvis pasienter og pårørende til ressurser som sorggrupper eller spesialiserte rådgivere.

- **Forbered deg på tiden etter dødsfallet:** Forklar hva som skal skje etter dødsfallet, for eksempel koordinering av begravelsesbyråer og håndtering av dokumenter.
- **Oppmuntre til å uttrykke følelser:** La pasienter og pårørende uttrykke sine følelser uten å dømme dem, enten det er tristhet, sinne eller andre følelser.
- **Vær tilgjengelig:** Tilby emosjonell støtte og et medfølende nærvær til enhver tid.

Etter dødsfallet :
- Gi **tid:** Gi familien tid til å ta farvel med pasienten og gå gjennom sine egne sorgritualer.
- **Støtte i sorgprosessen:** Hold kontakten med familien etter dødsfallet for å tilby kontinuerlig støtte i sorgprosessen.
- **Henvise til ressurser:** Foreslå ressurser i forbindelse med sorg, for eksempel støttegrupper eller organisasjoner som tilbyr veiledning i denne perioden.

Å forberede seg på sorg er en viktig fase for pasienter og pårørende i livets sluttfase. Sykepleiere kan spille en viktig rolle ved å tilby emosjonell støtte, informasjon og ressurser for å hjelpe den enkelte gjennom denne vanskelige prosessen. Ved å respektere pasientenes og de pårørendes ønsker og følelser kan sykepleierne bidra til å gjøre sorgprosessen så beroligende og respektfull som mulig.

Håndtering av stress og traumer hos pasienter

Gjenkjenne tegn på psykologisk stress hos pasienter

For å kunne gi adekvat psykososial støtte er det avgjørende å gjenkjenne tegn på psykologisk stress hos gjenopplivningspasienter. Kritisk syke pasienter kan oppleve en rekke følelser og psykiske lidelser, og sykepleiere spiller en nøkkelrolle når det gjelder å identifisere disse tegnene for å kunne gripe inn tidlig. Dette underkapittelet tar for seg viktigheten av å gjenkjenne tegn på psykologisk stress og gir retningslinjer for hvordan man kan oppdage dem og respondere på riktig måte.

Betydningen av å gjenkjenne psykologisk stress:
- **Helhetlig støtte:** Å ta hensyn til gjenopplivningspasienters psykiske helse bidrar til deres generelle velvære og en mer effektiv rekonvalesens.
- **Forebygging av komplikasjoner:** Tidlig oppdagelse av psykiske plager kan bidra til å forebygge langvarige psykologiske komplikasjoner.
- **Bedre kommunikasjon:** Ved å gjenkjenne psykologisk stress kan sykepleierne tilpasse kommunikasjonen til pasientenes emosjonelle behov.

Tegn på psykologisk stress hos pasienter :
- **Overdreven angst:** Pasientene kan uttrykke intens bekymring, uro eller panikkanfall.
- **Depresjon:** Tegn på dette er vedvarende tristhet, manglende interesse for aktiviteter og endringer i søvn- og spisevaner.
- **Forvirring:** Økt mental forvirring, desorganisert tale eller konsentrasjonsvansker kan være tegn på psykiske problemer.
- **Irritabilitet:** Plutselige humørsvingninger, fiendtlighet eller økt følsomhet kan være tegn på dette.
- **Sosial isolasjon:** Pasientene kan trekke seg tilbake sosialt, unngå interaksjoner eller miste interessen for relasjoner.
- **Søvnforstyrrelser:** Søvnløshet, hyppige mareritt eller overdreven søvn kan være tegn på psykiske problemer.

Retningslinjer for gjenkjennelse og reaksjon :
- **Nøye kommunikasjon:** Lytt aktivt til pasientenes bekymringer og oppmuntre dem til å uttrykke sine følelser.
- **Observasjon: Vær** oppmerksom på ikke-verbale tegn som kroppsholdning, ansiktsuttrykk og bevegelser.
- **Forsiktig utspørring:** Still åpne spørsmål slik at pasienten kan dele sine følelser uten å føle seg dømt.
- **Tverrfaglig vurdering:** Involver sosialarbeidere og psykologer i vurderingen av pasientenes psykiske helse der det er nødvendig.
- **Henvisninger:** Ved tegn på psykiske plager bør pasienten henvises til psykisk helsepersonell for spesialiststøtte.
- **Kultursensitivitet:** Ta hensyn til kulturelle forskjeller i måten pasienter uttrykker psykiske plager på.

Tidlig gjenkjenning av tegn på psykisk stress hos intensivpasienter er en viktig del av den helhetlige pleien. Ved å være oppmerksomme og oppmerksomme på emosjonelle signaler kan sykepleierne tilby riktig støtte, henvise pasientene til de nødvendige ressursene og bidra til optimal fysisk og mental restitusjon.

Tiltak for å redusere angst og stress hos intensivpasienter
Gjenopplivningspasienter opplever ofte høye nivåer av angst og stress på grunn av sin kritiske tilstand og det komplekse medisinske miljøet. Sykepleiere spiller en avgjørende rolle når det gjelder å redusere denne angsten og dette stresset, og dermed bidra til en bedre rekonvalesens og en mer positiv pasientopplevelse. Dette underkapittelet tar for seg ulike tiltak som kan bidra til å redusere angst og stress hos gjenopplivningspasienter.

Viktigheten av å redusere angst og stress :
- **Fremme tilfriskning:** En roligere sinnstilstand kan ha en positiv innvirkning på pasientens fysiske og psykiske tilfriskning.
- **Økt velvære:** Redusert angst kan forbedre pasientenes generelle velvære og deres oppfatning av kvaliteten på behandlingen.
- **Tilrettelegge for kommunikasjon:** Lavere angstnivå kan bidra til bedre kommunikasjon mellom pasienten og legeteamet.

Tiltak for å redusere angst og stress:
- **Empatisk kommunikasjon:** Ta deg tid til å forklare prosedyrer, behandlinger og endringer i pleieplanen på en forståelig og betryggende måte.
- **Oppmuntre til å uttrykke seg:** Oppmuntre pasientene til å dele sine bekymringer og sin frykt, og lytt nøye til deres bekymringer.
- **Avspenningsteknikker:** Lær pasientene dype pusteteknikker, meditasjon eller muskelavspenningsteknikker for å roe ned sinnet.
- **Positiv distraksjon:** Tilby distraherende aktiviteter som musikk, lesing eller videoer for å hjelpe pasientene til å fokusere på noe annet enn den medisinske situasjonen.
- **Sosial støtte:** Oppmuntre pasientene til å holde kontakten med familie og venner, enten fysisk eller virtuelt.

- **Kontroll over omgivelsene:** Hvis det er mulig, bør du gi pasientene mulighet til å kontrollere visse aspekter ved omgivelsene, for eksempel lys og støy.
- **Profesjonell psykologisk støtte:** Henvis pasienter til psykologer eller sosialarbeidere for spesialisert psykisk helsehjelp.

Individualiserte tilnærminger :
- **Respekter preferanser:** Identifiser hvilke beroligende teknikker hver enkelt pasient foretrekker, og tilpass tiltakene deretter.
- **Inkludering av familien:** Involver familien i tiltak for å redusere angst ved å gi informasjon og oppmuntre til støtte.
- **Kultursensitivitet:** Ta hensyn til pasientens kulturelle verdier og personlige oppfatninger når du velger tiltak.

Overvåking og justeringer :
- **Løpende evaluering:** Vurder regelmessig hvor effektive tiltakene for å redusere angst og stress er, og foreta nødvendige justeringer.
- **Åpen kommunikasjon:** Vær åpen for tilbakemeldinger fra pasientene om tiltakene og tilpass dem etter deres behov.
- **Tverrfaglig samarbeid:** Samarbeid med psykologer, sosionomer og andre medlemmer av det medisinske teamet for å optimalisere angstdempende strategier.

Ved å tilby skreddersydde og målrettede tiltak for å redusere angst og stress hos gjenopplivningspasienter kan sykepleiere spille en viktig rolle i å forbedre pasientenes psykiske velvære. Disse tiltakene bidrar ikke bare til pasientens fysiske restitusjon, men også til den generelle opplevelsen av intensivoppholdet.

Henvisning til psykisk helsepersonell ved behov

Gjenopplivningspasienter kan stå overfor betydelige emosjonelle og psykologiske utfordringer på grunn av deres kritiske tilstand og det intense medisinske miljøet. Som gjenopplivningssykepleier er det viktig å vite når en pasients psykiske helsebehov overstiger dine ferdigheter og ressurser, og å vite hvordan du kan henvise dem til kvalifisert psykisk helsepersonell. Dette underkapittelet tar for seg viktigheten av å henvise til psykisk helsepersonell og gir veiledning i hvordan dette kan gjøres på en effektiv og respektfull måte.

Den avgjørende rollen som henvisning til psykisk helsepersonell spiller :
- **Spesialisert kompetanse:** Psykisk helsepersonell er opplært til å håndtere en rekke emosjonelle og psykologiske problemer på en grundig måte.
- **Omfattende behandling:** Pasientene kan dra nytte av en grundig vurdering og spesialisert behandling for å forbedre det psykiske velværet.
- **Forebygge komplikasjoner:** Ved å ta tak i psykiske problemer på et tidlig tidspunkt kan man forebygge mer alvorlige problemer på lang sikt.

Tegn som indikerer en henvisning til psykisk helse :
- **Vedvarende symptomer:** Hvis pasientens emosjonelle eller psykologiske symptomer vedvarer eller forverres til tross for dine tiltak.
- **Alvorlig risiko:** Når pasienter uttrykker selvmordstanker, alvorlig depresjon eller andre potensielt farlige psykiske problemer.
- **Påvirkning på funksjonsevnen:** Hvis pasientens emosjonelle problemer påvirker evnen til å kommunisere, samarbeide om behandling eller delta i behandlingen.

Retningslinjer for henvisning til psykisk helsepersonell :
- **Empatisk tilnærming: Ta** kontakt med personen med innlevelse og forklar at du er bekymret for hvordan vedkommende har det.
- **Forklar prosessen:** Informer pasientene om hvor viktig det er å oppsøke psykisk helsepersonell, og forklar hvordan dette kan hjelpe dem.
- **Proaktiv henvisning:** Hvis du oppdager tegn på psykiske problemer, bør du proaktivt foreslå henvisning til psykisk helsepersonell.
- **Respekter pasientens valg:** Respekter pasientens valg om å ta imot henvisningen eller ikke, samtidig som du understreker de potensielle fordelene.
- **Koordinering med teamet:** Informer det medisinske teamet og samarbeid med psykologer eller sosialarbeidere for å legge til rette for henvisninger.

- **Kultursensitivitet: Ta hensyn til** kulturelle oppfatninger og holdninger til psykisk helse når du diskuterer henvisninger.

Gi ytterligere informasjon :
- **Lokale ressurser:** Gi informasjon om tilgjengelige psykiske helsetjenester i området, inkludert kontaktinformasjon og åpningstider.
- **Oppfølging:** Hvis mulig, sørg for at pasienten har fått en avtale med den psykiske helsearbeideren og tilby kontinuerlig støtte.
- **Konfidensialitet:** Forklar at informasjon som deles med psykisk helsepersonell er konfidensiell og ikke vil bli videreformidlet uten samtykke.

Ved å gjenkjenne når gjenopplivningspasienter trenger henvisning til psykisk helsepersonell, viser sykepleierne at de er opptatt av pasientenes generelle velvære. En sensitiv og proaktiv tilnærming kan bidra til å forbedre pasientenes emosjonelle helse og bidra til helhetlig helbredelse.

Stress- og traumebehandling for fagpersoner

Intensivsykepleieres emosjonelle påvirkning av å jobbe på intensivavdelingen

Å jobbe på intensivavdelingen er både givende og emosjonelt krevende for sykepleiere. Intense medisinske situasjoner, nærhet til smerte og tap og behovet for å ta raske og vanskelige beslutninger kan ha en betydelig innvirkning på den emosjonelle helsen til intensivsykepleiere. Dette underkapittelet tar for seg den emosjonelle påvirkningen gjenopplivningsarbeidet har på sykepleiere, de medvirkende faktorene og strategier for å håndtere disse utfordringene.

Faktorer som bidrar til emosjonell påvirkning :
- **Eksponering for lidelse:** Sykepleiere er vitne **til** pasienters og pårørendes smerte, frykt og nød, noe som kan gi følelsesmessig gjenklang.
- **Vanskelige beslutninger:** Gjenopplivningssykepleiere må ofte ta viktige beslutninger raskt, noe som kan føre til stress og angst.

- **Tap og død:** Når pasienter dør til tross for gjenopplivningsforsøk, kan det ha en varig følelsesmessig innvirkning på sykepleierne.
- **Høy arbeidsbelastning:** Gjenopplivningsmiljøer er ofte intense og krevende, noe som kan føre til emosjonell utmattelse.

Emosjonelle effekter på sykepleiere :
- **Utbrenthet:** Kontinuerlig eksponering for emosjonelt krevende situasjoner kan føre til faglig og emosjonell utmattelse.
- **Stress og angst:** Konstant press og vanskelige beslutninger kan bidra til angst og stress.
- **Emosjonelle forstyrrelser:** Noen sykepleiere kan utvikle emosjonelle forstyrrelser som hyperemotionalitet eller emosjonell stress.
- **Medfølelsestretthet:** Sykepleiere kan oppleve emosjonell stress ved å leve seg inn i pasientenes lidelser.

Strategier for å håndtere den følelsesmessige påvirkningen :
- **Egenomsorg:** Ta deg tid til deg selv, til avspenning, fysisk trening og aktiviteter som lader batteriene.
- **Kollegastøtte:** Del dine erfaringer med andre intensivsykepleiere, som bedre vil forstå dine følelsesmessige utfordringer.
- **Veiledning og terapi:** Ved behov kan du vurdere å oppsøke psykisk helsepersonell for å snakke om følelser og reaksjoner.
- **Debriefinger:** Delta i debriefinger etter emosjonelt vanskelige situasjoner for å diskutere følelser og reaksjoner.
- **Sunne grenser:** Lær deg å sette følelsesmessige grenser for å unngå emosjonell utmattelse.
- **Løpende opplæring:** Fortsett opplæringen i stressmestring og emosjonell motstandskraft for å styrke ferdighetene dine.

Ta et skritt tilbake og se på virkeligheten:
- **Aksepter begrensninger:** Erkjenn at du ikke alltid kan kontrollere utfallet av situasjoner, selv om du gjør ditt beste.

- **Institusjonell støtte:** Se etter støtteressurser ved institusjonen din, for eksempel psykiske helsetjenester for helsepersonell.
- **Balanse:** Finn en balanse mellom ditt profesjonelle engasjement og dine personlige behov for å unngå utbrenthet.

Gjenopplivningssykepleiere står ofte overfor intense følelser, men med proaktiv håndtering av den psykiske helsen kan de fortsette å gi omsorg av høy kvalitet samtidig som de tar vare på seg selv.

Teknikker for selvledelse for gjenopplivningspersonell
Å jobbe på intensivavdelingen kan være følelsesmessig og fysisk krevende for helsepersonell. Selvregulering av stress er avgjørende for å opprettholde gjenopplivningssykepleiernes psykiske og fysiske helse. Her er noen velprøvde teknikker som kan hjelpe intensivsykepleiere med å håndtere stress og opprettholde velvære.

1. Avspenningsteknikker :
- **Dyp pusting:** Ta deg tid til å konsentrere deg om pusten. Pust langsomt inn gjennom nesen, hold pusten et øyeblikk og pust deretter langsomt ut gjennom munnen. Dette kan redusere stresset umiddelbart.
- **Meditasjon:** Praktiser mindfulness-meditasjon noen minutter hver dag for å hjelpe deg med å fokusere og roe ned tankene.
- **Yoga:** Yoga kan forbedre den fysiske og mentale fleksibiliteten og bidra til å håndtere stress.

2. Fysisk trening :
- **Regelmessig aktivitet:** Trening frigjør endorfiner, kjemikalier som fremmer velvære. Mosjoner regelmessig, selv om det bare er en kort spasertur.

3. Tidsstyring :
- **Planlegging:** Organiser oppgavene dine i lister for å unngå å bli overveldet.
- **Prioriteringer:** Identifiser de viktigste oppgavene og ta tak i dem først. Dette kan redusere følelsen av at det haster.

4. **Pause og restitusjon :**
   - **Mikropauser:** Ta korte pauser hver time for å strekke på deg, drikke vann eller bare slappe av.
   - **Restitusjonsdager:** Gi deg selv regelmessige fridager for å hvile og lade opp.

5. **Sosial støtte :**
   - **Snakk med noen:** Del følelsene dine med venner, kolleger eller psykisk helsepersonell.
   - **Støttegrupper:** Bli med i støttegrupper eller nettverk for å dele erfaringer med andre fagpersoner.

6. **Hobbyer og lidenskaper :**
   - **Personlige interesser:** Invester tid i aktiviteter du liker utenfor jobben.

7. **Balansert kosthold :**
   - **Sunn mat:** Et balansert kosthold kan bidra til å opprettholde energinivået og styrke motstandskraften mot stress.

8. **Kvalitetssøvn :**
   - **Søvnrutine:** Lag en fast rutine før leggetid for å få en god natts søvn.

9. **Teknikker for å håndtere følelser :**
   - **Skriv** dagbok**: Skriv** dagbok for å uttrykke følelser og reflektere over opplevelsene dine.
   - **Kunstneriske aktiviteter:** Maling, skriving og musikk kan være effektive måter å uttrykke følelser på.

10. **Videreutdanning :**
    - **Forbedre ferdighetene dine:** Videreutdanne deg for å utvikle dine faglige ferdigheter og opprettholde selvtilliten.

11. **Reduser bruken av sentralstimulerende midler:**
    - **Koffein og nikotin:** Begrens inntaket av koffein og nikotin, da disse stoffene kan forsterke angst.

Selvregulering av stress er ikke bare bra for ditt eget velvære, det gjør deg også i stand til å gi pasientene dine bedre behandling. Velg de teknikkene som passer best for deg, og nøl ikke med å tilpasse tilnærmingen til dine personlige behov.

Betydningen av støtte fra jevnaldrende og av å uttrykke følelser
Å jobbe på intensivavdelingen kan være både fysisk og følelsesmessig krevende. Støtte fra kolleger og muligheten til å uttrykke følelser spiller en avgjørende rolle for gjenopplivningspersonalets mentale helse. Her får du vite hvorfor disse elementene er så viktige, og hvordan de kan være til nytte for alle som jobber innen dette feltet.

1. Støtte blant kolleger :
- **Felles forståelse:** Gjenopplivningskolleger forstår de unike utfordringene du står overfor hver dag. Støtten deres er basert på felles erfaring.
- **Mindre isolasjon:** Å vite at du ikke er alene om følelsene dine kan redusere følelsen av isolasjon og unormalitet.
- **Konstruktive utvekslinger:** Dere kan dele strategier for å håndtere stress, følelser og vanskelige situasjoner, og lære av hverandre.
- Styrke **motstandskraften:** Støtte mellom kolleger styrker alles evne til å takle utfordringer og bevare en positiv innstilling.

2. Uttrykke følelser :
- **Følelsesmessig frigjøring:** Å uttrykke følelser bidrar til å frigjøre oppsamlede spenninger og unngå følelsesmessig undertrykkelse.
- **Stressreduksjon:** Å snakke om følelsene dine med støttende kolleger kan redusere stress og angst.
- **Forebygge utbrenthet: Hvis du** uttrykker følelsene dine regelmessig, kan du forebygge utbrenthet ved å unngå at negative følelser hoper seg opp.

3. Skape et støttende miljø :
- **Psykologisk:** Når du kan uttrykke følelsene dine uten å bli dømt, skaper det et psykologisk trygt miljø.
- **Tillit:** Å dele følelser skaper tillit mellom teammedlemmene og fremmer et godt samarbeid.

4. **Bedre pasientbehandling :**
   - **Følelsesmessig balanse:** Når helsepersonell får god støtte og er i stand til å uttrykke følelsene sine, er de bedre i stand til å gi empatisk omsorg av høy kvalitet.
   - **Redusere feil:** Regelmessig uttrykk for følelser kan redusere risikoen for feil på grunn av stress og følelsesmessig undertrykkelse.

5. **Strategier for å fremme emosjonell støtte og utfoldelse :**
   - **Gruppemøter:** Organiser regelmessige møter for å dele erfaringer og diskutere emosjonelle utfordringer.
   - **Samtaleområder:** Opprett områder der teammedlemmene kan snakke om følelsene sine i full fortrolighet.
   - **Kommunikasjonstrening:** Gi opplæring i emosjonell kommunikasjon og konflikthåndtering.
   - **Positivt lederskap:** Ledere kan oppmuntre til emosjonell åpenhet ved å gå foran med et godt eksempel og oppmuntre til deling.

Til syvende og sist er støtte mellom kolleger og utveksling av følelser avgjørende for å opprettholde et sunt arbeidsmiljø, der gjenopplivningspersonell ikke bare kan ta vare på pasientene, men også ta vare på seg selv og hverandre.

Velværepraksis for pasienter og pårørende

Avslapnings- og angsthåndteringsteknikker for pasienter
På intensivavdelingen kan pasienter oppleve høy grad av angst og stress på grunn av sin kritiske tilstand. Intensivsykepleiere spiller en viktig rolle når det gjelder å hjelpe pasientene med å slappe av og håndtere angsten. Her er noen teknikker for avspenning og angstmestring som du kan lære pasientene for å hjelpe dem med å mestre situasjonen.

1. **Pusteteknikker :**
   - **Dyp pusting:** Oppfordre pasientene til å puste langsomt og dypt for å redusere angst. Pust langsomt inn gjennom nesen, hold pusten et øyeblikk og pust deretter langsomt ut gjennom munnen.
   - **Bukpusting:** Veiled dem til å puste ved å blåse opp magen når de puster inn og la den tømmes når de puster ut.

2. **Veiledet visualisering :**
   - **Positiv fantasi:** Be pasienten lukke øynene og forestille seg et rolig og beroligende sted. Veiled dem gjennom en detaljert beskrivelse av dette stedet.

3. **Distraksjonsteknikker :**
   - **Lytte til beroligende musikk:** Foreslå pasientene å lytte til avslappende musikk for å hjelpe dem med å slappe av.
   - **Tankelek:** Foreslå enkle leker som å telle baklengs fra 100 og trekke fra 7 hver gang.

4. **Progressiv muskelavspenning :**
   - **Trekk sammen og slipp:** Be pasienten om å trekke sammen ulike muskelgrupper i noen sekunder og deretter slippe dem. Dette kan redusere muskelspenninger.

5. **Mindfulness-teknikker :**
   - **Mindfulness-øvelser:** Hjelp pasientene til å fokusere på øyeblikket ved å være spesielt oppmerksomme på kroppsfornemmelser og pust.

6. **Teknikker for selvhypnose :**
   - **Positiv suggesjon:** Lær pasientene å gjenta positive affirmasjoner for seg selv for å redusere angst og skape ro.

7. **Sosial støtte :**
   - **Snakke med sine nærmeste:** Oppfordre pasientene til å snakke med sine nærmeste om det som bekymrer dem. Bare det å gi uttrykk for følelsene sine kan redusere angsten.

8. **Veiledede avslapningsteknikker :**
   - **Programmer og opptak:** Henvis pasientene til guidede avslapningsapplikasjoner eller opptak som de kan lytte til for å slappe av.

Sørg for å tilpasse disse teknikkene til hver enkelt pasients individuelle behov og preferanser. Når du lærer bort disse metodene, er det viktig å være tålmodig og tilby kontinuerlig støtte for å hjelpe pasienten med å integrere teknikkene i sin daglige rutine.

Et beroligende og komfortabelt miljø på intensivavdelingen
Å skape et beroligende og behagelig miljø på intensivavdelingen er avgjørende for å hjelpe pasientene med å slappe av, håndtere angst og fremme bedring. Gjenopplivningssykepleiere spiller en nøkkelrolle når det gjelder å skape et slikt miljø for pasientens velvære. Her er noen strategier for å oppnå dette:

1. **Belysning og atmosfære :**
   - **Myk belysning:** Velg myk, dempet belysning for å unngå aggressiv belysning som kan virke stressende.
   - **Omgivelseslyd:** Spill beroligende musikk eller bruk hvit støy for å maskere de stressende lydene i omgivelsene.

2. **Fysisk komfort :**
   - **Komfortabelt sengetøy:** Sørg for at laken og puter er komfortable og rene, slik at pasientene føler seg komfortable.
   - **Temperaturkontroll:** Sørg for å holde en behagelig temperatur i rommet for å unngå at de får det for varmt eller for kaldt.

3. **Empatisk kommunikasjon :**
   - **Rolig kommunikasjon:** Snakk forsiktig og rolig til pasientene for å berolige dem og få dem til å slappe av.
   - **Forklar prosedyrene:** Før du utfører en prosedyre, bør du forklare den for pasienten for å redusere angsten for det ukjente.

4. **Betryggende tilstedeværelse :**
   - **Regelmessig tilstedeværelse: Sørg** for at du er til stede og tilgjengelig for pasientene så ofte som mulig. Ditt betryggende nærvær kan lette deres bekymringer.

5. **Rent og ryddig miljø :**
   - **Oversiktlige områder:** Hold områdene rundt pasientene så rene og organiserte som mulig for å fremme en følelse av ro og kontroll.

6. **Beroligende distraksjoner :**
   - **Beroligende bilder:** Heng opp beroligende bilder eller rolige landskap på veggene for å skape en rolig atmosfære.

- **Visuelle distraksjoner:** Plasser avslappende visuelle elementer i pasientens synsfelt, for eksempel gjenstander som beveger seg forsiktig.

7. Oppmuntre til selvstendighet :
- **Kontroll over omgivelsene:** Der det er mulig, gi pasientene mulighet til å kontrollere visse elementer i omgivelsene, for eksempel lysstyrke eller musikk.

8. Skape en følelse av trygghet :
- **Trygghet:** Forsikre pasientene om at de er trygge og at du er tilgjengelig når de trenger deg.

Ved å skape et beroligende og komfortabelt miljø på intensivavdelingen bidrar du i stor grad til pasienttilfredshet, følelsesmessig velvære og helbredelsesprosessen. Når du er oppmerksom på disse detaljene, viser du at du bryr deg om pasientenes komfort, noe som kan ha en positiv innvirkning på den totale opplevelsen av intensivavdelingen.

Oppmuntre pårørende til å delta i pleie og omsorg
Familiens og venners tilstedeværelse og deltakelse er avgjørende for å støtte pasienter på intensivavdelingen. Sykepleiere har en viktig rolle når det gjelder å oppmuntre og legge til rette for pårørendes deltakelse i pasientbehandling og støtte. Slik kan du hjelpe til:

1. Åpen kommunikasjon :
- **Forklar pårørendes rolle:** Informer pårørende om hvordan deres tilstedeværelse og støtte kan hjelpe pasienten. Forklar også reglene og prosedyrene på gjenopplivningsenheten.
- **Informasjonsdeling:** Kommuniser regelmessig med pårørende for å holde dem oppdatert om pasientens tilstand og behandlingsplaner.

2. Involvering i den daglige omsorgen :
- **Forklare prosedyrer: Forklar** eventuelt pårørende hvordan de kan hjelpe til med enkle oppgaver, for eksempel forsiktig rengjøring eller å holde pasienten komfortabel.

- **Hjelp til personlig pleie:** Oppfordre pårørende til å hjelpe til med toalettbesøk og leirbytte, hvis det er mulig og behagelig for pasienten.

3. **Emosjonell støtte :**
   - **Oppmuntre til regelmessig tilstedeværelse:** Inviter pårørende til å tilbringe tid sammen med pasienten, holde ham eller henne i hånden og snakke med ham eller henne, da dette kan ha en positiv effekt på pasientens følelsesmessige velvære.
   - **Aktiv lytting:** Lytt til dine nærmeste hvis de har behov for å snakke eller dele sine bekymringer.

4. **Utdanning og opplæring :**
   - **Forklaring av utstyr:** Hjelp pårørende med å forstå medisinsk utstyr og prosedyrer slik at de føler seg mer komfortable og informerte.
   - **Opplæring i visse oppgaver:** Hvis det er mulig og hensiktsmessig, kan du tilby pårørende kort opplæring i hvordan de skal overvåke visse vitale tegn eller hjelpe pasienten.

5. **Respekter pasientens grenser og ønsker:**
   - **Pasientens samtykke:** Før du involverer pårørende, må du forsikre deg om at pasienten samtykker og er komfortabel med at de deltar.

6. **Støtte til beslutningstaking :**
   - **Oppmuntre til diskusjon:** Oppmuntre pårørende til å diskutere behandlingsalternativer med pasienten og legene, og ta hensyn til pasientens ønsker.
   - **Tilrettelegge for kommunikasjon:** Du kan hjelpe til med å organisere diskusjoner mellom pårørende, pasienten og det medisinske teamet for å legge til rette for felles beslutningstaking.

Ved å oppmuntre pårørende til å delta, skaper du et komplett støttemiljø for intensivpasienter. Denne tilnærmingen kan bidra til å redusere pasientens angst, forbedre livskvaliteten under intensivoppholdet og styrke familiebåndene.

Effekten av psykososial omsorg på kliniske resultater

Sammenhenger mellom psykisk helse og fysisk bedring hos pasienter

Det er en nær sammenheng mellom gjenopplivingspasienters psykiske helse og fysiske restitusjon. Gjenopplivningssykepleiere spiller en avgjørende rolle når det gjelder å forstå disse sammenhengene og fremme en helhetlig tilnærming som tar hensyn til både psykisk og fysisk helse. Her ser du hvordan disse to aspektene påvirker hverandre:

1. **Psykisk helses innvirkning på fysisk restitusjon :**
   - **Stressreduksjon:** Høye nivåer av stress og angst kan utløse en betennelsesreaksjon i kroppen, noe som kan forsinke tilhelingen og øke risikoen for komplikasjoner.
   - **Påvirkning på immunforsvaret:** Psykisk helse kan påvirke immunforsvaret, noe som kan påvirke kroppens evne til å bekjempe infeksjoner og restituere seg.
   - **Engasjement for** behandling**:** Pasienter som er mentalt motiverte og positive, er mer tilbøyelige til å samarbeide om behandling, rehabilitering og trening, noe som fører til raskere bedring.

2. **Effekten av fysisk restitusjon på psykisk helse :**
   - **Bedre selvtillit:** En vellykket tilfriskning kan styrke pasientens selvtillit og selvfølelse, noe som kan ha en positiv innvirkning på den psykiske helsen.
   - **Redusert angst:** Når pasientene ser fysiske forbedringer, kan dette redusere deres angst og bekymring for tilstanden.
   - **Følelse av kontroll:** Vellykket fysisk restitusjon kan gi pasientene en følelse av kontroll over kroppen og situasjonen, noe som kan bidra til økt psykisk velvære.

3. **Helhetlig tilnærming :**
   - **Støtte til pasienter på begge områder:** Sykepleiere må ha en helhetlig tilnærming og ta hensyn til både pasientens psykiske og fysiske behov.
   - **Rehabiliteringsprogrammer:** Samarbeid med medisinske team for å utvikle rehabiliteringsprogrammer som er rettet mot både pasientens psykiske og fysiske helse.

- **Løpende vurdering:** Følg nøye med på om pasienten viser tegn på psykiske problemer eller depresjon, og kommuniser disse bekymringene til legen slik at det kan iverksettes tiltak.

Gjenopplivningssykepleiere har en unik rolle når det gjelder å fremme helhetlig behandling som tar hensyn til pasientenes psykiske helse og fysiske restitusjon. Ved å forstå sammenhengen mellom disse to aspektene og implementere metoder som støtter begge, bidrar du til å forbedre livskvaliteten og resultatene for pasientene.

Redusere posttraumatisk stress hos pasienter og pårørende

Posttraumatisk stresslidelse (PTSD) kan ramme både pasienter og pårørende etter en intens medisinsk gjenopplivningsopplevelse. Gjenopplivningssykepleiere spiller en avgjørende rolle når det gjelder å redusere risikoen for at pasienter og pårørende utvikler PTSD. Slik kan du hjelpe til:

1. Empatisk kommunikasjon :
   - **Aktiv lytting:** Ta deg tid til å lytte til pasienter og pårørende, slik at de kan uttrykke frykt, bekymringer og følelser.
   - **Validering av følelser:** Valider pasienters og pårørendes følelser, og vis dem at følelsene deres blir forstått og akseptert.

2. Passende informasjon :
   - **Forklare hendelser:** Gi nøyaktig og hensiktsmessig informasjon om hendelsene på intensivavdelingen for å hjelpe pasienter og pårørende til å forstå hva som skjedde.
   - **Unngå misforståelser:** Unngå forvirring og misforståelser ved å forklare prosedyrer, utstyr og behandlinger på en tydelig måte.

3. Psykologisk støtte :
   - **Faglige referanser:** Ved tegn på PTSD bør du oppfordre pasienter og pårørende til å oppsøke spesialister innen psykisk helsevern.
   - **Tilby ressurser: Gi** informasjon om tilgjengelige ressurser, for eksempel støttegrupper eller tilpassede terapier.

4. **Strategier for stressmestring :**
   - **Avspenningsteknikker:** Del avspennings- og stressmestringsteknikker som pasienter og pårørende kan bruke for å redusere angst.
   - **Dyp pusting:** Lær hvordan du puster dypt for å roe ned sinnet og redusere PTSD-symptomer.

5. **Validering av erfaring :**
   - **Normaliser reaksjonene:** Forklar at følelsesmessige reaksjoner etter traumatiske hendelser er normale og en del av helingsprosessen.
   - **Oppmuntre til å uttrykke seg:** Oppmuntre pasienter og pårørende til å uttrykke sine opplevelser og følelser, enten gjennom tale, skrift eller på andre måter.

6. **Støtte til familier :**
   - **Lytting og validering:** Vær oppmerksom på familiens emosjonelle behov og gi dem rom til å uttrykke sine bekymringer.
   - **Koordinering med sosialarbeidere:** Ved behov kan sosialarbeidere kobles inn for å gi ekstra støtte til familiene.

7. **Oppfølging etter utskrivning :**
   - **Sikre oppfølging: Når** pasientene har forlatt intensivavdelingen, må du sørge for at de får tilstrekkelig oppfølging med tanke på deres emosjonelle velvære.

Å redusere risikoen for PTSD hos pasienter og pårørende krever en sensitiv og medfølende tilnærming. Ved å være oppmerksom på deres emosjonelle behov, gi informasjon og tilby støtte kan du spille en viktig rolle i å fremme psykologisk bedring etter traumatiske hendelser på intensivavdelingen.

Psykososial omsorg bedrer livskvaliteten etter utskrivelse fra intensivavdelingen
Tiden etter utskrivelse fra intensivavdelingen kan være vanskelig å håndtere for pasienter og pårørende på grunn av de fysiske og følelsesmessige ettervirkningene. Intensivsykepleiere har en viktig rolle å spille når det gjelder å forbedre livskvaliteten til disse pasientene gjennom god psykososial omsorg. Slik kan du hjelpe til:

1. **Kontinuerlig vurdering :**
   - **Oppfølging etter utskrivelse:** Sørg for at pasientene får regelmessig oppfølging for å vurdere deres følelsesmessige og fysiske tilstand.
   - **Bevissthet om behov:** Vær oppmerksom på pasientens og familiens emosjonelle, psykologiske og sosiale behov.

2. **Støtte til rehabilitering :**
   - **Henvisning:** Henvise pasienter til rehabiliteringsressurser som fysioterapeuter og psykisk helsepersonell.
   - **Oppmuntre til utholdenhet:** Gi emosjonell støtte for å hjelpe pasientene til å holde ut i rehabiliteringsprosessen.

3. **Utdanning og forberedelse :**
   - **Informasjon om etterbehandling:** Gi informasjon til pasienter og pårørende om mulige bivirkninger og utfordringer de kan møte etter utskrivelsen.
   - **Realistiske forventninger:** Hjelp pasientene til å ha realistiske forventninger til tilfriskningen og oppmuntre dem til å fokusere på egen fremgang.

4. **Smerte- og symptombehandling :**
   - **Smertebehandling:** Hjelpe pasientene med å håndtere smertene sine og følge den medisinske behandlingen for å minimere ubehaget.
   - **Restvirkninger:** Forklar eventuelle restvirkninger som kan vedvare, og foreslå strategier for å håndtere dem.

5. **Emosjonell støtte :**
   - **Aktiv lytting:** Gi pasientene et rom der de trygt kan uttrykke følelser og bekymringer.
   - **Valider følelser:** Valider pasientenes følelser og oppmuntre dem til å dele sine erfaringer.

6. **Oppmuntre til selvstendighet :**
   - **Sett deg mål:** Hjelp pasientene med å sette seg oppnåelige mål for tilfriskningen og oppmuntre dem til å være aktive i prosessen.
   - **Styrke selvtilliten:** Støtte pasientene slik at de får økt tro på at de kan overvinne hindringer.

7. **Støtte til familier :**
- **Opplæring og ressurser:** Gi familiene informasjon om hvordan de kan støtte den pårørendes tilfriskning hjemme.
- **Lytte og veilede:** Være et kontaktpunkt for familiene og hjelpe dem med å navigere i utfordringene knyttet til rehabilitering.

Psykososial oppfølging etter utskrivelse fra intensivavdelingen kan spille en avgjørende rolle for å forbedre livskvaliteten til pasienter og pårørende. Ved å gi emosjonell støtte, korrekt informasjon og oppmuntre til selvstendighet kan du hjelpe pasientene med å overvinne utfordringer og leve tilfredsstillende liv etter intensivoppholdet.

Trening og ferdigheter i empatisk kommunikasjon

Utvikling av ferdigheter i aktiv lytting og empati
Aktiv lytting og empati er viktige ferdigheter for intensivsykepleiere for å kunne gi psykososial omsorg av høy kvalitet. Disse ferdighetene bidrar til å skape en sterk kontakt med pasientene og deres familier og fremmer et følelsesmessig støttende miljø. Slik kan du utvikle disse ferdighetene:

1. **Øv deg på aktiv lytting :**
   - **Oppmerksom og nærværende:** Når du er i kontakt med pasienter eller pårørende, må du være mentalt og fysisk til stede og lytte oppmerksomt.
   - **Unngå distraksjoner:** Eliminer distraksjoner og konsentrer deg fullt og helt om den du snakker med.
   - **Still åpne spørsmål:** Bruk åpne spørsmål for å oppmuntre pasientene til å uttrykke sine tanker og følelser mer detaljert.

2. **Utvikling av empati :**
   - **Sett deg inn i den andres situasjon:** Prøv å **sette deg inn** i pasientens og de pårørendes følelser og perspektiver som om du var i deres sted.
   - **Validering av følelser:** Vis at du forstår og respekterer følelsene som kommer til uttrykk, selv om du ikke nødvendigvis kan løse alle problemene.

- **Verbale og ikke-verbale uttrykk:** Bruk et positivt språk og oppmuntrende gester for å vise forståelse og støtte.

3. **Kommunikasjonstrening :**
   - **Workshops og opplæring: Her** finner du workshops om kommunikasjon og sosiale ferdigheter for å bli bedre til å lytte og vise empati.
   - **Veiledet praksis:** Delta i veiledede praksisøkter der du kan simulere interaksjoner for å øve på aktiv lytting.

4. **Evaluering og selvrefleksjon :**
   - **Regelmessig egenvurdering:** Ta deg tid til å reflektere over samspillet ditt og hvordan du har vist aktiv lytting og empati.
   - **Identifiser forbedringsområder:** Identifiser hvilke områder du kan forbedre deg på, og sett deg mål for å styrke dem.

5. **Ekspertkommentarer :**
   - **Forbilder:** Observer erfarne sykepleiere som utmerker seg med aktiv lytting og empati. Legg merke til teknikkene og kroppsspråket deres.
   - Be om **råd: Be** erfarne kolleger om å dele sine strategier for å skape emosjonell kontakt med pasientene.

Aktiv lytting og empati bidrar til å skape et tillitsfullt og støttende miljø på intensivavdelingen. Ved å utvikle disse ferdighetene kan du fremme positive interaksjoner med pasienter og pårørende, noe som kan forbedre den generelle opplevelsen og det psykososiale velværet.

Trening i vanskelig kommunikasjon og viktige samtaler

Vanskelig kommunikasjon er en uunngåelig del av gjenopplivningsbehandling, og sykepleiere må være forberedt på å diskutere sensitive temaer med pasienter og pårørende. Opplæring i vanskelig kommunikasjon og kritiske samtaler er avgjørende for å kunne håndtere slike situasjoner med medfølelse og dyktighet. Slik kan du forberede deg:

1. **Spesialistutdanning :**
   - **Kommunikasjonsworkshops:** Delta i opplæringsworkshops som fokuserer spesielt på vanskelig kommunikasjon i medisinsk sammenheng.
   - **Grunnleggende ferdighetstrening:** Lær grunnleggende teknikker som å uttrykke empati, stille åpne spørsmål og avklare bekymringer.

2. **Bruk av modeller :**
   - **SPIKES:** Gjør deg kjent med SPIKES-modellen (Setting, Perception, Invitation, Knowledge, Empathy, Strategy) for å veilede samtaler om sensitive temaer, for eksempel en alvorlig diagnose.
   - **NURSE:** NURSE-modellen (Name, Understand, Respect, Support, Explore) er nyttig for å håndtere komplekse og emosjonelle problemer.

3. **Aktiv lytting :**
   - **Lytt før du snakker:** La pasienter og pårørende uttrykke sine bekymringer og følelser før du tilbyr informasjon eller løsninger.
   - **Validering av følelser :** Anerkjenne pasientenes følelser og la dem få vite at reaksjonene deres er forståelige.

4. **Forberedelser på forhånd :**
   - **Bakgrunnskunnskap:** Før du tar opp vanskelige temaer, bør du sette deg inn i pasientens medisinske og emosjonelle historie.
   - **Klare mål:** Identifiser målene for samtalen før du begynner, enten det er å gi informasjon, avklare beslutninger eller gi følelsesmessig støtte.

5. **Reaksjoner på følelser :**
   - **Håndtering av følelser:** Vær forberedt på å håndtere sterke følelser og emosjonelle reaksjoner som pasienter og pårørende kan gi uttrykk for.
   - **Medfølelse og støtte:** Gi emosjonell støtte samtidig som du er profesjonell og gir tydelig informasjon.

6. **Egenomsorg :**
   - **Selvrefleksjon:** Ta deg tid til å reflektere over dine egne følelser og reaksjoner før du går inn i vanskelige samtaler.

- **Kollegastøtte:** Del dine erfaringer med kolleger for å få råd og perspektiv.

Opplæring i vanskelig kommunikasjon og kritiske samtaler vil gjøre deg i stand til å navigere gjennom sensitive temaer samtidig som du opprettholder positive relasjoner med pasienter og pårørende. Ved å utvikle disse ferdighetene kan du bidra til å skape et pleiemiljø der medfølelse, forståelse og tydelig informasjon står i sentrum for all samhandling.

Integrering av psykososial omsorg i videreutdanningen for sykepleiere

Å innlemme psykososial omsorg i intensivsykepleiernes videreutdanning er avgjørende for å opprettholde et høyt nivå av ferdigheter og sensitivitet i håndteringen av de emosjonelle og psykologiske aspektene ved pasienter og deres familier. Slik kan du innlemme disse aspektene i videreutdanningen din:

1. Spesifikke verksteder :
- **Kommunikasjonsworkshops:** Organiser workshops om empatisk kommunikasjon, håndtering av vanskelige samtaler og følelsesmessig kontakt.
- **Opplæring i stressmestring:** Tilby opplæring i stressmestringsteknikker for å hjelpe sykepleierne med å opprettholde sitt eget emosjonelle velvære.

2. Simuleringsscenarier :
- **Case-simuleringer:** Lag simuleringsscenarier som fokuserer på håndtering av de psykososiale aspektene ved pasienter og familier i akuttsituasjoner.
- **Tilbakemelding og debriefing:** Etter simuleringene kan du oppmuntre til diskusjon om hva som fungerte og hva som kan forbedres.

3. Opplæring i mellommenneskelige ferdigheter :
- **Aktiv lytting:** Delta i opplæring i aktiv lytting, validering av følelser og trening i empati.
- **Håndtering av følelser:** Gi opplæring i hvordan du kan håndtere egne og andres følelser i møte med pasienter og pårørende.

4. **Integrering av casestudier :**
- **Scenarier fra virkeligheten:** Bruk casestudier fra virkeligheten til å diskutere de psykososiale utfordringene som oppstår på intensivavdelingen, og hvordan de best kan håndteres.
- **Retrospektiv analyse:** Oppmuntre sykepleierne til å reflektere over tidligere erfaringer og dele det de har lært.

5. **Opplæring i interkulturell kommunikasjon :**
- **Kultursensitivitet:** Inkluder opplæringsmoduler om kommunikasjon med pasienter og pårørende med ulik kulturell bakgrunn.
- **Forståelse av trosforestillinger:** Utforsk kulturelle og religiøse forestillinger som kan påvirke den psykososiale omsorgen.

6. **Opplæring i sorg og savn :**
- **Smertebehandling:** Tilby opplæring i smertevurdering og beste praksis for smertelindring.
- **Omsorg ved livets slutt:** Integrer moduler om hvordan man kan tilby medfølende støtte til pasienter i livets sluttfase og deres familier.

Integrering av psykososial omsorg i intensivsykepleiernes videreutdanning styrker deres emosjonelle og relasjonelle ferdigheter. Dette fremmer helhetlig omsorg for pasienter og pårørende, forbedrer kvaliteten på samhandlingen og bidrar til å skape et humant og medfølende pleiemiljø.

Kapittel 8

Etikk og dilemmaer innen intensivbehandling

Beslutningstaking i livets sluttfase og begrensning av behandling

Respektere pasientenes ønsker og forhåndsdirektiver
Respekt for pasientenes ønsker og forhåndsdirektiver er en grunnleggende del av etikken i intensivomsorgen. Sykepleiere spiller en viktig rolle når det gjelder å sikre at pasientenes valg og ønsker respekteres, selv i kritiske situasjoner. Slik kan dette oppnås:

1. **Øke bevisstheten :**
   - **Opplæring i forhåndsdirektiv:** Sørge for at sykepleiere får opplæring i begrepet forhåndsdirektiv og deres betydning for medisinske beslutninger.
   - **Informasjon om pasientenes rettigheter:** Sykepleiere må informeres om pasientenes rett til å ta informerte beslutninger om medisinsk behandling.

2. **Kommunikasjon :**
   - **Åpen dialog:** Oppmuntre pasientene til å diskutere sine preferanser og ønsker for behandlingen med det medisinske teamet.
   - **Nøyaktig dokumentasjon:** Sørg for at forhåndsdirektiver er tydelig dokumentert i journalen og lett tilgjengelig.

3. **Respekt for pasientens valg :**
   - **Prioritering av pasientens ønsker:** Ved medisinske beslutninger skal pasientens ønsker respekteres så langt det er mulig og gjennomførbart.
   - **Konsultasjon:** Involver pasientens familie og nære venner i diskusjoner om forhåndsdirektiver, hvis pasienten ønsker det.

4. **Kontinuerlig vurdering :**
   - **Revurdering:** Forhåndsdirektiver bør revurderes regelmessig for å sikre at de fortsatt gjenspeiler pasientens nåværende ønsker.
   - **Integrering i pleieplanen:** Forhåndsdirektiver må tas i betraktning ved planlegging av pleie og tiltak.

5. Etikk og sensitivitet :
- **Kulturell bevissthet:** Ta hensyn til pasientens kulturelle og religiøse overbevisninger når du diskuterer forhåndsdirektiver.
- **Psykososial støtte:** Gi emosjonell støtte til pasienter og pårørende i diskusjoner om behandlingsvalg og forhåndsdirektiver.

Å respektere pasientenes ønsker og forhåndsdirektiver er et uttrykk for respekt, verdighet og autonomi. Ved å respektere pasientenes valg bidrar sykepleierne til en pasientsentrert tilnærming og til å skape et omsorgsfullt og respektfullt pleiemiljø.

Felles beslutningsprosess med familiene
Felles beslutningstaking med familiene er en viktig del av gjenopplivningsbehandlingen, der sykepleierne spiller en viktig rolle i å legge til rette for kommunikasjon og hjelpe familiene med å ta informerte beslutninger. Slik kan dette oppnås:

1. Åpen kommunikasjon :
- **Åpen informasjon:** Gi familiene nøyaktig og tydelig informasjon om pasientens tilstand, behandlingsalternativer og mulige konsekvenser.
- **Svar på spørsmål:** Oppmuntre familiene til å stille spørsmål, og sørg for at de blir besvart på en forståelig og respektfull måte.

2. Samarbeid :
- **Inkludering av pårørende:** Involver pårørende i diskusjoner om behandlingsalternativer og medisinske beslutninger, hvis pasienten ønsker det.
- **Ta hensyn til verdier: Ta** hensyn til familiens verdier, overbevisninger og preferanser når du planlegger pleie og omsorg.

3. Respekt for pasientens ønsker:
- **Ta utgangspunkt i pasientens ønsker:** Hvis pasientens ønsker er kjent, må du sørge for at de respekteres i beslutningsprosessen.

- **Lojal representasjon:** Sørg for at behandlingsvalgene som planlegges, samsvarer med pasientens preferanser, selv om pasienten ikke kan uttrykke sine egne ønsker.

4. **Fullstendige opplysninger :**
   - **Forklaring av alternativene :** Presentere fordeler og ulemper ved de ulike behandlingsalternativene for å hjelpe familiene med å ta informerte beslutninger.
   - **Risiko og fordeler:** Informer familiene om potensielle risikoer, forventede fordeler og tilgjengelige alternativer.

5. **Respekt for følelser :**
   - **Emosjonell støtte:** Gi medfølende støtte til familiene ved å anerkjenne følelsene de kan oppleve når de tar vanskelige beslutninger.
   - **Tid til refleksjon:** Gi familiene den tiden de trenger til å tenke gjennom alternativene og beslutningene som skal tas.

6. **Tverrfaglig koordinering :**
   - **Konsultasjon med teamet:** Samarbeid med det medisinske teamet og annet helsepersonell for å sikre at behandlingsalternativene vurderes helhetlig.
   - **Teamdiskusjon:** Organiser om nødvendig møter med medlemmer av det medisinske teamet og familien for å diskutere behandlingsalternativer.

Felles beslutningstaking med familien sikrer at behandlingsvalgene er informerte og i tråd med pasientens preferanser og verdier. Ved å legge til rette for slike diskusjoner og gi emosjonell støtte spiller sykepleierne en avgjørende rolle i å skape et pleiemiljø som er pasientsentrert og tar hensyn til familiens behov.

Prinsippet om velgjørenhet og ikke-velgjørenhet i beslutninger om å begrense behandling

Intensivsykepleiere står i situasjoner der de må ta vanskelige beslutninger om å begrense behandlingen. De etiske prinsippene om velgjørenhet (å gjøre godt) og ikke-velgjørenhet (ikke å gjøre skade) er retningsgivende for disse komplekse beslutningene. Her kan du se hvordan disse prinsippene kan anvendes:

1. Prinsippet om velgjørenhet :
- **Vurdere fordelene:** Sykepleiere samarbeider med det medisinske teamet for å vurdere de potensielle fordelene ved de foreslåtte behandlingene og sikre at de er i tråd med pasientens behandlingsmål.
- **Ta hensyn til pasientens verdier:** Sykepleiere bestreber seg på å forstå pasientens verdier, overbevisninger og preferanser for å kunne foreslå behandlinger som respekterer pasientens generelle velvære.

2. Prinsippet om ikke-misbruk :
- **Risikovurdering:** Sykepleiere vurderer, i samarbeid med det medisinske teamet, potensielle risikoer og uønskede bivirkninger av behandlinger, og passer på å ikke forårsake unødvendig skade.
- **Unngå unødvendige inngrep:** Når den forventede nytten av en behandling er minimal og risikoen høy, kan sykepleiere og det medisinske teamet vurdere å begrense eller stoppe behandlingen for å unngå å forverre pasientens situasjon.

3. Etiske og sensitive beslutninger :
- **Felles beslutningstaking:** Sykepleiere samarbeider tett med det medisinske teamet, pasientene og deres familier for å avgjøre om behandlingen skal fortsette, endres eller avsluttes.
- **Åpen kommunikasjon:** Sykepleiere forklarer tydelig de tilgjengelige alternativene, fordelene og risikoene, slik at pasienter og pårørende kan ta informerte beslutninger.

4. Respektere pasientens ønsker :
- **Prioritering av preferanser:** Når pasienter har uttrykt sine ønsker gjennom forhåndsdirektiver eller forhåndssamtaler, arbeider sykepleierne for å respektere dem så langt det er mulig.
- **Integrering av verdier:** Sykepleiere anerkjenner at beslutninger om å begrense behandlingen er forankret i pasientens verdier og ønsker, med sikte på å bevare livskvaliteten.

Beslutninger om å begrense behandling er komplekse og krever en gjennomtenkt og etisk tilnærming. Ved å anvende prinsippene om velgjørenhet og ikke-velgjørenhet kan sykepleiere bidra til å sikre at beslutningene som tas, er forenlige med pasientens generelle velvære, samtidig som unødvendig eller potensielt skadelig behandling unngås.

Ivaretakelse av intensivpasienters verdighet og rettigheter

Respekt for pasientens autonomi, selv i kritisk tilstand

Respekt for pasientens autonomi er et grunnleggende prinsipp i medisinsk etikk, også i kritiske situasjoner på intensivavdelingen. Sykepleiere spiller en viktig rolle når det gjelder å ivareta pasientenes autonomi og rettigheter, selv når deres helsetilstand er prekær. Slik kan denne respekten omsettes i praksis:

1. **Tydelig og forståelig informasjon :**
   - **Hensiktsmessig kommunikasjon:** Sykepleiere bestreber seg på å kommunisere på en klar og forståelig måte, bruke enkle termer og unngå medisinsk sjargong, slik at pasienten i størst mulig grad kan delta i diskusjoner om behandlingen.
   - **Aktiv lytting:** Sykepleiere lytter nøye til pasientenes spørsmål og bekymringer, selv om de ikke kan svare verbalt. De ser etter tegn på godkjennelse eller misbilligelse for å veilede beslutninger.

2. **Respekt for preferanser og forhåndsdirektiver :**
   - **Integrering av verdier:** Sykepleiere prøver å finne ut av pasientens verdier, overbevisninger og preferanser, enten direkte fra pasienten hvis han eller hun er i stand til å kommunisere, eller gjennom samtaler med familien.
   - **Forhåndsdirektiver:** Hvis pasienten har formulert forhåndsdirektiver eller ønsker for behandlingen, skal sykepleierne respektere disse så langt det er mulig.

3. **Informert samtykke :**
   - **Omfattende informasjon:** Sykepleiere gir omfattende informasjon om foreslåtte behandlinger, inkludert fordeler, risikoer og alternativer, slik at pasientene kan ta informerte beslutninger.

- **Verbal eller gestisk samtykke:** Hvis pasienten ikke er i stand til å signere et samtykkeskjema, ser sykepleierne etter tegn på verbalt samtykke eller tegn på godkjenning.

4. **Samarbeid med familien :**
   - **Trofast representasjon:** Hvis pasienten ikke er i stand til å uttrykke sine ønsker, samarbeider sykepleierne tett med familien for å ta beslutninger som best mulig gjenspeiler pasientens preferanser.
   - **Hensyn til familiebånd:** Sykepleiere respekterer familiebånd ved å la pårørende bidra i diskusjoner og beslutninger, samtidig som de respekterer pasientens autonomi.

5. **Følsomhet for ikke-verbale signaler :**
   - **Nøye observasjon:** Sykepleiere observerer nøye pasientens ikke-verbale signaler, som øyebevegelser, håndbevegelser og ansiktsuttrykk, for å finne ut hva pasienten foretrekker og hvordan han eller hun føler seg.
   - **Justeringer basert på reaksjoner:** Hvis pasienten virker urolig, engstelig eller ukomfortabel med en behandling, tilpasser sykepleierne behandlingen deretter.

Respekt for pasientens autonomi er en etisk forpliktelse som også gjelder på intensivavdelingen. Sykepleiere er pasientens talsmenn og arbeider for å sikre at pasientene i størst mulig grad deltar i beslutninger som angår dem, og tar hensyn til deres preferanser og verdier, selv når deres kommunikasjonsevne er begrenset.

Beskyttelse av pasienters rett til konfidensialitet og informasjon

Å beskytte pasientens rett til konfidensialitet og informasjon er et viktig etisk ansvar for intensivsykepleiere. Sykepleierne må sørge for at pasientens medisinske opplysninger behandles konfidensielt, og at pasienten får tydelig og forståelig informasjon om tilstanden og behandlingsalternativene. Slik implementeres disse prinsippene:

1. **Taushetsplikt for medisinske opplysninger :**
   - **Begrenset tilgang:** Sykepleiere sørger for at pasientenes medisinske opplysninger kun er tilgjengelige for

medlemmer av pleieteamet som er direkte involvert i behandlingen.
- **Personvern:** Sykepleierne bruker sikre journalsystemer og overholder regelverket om konfidensialitet for medisinske data.

2. **Informert samtykke og informasjon :**
   - **Åpenhet:** Sykepleiere gir pasientene fullstendig, objektiv og åpen informasjon om tilstanden, behandlingsalternativene og mulige konsekvenser.
   - **Spørsmål og avklaringer:** Sykepleierne oppfordrer pasientene til å stille spørsmål og be om avklaringer på informasjonen som gis.

3. **Respektere pasientenes valg :**
   - **Respekt for avslag:** Hvis pasienter nekter å motta visse typer informasjon, skal sykepleierne respektere deres valg og samtidig sørge for at de får tilgang til den informasjonen de trenger for å ta informerte beslutninger.
   - **Inkludering i beslutningsprosesser:** Sykepleiere inkluderer pasientene i diskusjoner om medisinske beslutninger og respekterer deres valg når det gjelder behandlingsalternativer.

4. **Hensiktsmessig kommunikasjon :**
   - **Forståelig språk:** Sykepleierne bruker et klart og enkelt språk for å forklare pasientens tilstand, de foreslåtte behandlingene og de forventede resultatene.
   - **Visuell støtte:** Der det er mulig, bruker sykepleierne bilder, diagrammer eller andre visuelle hjelpemidler for å hjelpe pasientene med å forstå tilstanden og **prosedyrene.**

5. **Respekt for kulturelle verdier:**
   - **Kulturell tilpasning:** Sykepleiere respekterer pasientenes kulturelle og religiøse verdier ved å tilpasse måten informasjonen presenteres på og ta hensyn til pasientenes tro i behandlingsbeslutninger.

6. **Informert samtykke til inngrep :**
   - **Forklaring av prosedyrer:** Før en prosedyre eller behandling utføres, forklarer sykepleierne pasienten hva som skal gjøres, årsakene til prosedyren og potensielle fordeler og risikoer.

- **Innhenting av samtykke :** Sykepleiere innhenter informert samtykke fra pasienten, eller pasientens familie hvis pasienten ikke er i stand til å gi samtykke, før de utfører større inngrep.

Å beskytte pasientenes rett til konfidensialitet og informasjon er en viktig del av tillitsforholdet mellom pasienter og sykepleiere. Ved å respektere konfidensialiteten til medisinsk informasjon og gi klar og forståelig informasjon, bidrar sykepleierne til å gi pasientene mulighet til å ta egne behandlingsbeslutninger og bevare deres integritet.

Balanse mellom pasientens valg og medisinske hensyn
Å balansere pasientens valg og medisinske hensyn er en kompleks utfordring for intensivsykepleiere. I denne sammenhengen må sykepleierne navigere mellom respekten for pasientens preferanser og hensynet til medisinsk praksis. Denne balansen er avgjørende for å sikre en pleie som respekterer pasientens verdighet og verdier, samtidig som pasientens sikkerhet og velvære ivaretas. Slik håndteres denne balansen:

1. Informert informasjon :
- **Forklare alternativene:** Sykepleierne forklarer pasientene de ulike behandlingsalternativene som er tilgjengelige, og fremhever fordeler, risikoer og mulige alternativer.
- **Opplæring av pasienten:** Sykepleiere hjelper pasienter med å forstå de medisinske implikasjonene og konsekvensene av behandlingsvalg, slik at de kan ta informerte beslutninger.

2. Respektere pasientenes valg :
- **Prioritering av pasientens verdier:** Sykepleiere respekterer pasientenes behandlingspreferanser og tar hensyn til deres verdier, overbevisninger og bekymringer.
- **Informert samtykke:** Sykepleiere innhenter pasientens informerte samtykke før enhver behandling eller større inngrep, og sikrer at pasienten forstår konsekvensene.

3. Medisinske hensyn :
- **Medisinsk vurdering:** Sykepleiere samarbeider med det medisinske teamet for å vurdere pasientens tilstand, finne

egnede behandlingsalternativer og diskutere de kliniske konsekvensene.
- **Valgmuligheter:** Sykepleierne gir pasientene informasjon om mulige valg basert på den medisinske vurderingen og forklarer hvilke alternativer som er best egnet for deres tilstand.

4. **Tverrfaglig kommunikasjon :**
- **Teammøter:** Sykepleiere deltar i tverrfaglige møter for å diskutere behandlingsalternativer, dele sykepleiefaglige perspektiver og bidra til beslutningstaking.
- **Åpen kommunikasjon:** Sykepleiere kommuniserer med leger og andre teammedlemmer for å formidle pasientens preferanser og sikre at medisinske hensyn blir tatt.

5. **Ivaretakelse av pasientens interesser :**
- **Interesseavveining:** Sykepleiere forsvarer pasientens interesser og sørger for at behandlingsvalgene tar hensyn til både pasientens preferanser og medisinske hensyn.
- **Legge til rette for diskusjoner:** Sykepleiere oppmuntrer til åpne diskusjoner mellom pasienten, familiemedlemmer og det medisinske teamet for å finne frem til den beste behandlingsplanen sammen.

Balansen mellom pasientens valg og medisinske hensyn krever en delikat og samarbeidsorientert tilnærming. Sykepleiere spiller en viktig rolle når det gjelder å gi objektiv informasjon, legge til rette for kommunikasjon og hjelpe pasientene med å ta informerte beslutninger som er i tråd med deres verdier, samtidig som deres sikkerhet og velvære ivaretas.

Håndtering av etiske konflikter i teamet

Samarbeid og kommunikasjon for å løse etiske dilemmaer
Medisinsk gjenoppliving kan ofte være åsted for komplekse etiske dilemmaer. Gjenopplivningssykepleiere må samarbeide med medlemmer av det medisinske teamet, pasienter og pårørende for å navigere i disse vanskelige situasjonene. Her kan du lese om hvordan samarbeid og kommunikasjon kan brukes til å løse etiske dilemmaer innen gjenoppliving:

1. **Tverrfaglig teammøte :**
   - **Åpen diskusjon:** Sykepleiere deltar i teammøter der etiske dilemmaer diskuteres åpent og respektfullt.
   - **Deling av perspektiver:** Teammedlemmene deler sine synspunkter, kliniske kunnskaper og erfaringer for å få en bedre forståelse av etiske problemstillinger og vurdere løsninger.

2. **Etisk analyse :**
   - **Verdivurdering:** Sykepleiere og det medisinske teamet undersøker pasientens verdier, overbevisninger og preferanser for å finne den beste etiske tilnærmingen.
   - **Kollektiv refleksjon:** Sykepleierne bidrar til en kollektiv refleksjon over fordeler, ulemper og etiske implikasjoner ved hvert behandlingsalternativ.

3. **Transparent kommunikasjon :**
   - **Deling av informasjon:** Sykepleiere gir pasienter og pårørende tydelig og forståelig informasjon om behandlingsalternativer, med vekt på etiske problemstillinger.
   - **Felles beslutningstaking:** Sykepleiere legger til rette for åpne diskusjoner med pasienter og pårørende, slik at de blir aktivt involvert i beslutningsprosessen og tar etiske hensyn.

4. **Respekt for pasientenes rettigheter :**
   - **Autonomi:** Sykepleiere respekterer pasientenes rett til å ta informerte beslutninger og uttrykke sine preferanser, selv i komplekse etiske situasjoner.
   - **Verdighet:** Sykepleiere sørger for at beslutninger som tas, respekterer pasientens verdighet og verdier, og unngår enhver form for press.

5. **Ekstern konsultasjon :**
   - **Kliniske etikere:** Sykepleiere kan søke råd hos kliniske etikere, som tilbyr etisk ekspertise for å løse komplekse dilemmaer.
   - **Støttegrupper:** Sykepleiere kan også benytte seg av etiske støttegrupper på institusjonen for å diskutere etiske dilemmaer og bekymringer.

Samarbeid og kommunikasjon er avgjørende for å løse etiske dilemmaer på intensivavdelingen. I samarbeid med det medisinske teamet, pasientene og familiene sørger sykepleierne for at beslutningene som tas, er etisk forsvarlige, respekterer pasientens rettigheter og er i samsvar med individuelle verdier.

Bruk av kliniske etikkomiteer for rådgivning

I den komplekse konteksten av medisinsk gjenoppliving spiller kliniske etikkomiteer en avgjørende rolle når det gjelder å gi råd og anbefalinger for å løse etiske dilemmaer. Gjenopplivningssykepleiere kan henvende seg til disse komiteene for å få et eksternt etisk perspektiv og ta informerte beslutninger. Her er en beskrivelse av hvordan kliniske etikk-komiteer brukes i denne sammenhengen:

1. **Identifisere etiske dilemmaer :**
   - **Komplekse situasjoner:** Intensivsykepleiere identifiserer situasjoner der det oppstår komplekse etiske problemstillinger, for eksempel opprettholdelse eller begrensning av behandling, beslutninger ved livets slutt osv.
   - **Involvering av teamet:** Sykepleiere samarbeider med det medisinske teamet for å avgjøre når det er hensiktsmessig å søke råd fra den etiske komiteen.

2. **Forespørsel om konsultasjon :**
   - **Formaliteter:** Intensivsykepleiere sender en formell forespørsel om etisk konsultasjon til institusjonens kliniske etikkomité.
   - **Dokumentasjon:** Denne inneholder detaljert informasjon om saken, inkludert sykehistorie, pasientens preferanser, vurderte behandlingsalternativer og spesifikke etiske problemstillinger.

3. **Analyse og anbefalinger :**
   - **Dybdediskusjon:** Den etiske komiteen går nøye gjennom informasjonen som er gitt, og arrangerer diskusjoner for å undersøke de etiske dimensjonene i saken.
   - **Overveielser:** Komitémedlemmene deler sine meninger og kunnskaper for å utvikle informerte anbefalinger om hvordan det etiske dilemmaet skal håndteres.

4. **Tilbakemelding til fagpersoner :**
   - **Skriftlige anbefalinger:** Etikkomiteen gir skriftlige anbefalinger til sykepleierne og det medisinske teamet, med en begrunnelse for hver enkelt anbefaling.
   - **Diskusjon og avklaring:** Intensivsykepleiere har mulighet til å diskutere anbefalingene med komiteen for bedre å forstå begrunnelsen.

5. **Integrering av anbefalinger :**
   - **Beslutningstaking:** Sykepleiere og det medisinske teamet innlemmer anbefalingene fra den etiske komiteen i beslutningsprosessen.
   - **Respekt for pasienten :** Anbefalingene tar sikte på å respektere pasientens rettigheter og verdier, samtidig som det tas etiske hensyn.

Kliniske etikkomiteer er en uvurderlig støtte for intensivsykepleiere ved at de hjelper dem med å håndtere etiske dilemmaer på en gjennomtenkt og informert måte. De bidrar med et eksternt og objektivt perspektiv som gjør det mulig for sykepleierne å ta etiske beslutninger som er i tråd med pasientenes velferd og respekt for deres rettigheter.

Å finne et felles grunnlag i etiske uenigheter

Når det oppstår etiske uenigheter i gjenopplivingsteamet, er det avgjørende å finne et felles grunnlag for å sikre en enhetlig behandling som respekterer pasientens verdier. Gjenopplivningssykepleiere spiller en sentral rolle når det gjelder å løse slike uenigheter og fremme en felles etisk tilnærming. Slik kan de bli involvert i denne prosessen:

1. **Åpen kommunikasjon :**
   - **Deling av synspunkter:** Sykepleiere må skape et miljø der alle kan uttrykke sine etiske bekymringer og begrunne dem.
   - **Aktiv lytting: Det** er viktig å ta seg tid til å lytte nøye til argumentene og bekymringene til hvert enkelt teammedlem.

2. **Analyse av verdier og prinsipper :**
   - **Identifisere verdier:** Intensivsykepleiere samarbeider med teamet for å identifisere de grunnleggende verdiene som

står på spill, spesielt pasientens, familiens og det medisinske teamets verdier.
- **Gjennomgå prinsippene:** Sykepleiere kan repetere viktige etiske prinsipper som pasientautonomi, velgjørenhet, ikke-velgjørenhet og rettferdighet for å veilede diskusjonen.

3. **Samarbeid :**
   - **Utarbeide alternativer:** Sammen utforsker teamet ulike forvaltningsalternativer som tar hensyn til de etiske problemstillingene.
   - **Søke kompromisser :** Intensivsykepleiere oppmuntrer til å finne løsninger som best mulig respekterer verdiene og prinsippene til alle involverte parter.

4. **Mekling :**
   - **Nøytral inngripen:** Ved behov kan en nøytral tredjepart involveres for å bidra til å lette diskusjonen og løse uenigheten.
   - **Tilrettelegge for dialog:** Mekling har som mål å skape et rom der hver enkelt kan uttrykke seg fritt og der man kan finne gjensidig akseptable løsninger.

5. **Sette pasienten først :**
   - **Pasientsentrert :** Intensivsykepleiere tar hensyn til at pasientens beste skal være styrende for alle beslutninger som tas.
   - **Etiske hensyn:** Sykepleiere sørger for at beslutninger som tas, respekterer **pasientens** rettigheter, ønsker og **verdier.**

6. **Videreutdanning :**
   - **Refleksjon over kasus:** Gjenopplivningssykepleiere kan bruke tidligere tilfeller til å diskutere etiske uenigheter og utforske hvordan de kan håndteres annerledes i fremtiden.
   - **Kollektiv læring:** Etisk uenighet kan være en mulighet til å lære mer om kommunikasjon og konfliktløsning i teamet.

Å løse etiske uenigheter krever aktivt engasjement og åpen kommunikasjon i gjenopplivningsteamet. Sykepleiere spiller en viktig rolle når det gjelder å skape et miljø der konstruktive diskusjoner kan finne sted, og der man kan finne etiske og respektfulle løsninger for hver enkelt pasient.

Smertebehandling og sedering i livets sluttfase

Prioritering av smertebehandling for optimal pasientkomfort
Smertebehandling er et sentralt tema på intensivavdelingen, ettersom kritisk syke pasienter kan oppleve ulike former for smerte knyttet til tilstanden og de medisinske inngrepene. Intensivsykepleiere spiller en sentral rolle når det gjelder å sikre pasientenes komfort og velvære ved å minimere smerte. Slik kan de prioritere smertebehandling for å sikre optimal pasientkomfort:

1. **Systematisk vurdering :**
   - **Kontinuerlig overvåking:** Sykepleiere overvåker kontinuerlig pasientene for tegn på smerte, selv når de ikke kan kommunisere verbalt.
   - **Bruk av smerteskalaer:** Sykepleiere bruker egnede smerteskalaer for å vurdere smerteintensitet og veilede tiltak.

2. **Multimodal tilnærming :**
   - **Bruk av ulike metoder:** Sykepleiere bruker en rekke metoder for å lindre smerte, inkludert smertestillende legemidler, ikke-farmakologiske tiltak og avslapningsteknikker.
   - **Persontilpasset behandling:** Sykepleierne vurderer hver enkelt pasients individuelle behov og tilpasser behandlingen til pasientens tilstand og preferanser.

3. **Effektiv administrering av legemidler :**
   - **Regelmessig administrering:** Sykepleiere sørger for at smertestillende medisiner administreres regelmessig og til rett tid for å opprettholde konstant smertelindring.
   - **Justering av doser:** Sykepleiere overvåker nøye pasientens respons på medisineringen og justerer dosene i henhold til smertevurderingen.

4. **Ikke-farmakologiske teknikker :**
   - **Distraksjon:** Sykepleiere bruker distraksjonsteknikker, for eksempel beroligende musikk, veiledet avspenning eller visualisering, for å avlede pasientens oppmerksomhet fra smertene.

- **Alternativ behandling: Tilnærminger** som akupunktur, massasjeterapi og musikkterapi kan brukes som et supplement til smertebehandlingen.

5. **Åpen kommunikasjon :**
    - **Nøye lytting:** Sykepleiere tar seg tid til å lytte til pasientenes klager og bekymringer om smerter.
    - **Oppmuntring til å kommunisere:** Pasientene oppfordres til å rapportere om smerteøkning eller bivirkninger av smertestillende legemidler.

6. **Oppfølging og justeringer :**
    - **Løpende vurdering:** Sykepleiere vurderer regelmessig effekten av smertestillende behandling for å sikre at smertelindringen er optimal.
    - **Justeringer i sanntid:** Hvis smertene vedvarer eller forverres, samarbeider sykepleierne med det medisinske teamet for å justere behandlinger og tilnærminger.

Ved å sørge for effektiv smertebehandling bidrar intensivsykepleiere til å forbedre pasientenes komfort, livskvalitet og restitusjon, samtidig som de respekterer deres individuelle preferanser og tar hensyn til deres kritiske tilstand.

Hensiktsmessig bruk av sedering for å lindre lidelse

Sedering er en viktig del av behandlingen av intensivpasienter, spesielt de som lider av sterke smerter eller trenger invasive prosedyrer. Formålet med sedering er å lindre lidelse, redusere angst og forbedre pasientens komfort, samtidig som nødvendige medisinske inngrep kan utføres. Bruken av sedering må imidlertid styres av etiske og medisinske prinsipper.

1. **Passende indikasjoner :**
    - **Sterke smerter:** Sedasjon kan brukes for å lindre sterke smerter, særlig hos pasienter som gjennomgår smertefulle prosedyrer eller har alvorlige skader.
    - **Ekstrem angst:** Ved ekstrem angst kan sedasjon bidra til å berolige pasienten og redusere følelsesmessig stress.
    - **Invasive prosedyrer:** Sedasjon kan være nødvendig under invasive medisinske prosedyrer for å sikre pasientens komfort og for å lette gjennomføringen av prosedyren.

2. **Valg av legemidler :**
 - **Smertestillende og beroligende midler:** Intensivsykepleiere velger smertestillende og beroligende legemidler med omhu, basert på pasientens individuelle behov og medisinske anbefalinger.
 - **Kontinuerlig vurdering:** Effekten av sederingen vurderes kontinuerlig for å sikre at pasienten er tilstrekkelig våken til å reagere på stimuli og at helsetilstanden er stabil.

3. **Titrering og justering :**
 - **Progressiv administrering:** Sedasjon administreres vanligvis progressivt, og dosene justeres i henhold til pasientens respons og komfortnivå.
 - **Lett sedering: Så langt det er mulig,** forsøker sykepleierne å opprettholde en lett sedering som gjør det mulig for pasienten å være ved bevissthet og kommunisere ved behov.

4. **Respekt for pasientens autonomi :**
 - **Informert samtykke:** Før sedering gis, informerer sykepleierne pasienten eller familien om årsakene, fordelene og risikoen ved sedering, og innhenter om mulig informert samtykke.
 - **Pasientens preferanser : Vi tar så langt det er mulig hensyn til** pasientens preferanser når det gjelder sedering, samtidig som vi ivaretar pasientens sikkerhet og komfort.

5. **Overvåking og revurdering :**
 - **Kontinuerlig vurdering:** Sykepleiere overvåker kontinuerlig vitale tegn, pasientens respons og smerte- og angstnivå under administrering av sedasjon.
 - **Justeringer i sanntid:** Sedasjonsdosene kan justeres i henhold til pasientens behov og legemiddelreaksjoner.

Riktig bruk av sedering på intensivavdelingen krever nøye vurdering, åpen kommunikasjon med pasienten og omgivelsene og tett samarbeid med det medisinske teamet for å sikre at lidelsen lindres samtidig som etiske og medisinske standarder overholdes.

Åpen kommunikasjon med pårørende om sedering i livets sluttfase

Åpen og transparent kommunikasjon med pårørende til pasienter i livets sluttfase er avgjørende når det skal tas beslutninger om sedering. Sedering ved livets slutt er ment å lindre lidelse og sikre pasientens komfort når kurativ behandling ikke lenger er hensiktsmessig. Her er noen viktige punkter for å etablere effektiv kommunikasjon med familiene i disse følsomme situasjonene:

1. **Aktiv lytting :**
   - Når du vurderer å bruke sedering ved livets slutt, bør du ta deg tid til å lytte nøye til familiens bekymringer og spørsmål. Skap et miljø der familiemedlemmene føler seg komfortable med å uttrykke sine følelser og bekymringer.

2. **Tydelig og ærlig informasjon:**
   - Forklar på en enkel og forståelig måte hva sedering i livets sluttfase innebærer, hvorfor det er aktuelt og hvordan det kan bidra til pasientens komfort.
   - Vær ærlig om de forventede fordelene og mulige bivirkningene ved sedering, samtidig som du tar hensyn til familiemedlemmenes følelser.

3. **Respekt for pasientens ønsker:**
   - Hvis pasienten har uttrykt forhåndsdirektiver eller ønsker om sedering ved livets slutt, må du sørge for at disse respekteres så langt det er mulig. Forklar familien at disse ønskene styrer de medisinske beslutningene.

4. **Diskusjon av behandlingsmål :**
   - Diskuter målene for behandlingen med familien. Forklar at målet med sedering i livets sluttfase er å gi pasienten maksimal komfort og samtidig respektere hans eller hennes verdighet og ønsker.
   - Svar på spørsmål om sedasjonsalternativer, medisiner som brukes og justeringer som kan gjøres basert på pasientens respons.

5. **Involvering i beslutningen :**
   - Involver familien i beslutningsprosessen ved å ta hensyn til deres verdier, overbevisninger og preferanser, samtidig som du tar hensyn til pasientens velvære.

6. **Trygghet og støtte :**
   - Forsikre familien om at sedering gis med respekt for pasienten og pasientens verdighet, og at helsepersonell arbeider for å sikre pasientens komfort.

7. **Støtte :**
   - Forklar familien at de kan være til stede sammen med pasienten under sedering ved livets slutt hvis de ønsker det. Sørg for at de pårørende føler seg støttet og informert gjennom hele prosessen.

8. **Respons på følelser :**
   - Forstå at familiemedlemmer kan oppleve en rekke følelser når de diskuterer sedering ved livets slutt, inkludert angst, tristhet og frykt. Vær medfølende og tålmodig i dine svar.

Kommunikasjon med pårørende om sedering ved livets slutt krever en nennsom og sensitiv tilnærming. Målet er å sikre at familien er godt informert, involvert i beslutningsprosessen og får støtte i denne vanskelige perioden.

Rettferdighet og ressursallokering innen intensivbehandling

Etisk beslutningstaking ved fordeling av begrensede ressurser

Etiske beslutninger i forbindelse med fordeling av begrensede gjenopplivningsressurser kan være svært komplekse og følsomme. Når de medisinske ressursene, for eksempel gjenopplivningssenger, respiratorer og medisiner, ikke er tilstrekkelige til å dekke behovet, er det avgjørende at etiske prinsipper legges til grunn for beslutningene. Her er noen viktige hensyn å ta:

1. **Rettferdighet :**
   - Likhetsprinsippet innebærer at alle pasienter har rett til å få behandling i henhold til sine kliniske behov, uavhengig av personlige egenskaper som alder, kjønn, rase eller sosial klasse.

2. **Utilitarisme :**
   - Det utilitaristiske prinsippet går ut på å maksimere den generelle velferden ved å ta beslutninger som kommer flest mulig pasienter til gode. Dette kan innebære å allokere ressurser til de pasientene som har størst sjanse for å overleve og bli friske.

3. **Pasientens autonomi :**
   - Selv i situasjoner med begrensede ressurser må det tas beslutninger som tar hensyn til pasientens ønsker og forhåndsdirektiver. Respekt for pasientens autonomi er avgjørende, selv når valgene er vanskelige.

4. **Kollektiv beslutningstaking :**
   - Involver et tverrfaglig team i beslutningsprosessen for å sikre et variert og balansert perspektiv. Beslutningen bør være basert på åpne og transparente diskusjoner mellom helsepersonell.

5. **Åpenhet og kommunikasjon :**
   - Informer pasienter og pårørende om den begrensede ressurssituasjonen på en ærlig og åpen måte. Forklar hvilke prioriteringskriterier som er brukt, og svar på spørsmål og bekymringer.

6. **Kontinuerlig revurdering :**
   - Ettersom situasjonen kan endre seg raskt, er det viktig å jevnlig revurdere beslutninger om ressursallokering. Hvis ressurser blir tilgjengelige, må du omfordele dem i henhold til gjeldende behov.

7. **Slett protokoller :**
   - Utvikle klare og oversiktlige protokoller for å styre beslutningstaking når ressursene er begrenset. Sørg for at disse protokollene er kjent for alt helsepersonell og at de følges konsekvent.

8. **Ivaretakelse av pasientens interesser :**
   - I situasjoner med begrensede ressurser må man alltid prioritere pasientens beste. Beslutninger må tas med medfølelse og med sikte på å maksimere pasientens velvære.

Etisk beslutningstaking i forbindelse med fordeling av begrensede ressurser på intensivavdelingen er en kompleks utfordring som krever en avveining mellom flere etiske prinsipper. Det er viktig å nærme seg disse situasjonene med en forpliktelse til rettferdighet, rettferdighet, åpen kommunikasjon og beskyttelse av pasientens autonomi.

Prioritering av behandling i henhold til overlevelseschanser og livskvalitet

Når gjenopplivningsressursene er begrensede, kan det være nødvendig å prioritere behandling i forhold til pasientens overlevelsessjanser og potensielle livskvalitet. Dette reiser komplekse og følsomme etiske spørsmål, ettersom det innebærer å ta vanskelige beslutninger som kan ha stor innvirkning på pasientens og familiens liv. Her er noen viktige hensyn å ta ved prioritering av behandling i denne sammenhengen:

1. Grundig medisinsk vurdering :
- Helsepersonell må foreta en grundig medisinsk vurdering av hver enkelt pasient for å fastslå pasientens nåværende helsetilstand, tilstandens alvorlighetsgrad og sjansene for overlevelse basert på bruk av tilgjengelige ressurser.

2. Sannsynlige fordeler :
- Prioriteringen bør fokusere på de pasientene som mest sannsynlig vil ha størst nytte av intensivbehandling. Dette kan omfatte pasienter som forventes å bli friske i løpet av relativt kort tid, med en rimelig god sjanse for overlevelse og livskvalitet.

3. Livskvalitet :
- I tillegg til sjansene for overlevelse er det viktig å ta hensyn til pasientenes potensielle livskvalitet etter intensivbehandlingen. Pasienter med bedre utsikter til å bli friske kan prioriteres.

4. Etisk bruk av ressurser :
- Av hensyn til rettferdighet og etiske prinsipper må ressursene fordeles på en fornuftig måte, slik at flest mulig pasienter får størst mulig utbytte av behandlingen.

5. Åpenhet og kommunikasjon :
- Informer pasienter, pårørende og det medisinske teamet om prioriteringskriteriene som er brukt. Åpen og

transparent kommunikasjon er avgjørende for å opprettholde tillit og aksept for vanskelige beslutninger.

6. Vurdering av forhåndsdirektiver :
- Hvis pasienten har formulert forhåndsdirektiver eller uttrykt ønsker om behandlingen på intensivavdelingen, må det tas hensyn til disse elementene i prioriteringsprosessen.

7. Tverrfaglig konsultasjon :
- Involver et tverrfaglig team, inkludert leger, sykepleiere, sosialarbeidere og annet helsepersonell, i beslutningsprosessen. Dette sikrer et variert og globalt perspektiv.

8. Kontinuerlig revurdering :
- Ettersom pasientenes tilstand kan endre seg raskt, er det viktig å revurdere prioriteringene jevnlig og omfordele ressursene deretter.

9. Etikk og medfølelse :
- Beslutningstaking må styres av en etisk og medmenneskelig tilnærming til pasienter og deres familier. Valgene må tas med tanke på pasientens generelle og individuelle velvære.

Prioritering av gjenopplivningsbehandling basert på overlevelse og livskvalitet er en vanskelig oppgave som krever nøye vurdering, åpen kommunikasjon og forpliktelse til medisinsk etikk. Helsepersonell må bruke sin dømmekraft og sensitivitet til å ta beslutninger som optimaliserer pasientens utfall innenfor de tilgjengelige ressursene.

Åpenhet og kommunikasjon i ressursallokeringsprosessen
Tildeling av begrensede ressurser til intensivbehandling reiser komplekse og krevende etiske spørsmål. Åpenhet og kommunikasjon er avgjørende for å sikre rettferdighet, rettferdighet og tillit i denne prosessen. Slik sikrer du tydelig og åpen kommunikasjon i ressursfordelingsprosessen:

1. Forhåndsvarsel :
- Før situasjonen oppstår, er det viktig å kommunisere med helsepersonell, pasienter og pårørende om muligheten for

at begrensede ressurser må fordeles på en fornuftig måte når det er behov for det.

2. **Etablering av transparente kriterier :**
   - Utvikle objektive og transparente kriterier for tildeling av ressurser. Informer medisinsk personale, pasienter og pårørende om disse kriteriene slik at de forstår grunnlaget for beslutningene som tas.

3. **Utdanning av medisinsk personale :**
   - Sørg for at helsepersonell forstår tildelingskriteriene og prosessene som er involvert. Dette sikrer at beslutningene tas på en informert og etisk forsvarlig måte.

4. **Åpen kommunikasjon med pasienter og pårørende :**
   - Når ressursene er begrensede, bør du kommunisere åpent med pasienten og de pårørende om situasjonen og de beslutningene som kan bli tatt. Vær ærlig om utfordringene og de etiske vurderingene.

5. **Involvere familiene i prosessen :**
   - Involver familiene i diskusjoner og beslutningsprosesser, og ta hensyn til deres bekymringer og perspektiver. Dette kan bidra til å skape en følelse av samarbeid og gjensidig forståelse.

6. **Forklar prioriteringer:**
   - Forklar hvordan prioriteringer gjøres ut fra medisinske behov, overlevelsessjanser og etiske hensyn. En slik forklaring kan bidra til å unngå misforståelser og redusere spenninger.

7. **Respektere pasientenes ønsker :**
   - Hvis pasienter har uttrykt forhåndsdirektiver eller spesifikke ønsker om behandling i tilfelle begrensede ressurser, skal disse respekteres så langt det er mulig.

8. **Tilby støtte :**
   - Gi emosjonell og psykologisk støtte til pasienter og familier som er berørt av beslutninger om ressursfordeling. Forstå at disse situasjonene kan være stressende og følelsesmessig vanskelige.

9. **Gjennomgå og juster om nødvendig:**
   - Vurder å revidere tildelingskriterier og -prosesser basert på tilbakemeldinger og erfaringer. Sørg for at protokollene er fleksible og kan tilpasses skiftende omstendigheter.

10. **Opprettholde åpenhet :**
    - Selv etter at du har tatt en beslutning, må du fortsette å kommunisere med pasienter, pårørende og helsepersonell. Åpenhet i de senere fasene av prosessen skaper tillit.

Åpen kommunikasjon i prosessen for tildeling av gjenopplivningsressurser er avgjørende for å sikre rettferdighet, forståelse og tillit. Ved å involvere pasienter, pårørende og helsepersonell i denne prosessen bidrar du til å skape et miljø der vanskelige beslutninger tas på en etisk forsvarlig måte og med respekt for alles verdier.

Informert samtykke og pasientmedvirkning

Betydningen av å innhente informert samtykke til medisinske inngrep

Informert samtykke er et grunnleggende prinsipp i medisinsk etikk som sikrer at pasienter er informert og involvert i beslutninger om egen medisinsk behandling. På intensivavdelingen, der avgjørelsene kan være raske og livsviktige, er det viktig å innhente informert samtykke for å sikre at rettighetene respekteres og at det tas etiske avgjørelser. Her er hvorfor informert samtykke er så viktig:

1. **Respekt for autonomi :**
   - Informert samtykke anerkjenner pasientens rett til å ta beslutninger om egen helse. Det respekterer pasientenes autonomi og gir dem mulighet til å delta aktivt i de medisinske valgene som angår dem.

2. **Fullstendige opplysninger :**
   - Informert samtykke krever at pasienten får fullstendig, klar og forståelig informasjon om fordeler, risikoer, alternativer og potensielle konsekvenser av det medisinske inngrepet. Dette gjør pasienten i stand til å ta en informert beslutning.

3. Felles beslutningstaking :
- Prosessen med informert samtykke oppmuntrer til samarbeid mellom helsepersonell og pasient. Pasientene involveres i beslutningsprosessen, noe som kan føre til medisinske valg som er bedre tilpasset deres verdier og preferanser.

4. Etikk og lovlighet :
- I mange helsesystemer er det en etisk og juridisk plikt å innhente informert samtykke. Helsepersonell er forpliktet til å respektere dette prinsippet for å unngå brudd på pasientrettighetene.

5. Redusere antall rettstvister:
- Ved å innhente informert samtykke på riktig måte reduseres risikoen for juridiske tvister. Det er mer sannsynlig at pasientene vil akseptere resultatene av behandlingen når deres rett til å ta avgjørelser blir respektert.

6. Tillit til helsevesenet :
- Informert samtykke styrker tilliten mellom pasienter og helsepersonell. Det er mer sannsynlig at pasientene har tillit til behandlingen de får når de føler seg respektert og informert.

7. Unngå uønskede inngrep :
- Informert samtykke bidrar til å unngå situasjoner der uønskede medisinske inngrep blir utført. Pasienter har rett til å nekte behandling hvis de ikke er komfortable med den.

8. Risikobevissthet :
- Prosessen med informert samtykke gjør det mulig for pasientene å forstå den potensielle risikoen ved et inngrep. Dette kan føre til bedre etterlevelse av medisinske anbefalinger og bedre håndtering av komplikasjoner.

På intensivavdelinger, der beslutninger noen ganger må tas raskt for å redde liv, kan informert samtykke tilpasses til akutte situasjoner, samtidig som man tar hensyn til etiske prinsipper og sikrer at pasientene er informert om inngrepene som gjøres. Innhenting av informert samtykke er fortsatt en grunnleggende del av etisk og pasientsentrert behandling, selv i kritiske situasjoner.

Tydelig kommunikasjon om risikoer og fordeler ved behandlinger

Effektiv kommunikasjon om risiko og fordeler ved gjenopplivningsbehandling er avgjørende for å oppnå informert samtykke og sikre at pasienter og pårørende forstår konsekvensene av de medisinske beslutningene som tas. Kommunikasjonen må være åpen, ærlig og tilpasset pasientens forståelsesnivå. Derfor er det så viktig med tydelig kommunikasjon om risiko og fordeler:

1. Informert beslutningstaking :
- Pasienter og pårørende må få detaljert informasjon om potensielle risikoer og fordeler ved de foreslåtte behandlingene. Denne informasjonen gjør dem i stand til å ta informerte beslutninger, der de tar hensyn til medisinsk evidens og egne verdier.

2. Aktiv deltakelse :
- Åpen kommunikasjon oppmuntrer pasientene til å spille en aktiv rolle i beslutningsprosessen. Når pasientene er godt informert, er det mer sannsynlig at de føler seg involvert og uttrykker sine preferanser.

3. Forventningsstyring :
- Ved å diskutere risiko og fordeler på en realistisk måte kan pasienter og pårørende bedre forstå hva de kan forvente av mulige utfall. Dette kan bidra til å styre forventningene og redusere følelsen av frustrasjon eller forferdelse senere.

4. Bygge opp selvtillit :
- Åpen og ærlig kommunikasjon skaper tillit mellom pasienter, pårørende og helsepersonell. Pasienter føler seg respektert når de blir behandlet som partnere i beslutningsprosessen.

5. Redusere angst :
- Ved å forklare risiko og fordeler på en tydelig måte kan pasienter og pårørende bedre forstå årsakene til de medisinske anbefalingene. Dette kan bidra til å redusere angsten forbundet med usikkerhet.

6. Forebygging av misforståelser :
- Mangelfull kommunikasjon om risiko og fordeler kan føre til misforståelser, urealistiske forventninger og til og med feilbehandling. Tydelig kommunikasjon reduserer risikoen for slike problemer.

7. Respekt for pasientens preferanser:
- Åpen kommunikasjon gjør det mulig for pasientene å velge de behandlingene som best samsvarer med deres verdier og behandlingsmål. Dette sikrer at beslutningene er i tråd med pasientens ønsker

8. Mulighet til å stille spørsmål :
- Pasienter og pårørende må få mulighet til å stille spørsmål og avklare tvil om risiko og fordeler ved behandlingen. Åpen kommunikasjon oppmuntrer til konstruktiv dialog.

9. Dokumentasjon av samtykke :
- Tydelig kommunikasjon om risiko og fordeler må dokumenteres i pasientens journal. Dette viser helsepersonellets forpliktelse til å innhente informert samtykke.

På intensivavdelingen, der mye står på spill og beslutninger noen ganger må tas raskt, er det desto viktigere med tydelig kommunikasjon om risiko og fordeler. Helsepersonell må finne den rette balansen mellom å gi detaljert og forståelig informasjon og samtidig respektere den følsomme situasjonen. Åpen kommunikasjon bidrar til etiske og ansvarlige beslutninger som tar hensyn til pasientens generelle velvære.

Aktiv involvering av pasientene i beslutninger som gjelder deres behandling

Aktiv involvering av pasientene i beslutninger som gjelder deres behandling på intensivavdelingen, er en grunnleggende praksis som fremmer felles beslutningstaking og respekterer pasientens autonomi. Ved å involvere pasientene i beslutningsprosessen kan man bedre imøtekomme deres behov, respektere deres verdier og preferanser og fremme en pasientsentrert tilnærming. Derfor er det viktig å involvere pasientene aktivt i beslutninger som gjelder deres behandling på intensivavdelingen:

1. **Respekt for autonomi :**
   - Alle pasienter har rett til å ta beslutninger om egen helsehjelp, også i akutte situasjoner. Ved å involvere pasientene i beslutningsprosessen respekterer vi deres autonomi og evne til å uttrykke sine preferanser.

2. **Kjenn dine verdier og preferanser :**
   - Pasientene er de beste til å uttrykke sine verdier, overbevisninger og behandlingspreferanser. Ved å involvere pasientene aktivt kan det medisinske teamet bedre forstå hva som er viktig for dem.

3. **Bedre etterlevelse av behandlingen :**
   - Når pasienter involveres i beslutninger om egen behandling, er det større sannsynlighet for at de følger anbefalte behandlinger. Dette kan ha en positiv innvirkning på implementeringen av behandlingsplaner og behandlingens suksess.

4. **Redusere usikkerhet og angst :**
   - Å være involvert i beslutningene kan hjelpe pasienten til bedre å forstå hvilke alternativer som er tilgjengelige, og hvilke fordeler og risikoer som er forbundet med hvert enkelt valg. Dette kan redusere usikkerheten og angsten knyttet til gjenoppliving.

5. **Persontilpasset omsorg :**
   - Hver pasient har unike behov og individuelle behandlingspreferanser. Ved å involvere pasienten aktivt kan det medisinske teamet skreddersy behandlingen etter hans eller hennes personlige egenskaper.

6. **Samarbeid mellom pasient og lege :**
   - Ved å involvere pasienten i beslutningene oppmuntres det til et samarbeid mellom pasienten og det medisinske teamet. Pasienten blir en aktiv partner i jakten på løsninger.

7. **Forebygging av etiske konflikter :**
   - Ved å involvere pasienten i beslutningene kan man forebygge senere etiske konflikter, ettersom beslutningene tas med pasientens preferanser og verdier i tankene fra starten av.

8. Bygge opp selvtillit :
- Når pasientene føler at de blir lyttet til og respektert i beslutningsprosessen, styrker det deres tillit til legeteamet og helsevesenet.

9. Redusere unødvendig behandling :
- Ved å involvere pasientene i beslutningene er det mer sannsynlig at behandlinger som er i tråd med deres preferanser blir foretrukket, noe som kan redusere unødvendige eller uønskede behandlinger.

10. Pasient- og familietilfredshet :
- Det er større sannsynlighet for at pasienter og pårørende er fornøyde med omsorgen de får, når det tas hensyn til deres meninger og deres verdier respekteres.

Aktiv pasientinvolvering krever åpen kommunikasjon, transparent informasjonsdeling og grundige diskusjoner om de tilgjengelige alternativene. Helsepersonell må skape et miljø som fremmer felles beslutningstaking, og gi pasientene den informasjonen de trenger for å kunne ta informerte beslutninger. Denne tilnærmingen sikrer at behandlingen tilpasses pasientens behov og ønsker, samtidig som etiske og medisinske hensyn ivaretas.

Gjenopplivningsforskning og etiske overveielser

Etikk i forskning på kritisk syke pasienter
Medisinsk forskning er avgjørende for å forbedre pleien og behandlingen av intensivpasienter. Forskning på kritisk syke pasienter reiser imidlertid komplekse og følsomme etiske spørsmål. Forskningsetikken i denne sammenhengen krever spesiell oppmerksomhet for å sikre at pasientenes rettigheter og velferd blir ivaretatt. Her er de viktigste punktene å ta hensyn til

1. Informert samtykke :
- Innhenting av informert samtykke fra pasienter eller deres juridiske representanter er avgjørende for all forskning innen intensivbehandling. På grunn av pasientenes kritiske tilstand må det iverksettes spesifikke prosedyrer for å sikre

at samtykket er fritt, informert og gitt med full kunnskap om fakta.

2. Potensielle fordeler :
- Forskning på kritisk syke pasienter må ha gyldige vitenskapelige og medisinske mål. De potensielle fordelene for pasientene må være større enn risikoen.

3. Minimering av risiko :
- Forskningsprotokoller må utformes slik at risikoen for pasientene minimeres. De forventede fordelene må stå i forhold til risikoen.

4. Tett oppfølging:
- Pasienter i kritisk tilstand krever konstant medisinsk overvåkning. Enhver forskningsprotokoll må sørge for tett oppfølging for å oppdage eventuelle forskningsrelaterte komplikasjoner på et tidlig stadium.

5. Etisk klarering :
- All forskning som involverer intensivpasienter, må godkjennes av en uavhengig forskningsetisk komité. Denne komiteen vurderer de etiske, medisinske og vitenskapelige aspektene ved forskningen for å sikre at den oppfyller etiske og juridiske standarder.

6. Åpenhet og kommunikasjon :
- Pasienter eller deres juridiske representanter må informeres åpent om forskningens art, mål, potensielle risikoer og forventede fordeler. Kommunikasjonen må være tydelig og forståelig.

7. Respekt for verdighet :
- Gjenopplivningspasienter må behandles med respekt og verdighet, også når de deltar i forskning. Deltakelsen må ikke gå på bekostning av deres fysiske, emosjonelle eller psykiske velvære.

8. Tilbakekallbart samtykke :
- Kritisk syke pasienter kan oppleve raske endringer i tilstanden. De må når som helst kunne trekke tilbake sitt samtykke uten at det påvirker den medisinske behandlingen.

9. **Innsamling og bruk av data :**
   - Innsamling og bruk av data må være i samsvar med de etiske prinsippene om konfidensialitet og beskyttelse av pasientenes personvern. Data skal anonymiseres der det er mulig.

10. **Nyttig forskning :**
    - Resultatene av forskning på kritisk syke pasienter må ha potensial til å gi et betydelig bidrag til medisinsk kunnskap og til å forbedre gjenopplivningsomsorgen.

11. **Forskernes etiske engasjement :**
    - Forskere må være bevisst sitt ansvar overfor pasientene og deres velferd. De må opptre med integritet og opprettholde de høyeste etiske standarder gjennom hele forskningsprosessen.

Kort sagt krever forskning på kritisk syke intensivpasienter en streng etisk tilnærming for å sikre at pasientenes rettigheter, sikkerhet og velvære respekteres. Pasientenes behov må alltid prioriteres, samtidig som forskningen må bidra til de medisinske og vitenskapelige fremskrittene som er nødvendige for å forbedre kvaliteten på gjenopplivningsbehandlingen.

Innhenting av informert samtykke og beskyttelse av pasientrettigheter

Innhenting av informert samtykke og beskyttelse av pasientenes rettigheter er grunnleggende elementer i medisinsk etikk og intensivbehandling. I et miljø der pasientene ofte er sårbare på grunn av sin kritiske tilstand, er det viktig å respektere deres rettigheter og sikre at de fullt ut forstår de medisinske beslutningene som angår dem. Slik sikrer du informert samtykke og beskytter intensivpasientens rettigheter:

1. **Fullstendige opplysninger :**
   - Før man ber om samtykke fra en pasient eller dennes juridiske representant, er det viktig å gi fullstendig og forståelig informasjon om diagnose, behandlingsalternativer, risiko, fordeler og potensielle konsekvenser.

2. **Tid og klarhet :**
 - Gi pasienten eller representanten tilstrekkelig tid til å stille spørsmål og avklare informasjon. Sørg for at samtykke gis med full kunnskap om fakta og ikke innhentes i all hast.

3. **Informert samtykke :**
 - Samtykke må gis frivillig, uten press eller tvang. Pasienten må forstå konsekvensene av sin beslutning og være i stand til å ta en informert beslutning.

4. **Juridisk representant :**
 - Hvis pasienten ikke er i stand til å gi samtykke på grunn av sin helsetilstand, må den juridiske representanten involveres i beslutningsprosessen. Den juridiske representanten handler i pasientens beste interesse.

5. **Tilbakekallbart samtykke :**
 - Pasienten eller hans/hennes juridiske representant må informeres om at samtykket når som helst kan trekkes tilbake uten at det går ut over pasientbehandlingen.

6. **Informert skriftlig samtykke :**
 - Så langt det er mulig, bør informert samtykke dokumenteres skriftlig. Dette sikrer at det finnes håndfaste bevis på at informasjonen er gitt og at pasienten eller dennes representant har gitt sitt samtykke.

7. **Respektere pasientens ønsker :**
 - Hvis pasienten har uttrykt sine ønsker om behandling på forhånd, eller har utarbeidet forhåndsdirektiver, er det viktig å respektere disse valgene så langt det er mulig.

8. **Beskyttelse av konfidensialitet :**
 - Medisinsk informasjon og beslutninger som tas, må behandles med den største konfidensialitet og kun deles med helsepersonell som er direkte involvert i pasientens behandling.

9. **Rett til å nekte :**
 - Pasienter har rett til å nekte behandling, selv om de er i kritisk tilstand. Begrunnelsen for å nekte må respekteres og utforskes.

10. Pasientens autonomi :
- Pasientens autonomi må respekteres så langt det er mulig. Pasientene må involveres i beslutninger som angår dem, og de må få mulighet til å velge mellom ulike behandlingsalternativer.

Oppsummert kan vi si at innhenting av informert samtykke og beskyttelse av pasientrettigheter er grunnleggende prinsipper innen medisinsk gjenoppliving. Dette innebærer å gi tydelig informasjon, respektere pasientens valgmuligheter og sikre at beslutninger tas med full kunnskap om fakta. Ved å respektere disse prinsippene sikrer helsepersonell pasientens velvære og verdighet, selv i kritiske situasjoner.

Balansegang mellom potensielle fordeler ved forskning og pasientsikkerhet

Når man forsker på medisinsk gjenopplivning, er det avgjørende å finne en hårfin balanse mellom de potensielle fordelene ved forskningen og pasientenes sikkerhet og velvære. Medisinsk gjenopplivningsforskning har som mål å forbedre klinisk praksis, behandling og resultater for fremtidige pasienter, men den må utføres på en etisk forsvarlig måte og med respekt for rettighetene og sikkerheten til dagens pasienter. Slik opprettholder du denne balansen:

1. Informert samtykke :
- Alle pasienter som deltar i forskning, må gi informert samtykke. Detaljene i forskningen, de potensielle risikoene og de forventede fordelene må forklares tydelig.

2. Etisk vurdering :
- All gjenopplivningsforskning må gjennomgå en grundig etisk vurdering av en forskningsetisk komité. Denne komiteen vurderer om de potensielle fordelene ved forskningen oppveier risikoen for pasientene.

3. Minimering av risiko :
- Forskningsprotokoller må utformes slik at risikoen for pasientene minimeres. Intervensjonene må være i samsvar med aksepterte medisinske standarder og må ikke gå på bekostning av **pasientsikkerheten.**

4. Utvelgelse av deltakere :
- Pasienter som deltar i forskning, må velges ut på en etisk og åpen måte. De må oppfylle de spesifikke kriteriene som er definert for forskningen, og de må informeres om konsekvensene av deltakelsen.

5. Tett oppfølging:
- Gjennom hele forskningsfasen må pasientene overvåkes nøye for å identifisere eventuelle komplikasjoner eller potensielle bivirkninger på et tidlig stadium.

6. Frivillig tilbaketrekking :
- Deltakerne har rett til å trekke seg fra forskningen når som helst uten at det får negative konsekvenser for deres fremtidige behandling.

7. Åpenhet om resultatene :
- Forskningsresultater må kommuniseres åpent, enten de er positive, negative eller nøytrale. Dette bidrar til den generelle utviklingen av medisinsk vitenskap.

8. Potensielle fordeler :
- Den potensielle nytten av forskning, for eksempel i form av bedre behandlinger og medisinsk praksis, må nøye veies opp mot risikoen for pasientene.

9. Betydningen av forskning :
- Hvis forskningen har potensial til å forbedre gjenopplivningsomsorgen og gi vesentlige bidrag til medisinen, kan dette rettferdiggjøre at den fortsetter, forutsatt at risikoen håndteres på en ansvarlig måte.

10. Respekt for pasientenes rettigheter :
- Rettighetene og verdigheten til pasientene som deltar, må alltid respekteres, og de potensielle fordelene ved forskningen må ikke gå på bekostning av pasientenes sikkerhet eller velvære.

For å oppsummere: Å balansere den potensielle nytten av gjenopplivningsforskning med pasientsikkerheten er et avgjørende aspekt ved medisinsk etikk. Forskere, etiske komiteer og helsepersonell må samarbeide for å sikre at forskningen gjennomføres på en etisk forsvarlig måte, med særlig fokus på å beskytte sårbare gjenopplivningspasienter.

Etisk opplæring og personlig refleksjon på intensivavdelingen

Integrering av etikkundervisning i utdanningen av intensivsykepleiere
Integrering av etisk opplæring i utdanningen av gjenopplivningssykepleiere er avgjørende for å sikre høy kvalitet og etisk forsvarlig behandling av kritisk syke pasienter. Medisinsk gjenoppliving byr på komplekse utfordringer og etiske dilemmaer, og sykepleiere må være godt forberedt på å ta informerte etiske beslutninger samtidig som de yter god pleie. Slik kan opplæring i etikk integreres i utdanningen av gjenopplivningssykepleiere:

1. Tidlig bevissthet :
- Helt fra starten av sykepleierutdanningen bør studentene gjøres oppmerksomme på etiske problemstillinger innen medisinsk gjenoppliving. Dette kan omfatte diskusjon av vanlige etiske dilemmaer og grunnleggende etiske prinsipper.

2. Kurs i etikk :
- Integrer egne etikkurs i opplæringsprogrammet for intensivsykepleiere. Disse kursene kan dekke temaer som etisk beslutningstaking, kommunikasjon med pasienter og pårørende, behandlingsgrenser osv.

3. Casestudier :
- Bruk casestudier fra virkeligheten for å illustrere etiske dilemmaer som oppstår i intensivomsorgen. Studentene kan diskutere og analysere disse situasjonene for å utvikle sine ferdigheter i etisk beslutningstaking.

4. Simulering :
- Innlemme simuleringer av etiske gjenopplivningssituasjoner i opplæringen. Dette gir studentene mulighet til å øve på kommunikasjon, etisk problemløsning og beslutningstaking i et kontrollert miljø.

5. Gruppediskusjon :
- Organiser gruppediskusjoner der studentene kan dele sine perspektiver på komplekse etiske problemstillinger. Dette oppmuntrer til refleksjon og forståelse av ulike etiske tilnærminger.

6. Modellroller :
- Involver erfarne fagpersoner innen gjenoppliving til å dele sine erfaringer med etikk i praksis. Studentene kan lære av deres erfaringer og strategier for å løse etiske dilemmaer.

7. Ledelse :
- Sikre tilstrekkelig veiledning under intensivopphold. Sykepleiere under utdanning kan ha nytte av veiledning og råd om hvordan de skal håndtere etiske problemstillinger i et reelt klinisk miljø.

8. Kontinuerlig integrering :
- Etikk bør ikke behandles som en isolert ferdighet, men snarere som en integrert del av yrkesutøvelsen. Etterutdanning og faglig utvikling bør også omfatte oppdateringer om aktuelle etiske spørsmål innen gjenoppliving.

Ved å integrere etisk opplæring i utdanningen av intensivsykepleiere blir fremtidige intensivsykepleiere rustet til å håndtere komplekse situasjoner med integritet og medfølelse. Dette fremmer kvalitet i pleien og informerte beslutninger som tar hensyn til både pasientenes behov og etiske vurderinger.

Øvelse i selvrefleksjon for å utvikle etisk beslutningstaking
Selvrefleksjon er avgjørende for at intensivsykepleiere skal kunne ta gode etiske beslutninger. Det oppmuntrer til en kontinuerlig bevissthet om verdier, personlig overbevisning og etiske dilemmaer, samtidig som det fremmer en reflektert og etisk praksis. Slik kan selvrefleksjon brukes til å utvikle etisk beslutningstaking hos intensivsykepleiere:

1. Verdibevissthet :
- Sykepleiere må ta seg tid til å reflektere over sine egne verdier, overbevisninger og etiske prinsipper. På den måten kan de bedre forstå hvordan disse faktorene påvirker beslutningstaking og atferd.

2. **Undersøkelse av personlige fordommer :**
   - Selvrefleksjon gjør sykepleierne i stand til å identifisere og stille spørsmål ved egne fordommer. På den måten kan de unngå forhastede vurderinger og tilby rettferdig, ikke-diskriminerende omsorg.

3. **Analyse av forsøket :**
   - Etter å ha vært involvert i etiske situasjoner kan sykepleiere øve seg på selvrefleksjon for å analysere hvordan de reagerte og tok beslutninger. De kan vurdere om handlingene deres var i tråd med verdiene deres, og om de kunne ha handlet annerledes.

4. **Utforske følelser :**
   - Selvrefleksjon oppmuntrer sykepleiere til å utforske følelsene sine når de står overfor etiske dilemmaer. De kan undersøke hvordan følelsene har påvirket beslutningene deres og hvordan de kan håndtere disse følelsene på en hensiktsmessig måte.

5. **Vurdering av konsekvenser :**
   - Sykepleiere kan reflektere over hvilke konsekvenser deres etiske beslutninger har for pasienter, pårørende og pleieteamet. Dette hjelper dem til å ta informerte beslutninger som er til pasientens beste.

6. **Konstant utvikling :**
   - Selvrefleksjon bør være en kontinuerlig øvelse. Sykepleiere kan jevnlig gå gjennom tidligere refleksjoner for å se hvordan deres etiske tenkning har utviklet seg og hvordan de kan forbedre fremtidige beslutninger.

7. **Dialog med kolleger :**
   - Å diskutere sine etiske refleksjoner med kolleger kan gi nye perspektiver og oppmuntre til samarbeid om etiske beslutninger.

8. **Integrering i etter- og videreutdanning :**
   - Selvrefleksjon kan integreres i etterutdanningsprogrammene for intensivsykepleiere. På denne måten oppmuntres det til kontinuerlig vekst og utvikling av etiske ferdigheter.

Ved å oppmuntre til selvrefleksjon utvikler intensivsykepleiere en økt etisk bevissthet, noe som styrker deres evne til å ta informerte og etiske beslutninger i komplekse og krevende situasjoner. Denne praksisen bidrar til bedre pleiekvalitet og respekt for grunnleggende etiske prinsipper.

Kontinuerlig bevissthet om etiske dilemmaer gjennom diskusjoner og ressurser.

Kontinuerlig bevissthet om etiske dilemmaer er avgjørende for at gjenopplivningssykepleiere skal kunne ta gode etiske beslutninger. Denne bevisstheten kan oppmuntres gjennom åpne diskusjoner, pedagogiske ressurser og refleksjonsaktiviteter. Slik opprettholder du bevisstheten:

1. Teamdiskusjoner :
- Organiser regelmessige teammøter for å diskutere etiske dilemmaer som oppstår i den daglige praksisen. Sykepleierne kan dele erfaringer og synspunkter, noe som fremmer gjensidig forståelse og felles etiske tilnærminger.

2. Casestudie :
- Undersøke virkelige eller fiktive intensivtilfeller som byr på komplekse etiske dilemmaer. Oppmuntre sykepleierne til å diskutere ulike tilnærminger og reflektere over årsakene til beslutningene de tar.

3. Konferanser og opplæring :
- Arrangere konferanser, workshops og etterutdanningskurs med fokus på etikk innen intensivbehandling. Disse arrangementene kan introdusere eksperter innen medisinsk etikk, gi nye perspektiver og føre til berikende diskusjoner.

4. Bruk av ressurser :
- Å gi sykepleiere tilgang til ressurser som artikler, videoer, bøker og dokumenter som omhandler etiske dilemmaer i intensivomsorgen. Dette gjør det mulig for sykepleiere å lære om ulike etiske perspektiver og tilnærminger.

5. Etiske casestudier :
- Integrer etiske casestudier i etterutdanningen. Sykepleiere kan oppmuntres til å analysere disse casene, identifisere

hvilke verdier som står på spill og diskutere ulike beslutningsalternativer.

6. Oppmuntre til å stille spørsmål:
- Oppmuntre sykepleierne til å stille spørsmål og sette spørsmålstegn ved praksis når etiske dilemmaer oppstår. Dette fremmer et miljø preget av kritisk refleksjon og kontinuerlig læring.

7. Etiske diskusjonsgrupper :
- Opprett etiske diskusjonsgrupper der sykepleiere kan møtes for å diskutere spesifikke etiske dilemmaer. Slike diskusjoner kan gi ulike perspektiver og bidra til å utvikle en dypere forståelse av etiske problemstillinger.

8. Oppmuntre til egenvurdering :
- Oppfordre sykepleierne til regelmessig å reflektere over sin egen etiske tilnærming og evaluere hvordan de håndterer dilemmaer. Selvevaluering fremmer personlig og faglig utvikling.

Kontinuerlig bevissthet om etiske dilemmaer sikrer at gjenopplivningssykepleiere er klar over aktuelle etiske utfordringer og er rustet til å ta informerte etiske beslutninger. Denne innsatsen bidrar til en kultur for etisk og kvalitetsmessig god omsorg i gjenopplivingsteamet.

Kapittel 9

Etterutdanning og faglig utvikling

Betydningen av etterutdanning innen intensivbehandling

Anerkjennelse av den konstante utviklingen innen medisin og gjenoppliving.

Det er avgjørende at gjenopplivningssykepleiere anerkjenner den konstante utviklingen innen medisin og gjenoppliving, slik at de kan opprettholde en høy pleiestandard og holde seg oppdatert på medisinske fremskritt. Slik kan sykepleiere tilnærme seg denne erkjennelsen:

1. Etter- og videreutdanning :
- Delta i etterutdanningsprogrammer for å holde deg oppdatert på de siste fremskrittene innen gjenoppliving. Sykepleiere kan delta på kurs, workshops og konferanser for å forbedre ferdighetene sine.

2. Profesjonell klokke :
- Abonner på medisinske tidsskrifter, vitenskapelige aviser og nyhetsbrev om gjenoppliving. Slik holder du deg oppdatert på den nyeste forskningen og de nyeste oppdagelsene på området.

3. Deltakelse på konferanser :
- Deltakelse på medisinske kongresser og konferanser som spesialiserer seg på gjenoppliving. Disse arrangementene er en plattform for utveksling av kunnskap, diskusjon av ny praksis og nettverksbygging med eksperter.

4. Bruk av nettressurser :
- Utforsk pålitelige medisinske nettsteder, e-læringsplattformer og medisinske podcaster for å få tilgang til oppdatert informasjon og pedagogiske ressurser.

5. Profesjonell nettverksbygging :
- Etabler kontakt med annet helsepersonell, inkludert leger, spesialister på gjenoppliving og sykepleierkolleger. Utveksling av erfaring og kunnskap fremmer kontinuerlig læring.

6. Deltakelse i forskningsgrupper :
- Bli involvert i kliniske forskningsprosjekter eller forskningsgrupper innen gjenoppliving. Dette gir deg muligheten til å bidra til kunnskapsutvikling og til å ta i bruk evidensbasert praksis.

7. Medlemskap i faglige sammenslutninger :
- Meld deg inn i relevante foreninger for gjenopplivningssykepleiere eller medisinske organisasjoner. Disse gruppene tilbyr muligheter for opplæring, veiledning og deling av ressurser.

8. Selvstendighet i læringen :
- Ta initiativ til aktivt å oppsøke ny informasjon og sette seg inn i ny medisinsk teknologi. Det er viktig å ha en mentalitet preget av kontinuerlig læring.

9. Tilpasning til endrede protokoller :
- Forstå at gjenopplivningsprotokoller og beste praksis kan utvikle seg over tid. Vær forberedt på å tilpasse deg nye retningslinjer for å gi best mulig behandling.

10. Retrospektiv og egenvurdering :
- Ta et skritt tilbake med jevne mellomrom for å vurdere praksisen og identifisere forbedringsområder. Egenvurdering bidrar til kontinuerlig forbedring.

Ved å erkjenne at medisin og gjenoppliving er i stadig utvikling, kan sykepleiere opprettholde sin kompetanse, gi omsorg av høy kvalitet og bidra til kontinuerlig forbedring av gjenopplivingspraksisen.

Fordelene med etter- og videreutdanning for å holde ferdighetene dine oppdatert

Etter- og videreutdanning er viktig for intensivsykepleiere, da det gjør det mulig for dem å holde ferdighetene sine oppdatert og holde seg oppdatert på de siste medisinske fremskrittene. Her er noen av fordelene med videreutdanning for intensivsykepleiere:

1. Oppdatert kunnskap :
Medisinsk gjenoppliving er et felt i stadig utvikling med nye oppdagelser og metoder. Etterutdanning holder sykepleierne oppdatert på de nyeste standardene og protokollene, slik at kunnskapen deres er aktuell og relevant.

2. Forbedring av tekniske ferdigheter :
Videreutdanning gir mulighet til å tilegne seg nye tekniske ferdigheter og forbedre eksisterende ferdigheter. Dette kan omfatte avanserte gjenopplivingsteknikker, bruk av ny medisinsk teknologi og beherskelse av nye prosedyrer.

3. Tilpasning til ny teknologi :
Teknologiske fremskritt har en betydelig innvirkning på medisinsk gjenoppliving. Etter- og videreutdanning gjør det mulig for sykepleiere å sette seg inn i den nyeste teknologien, for eksempel avansert overvåkingsutstyr, toppmoderne respiratorer og elektroniske journalsystemer.

4. Opprettholde pasientsikkerheten :
Tilstrekkelig etterutdanning sikrer at sykepleierne er informert om beste praksis innen pasientsikkerhet. Dette reduserer risikoen for medisinske feil og bidrar til å gi trygg pleie av høy kvalitet.

5. Effektiv beredskap :
Medisinsk gjenoppliving kan være krevende og krever raske og presise ferdigheter i en nødsituasjon. Kontinuerlig opplæring gjør det mulig for sykepleiere å forberede seg på å reagere effektivt i kritiske situasjoner, for eksempel ved hjertestans eller septisk sjokk.

6. Bedre pasientbehandling :
Kontinuerlig opplæring gjør det mulig for sykepleierne å tilegne seg en grundig forståelse av nye patologier, innovative behandlinger og pleieprotokoller. Dette fører til mer effektiv og omfattende pleie av intensivpasienter.

7. Gjenkjenning av tidlige tegn :
Tilstrekkelig etterutdanning gjør sykepleierne i stand til å gjenkjenne tidlige tegn på komplikasjoner og forverring av pasientens tilstand. Dette oppmuntrer til tidlig intervensjon og kan forbedre sjansene for overlevelse.

8. Profesjonell selvtillit :
Etterutdanning styrker sykepleiernes tillit til egne ferdigheter og kunnskaper. Større selvtillit fører til mer effektiv pleie og bedre kommunikasjon med pasienter, pårørende og andre medlemmer av det medisinske teamet.

9. Karriereutvikling :
Deltakelse i etter- og videreutdanningsprogrammer kan åpne muligheter for faglig vekst, for eksempel i form av lederroller, spesialisering eller undervisning.

10. Overholdelse av regelverk:
I mange helseinstitusjoner er etterutdanning et obligatorisk krav for å opprettholde autorisasjon og sertifisering. Det gjør det mulig for sykepleiere å oppfylle lovpålagte krav til etterutdanning.

Kort sagt er etterutdanning en verdifull investering for intensivsykepleiere. Den sikrer kvalitet i pleien, forbedrer de faglige ferdighetene, oppmuntrer til tilpasning til endringer i medisinen og bidrar til kontinuerlig forbedring av gjenopplivningspraksisen.

Positiv effekt av etterutdanning på kvaliteten på pasientbehandlingen
Etterutdanning spiller en avgjørende rolle for å forbedre kvaliteten på pasientbehandlingen på intensivavdelingen. Slik påvirker den kvaliteten på pleien i positiv retning:

1. Oppdatering av kunnskap :
Medisinsk gjenopplivning er et felt i stadig utvikling. Medisinske fremskritt, ny teknologi og beste praksis dukker opp med jevne mellomrom. Etterutdanning gjør det mulig for sykepleiere å holde seg oppdatert på den nyeste informasjonen og oppdatere kunnskapen sin for å kunne gi evidensbasert behandling.

2. Forbedrede ferdigheter :
Videreutdanning gir sykepleiere muligheten til å tilegne seg nye ferdigheter og perfeksjonere eksisterende. Dette omfatter tekniske, kliniske og kommunikative ferdigheter, som alle er avgjørende for å kunne gi omsorg av høy kvalitet.

3. Raskere og mer effektiv respons:
Tilstrekkelig kontinuerlig opplæring gjør sykepleierne i stand til å gjenkjenne tegn på forverring av pasientens tilstand raskere. De er bedre forberedt på å reagere raskt og iverksette nødvendige tiltak for å stabilisere pasienten.

4. Informert beslutningstaking :
Gjennom videreutdanning får sykepleierne ta del i en rekke kliniske scenarier og diskusjoner om etiske dilemmaer og komplekse situasjoner. Dette gjør dem i stand til å ta informerte beslutninger som tar hensyn til pasientens behov og beste medisinske praksis.

5. Optimal bruk av teknologi :
Medisinsk gjenopplivning innebærer ofte bruk av avansert utstyr og teknologi. Etterutdanning gjør sykepleierne i stand til å forstå og bruke disse teknologiene effektivt, noe som kan forbedre diagnostisk nøyaktighet, pasientovervåking og pleiebehandling.

6. Forbedret kommunikasjon :
Etterutdanning med fokus på kommunikasjonsferdigheter gjør sykepleiere i stand til å samhandle mer effektivt med pasienter, pårørende og medlemmer av det medisinske teamet. Tydelig og empatisk kommunikasjon fremmer gjensidig forståelse og bidrar til kvalitet i pleien.

7. Forebygging av medisinske feil :
Etterutdanning øker sykepleiernes bevissthet om potensielle risikoer og vanlige medisinske feil. Ved å være klar over hvilke feil som bør unngås, og ved å ta i bruk sikre rutiner, bidrar de til å minimere risikoen for pasientene.

8. Pasient- og familietilfredshet :
Omsorg av høy kvalitet har en positiv innvirkning på pasientenes og de pårørendes tilfredshet. Når sykepleierne er godt opplært og kompetente, føler pasientene seg godt ivaretatt, noe som kan øke tilliten til helsepersonell og helsevesenet.

9. Forbedring av kliniske resultater :
Ved å anvende kunnskapen og ferdighetene de tilegner seg gjennom videreutdanning, kan sykepleiere bidra til å forbedre de kliniske resultatene for pasientene. Dette kan omfatte høyere overlevelse, færre komplikasjoner og bedre livskvalitet etter gjenoppliving.

10. Fremme en kultur for læring :
Etterutdanning fremmer en kultur for læring og kontinuerlig forbedring i gjenopplivingsteam. Sykepleiere som verdsetter

læring, fortsetter å lete etter måter å innovere og optimalisere pleien på, noe som kommer hele teamet og pasientene til gode.

Kort sagt spiller etterutdanning en viktig rolle når det gjelder å forbedre kvaliteten på pleien av intensivpasienter. Det gjør det mulig for sykepleierne å holde seg kompetente, lydhøre og informerte, noe som gir tryggere, mer effektiv og mer omfattende pleie for pasientene som er avhengige av deres ekspertise.

Tilgang til opplæring og ressurser innen gjenoppliving

Bruk av nettressurser, kurs og konferanser

Bruken av nettbaserte ressurser, kurs og konferanser har blitt en viktig del av etterutdanningen for gjenopplivningssykepleiere. Disse metodene gir betydelige fordeler når det gjelder å vedlikeholde og forbedre helsepersonellets ferdigheter. Her ser du hvordan disse ressursene brukes:

1. Nettbasert opplæring :
E-læringsplattformer tilbyr en rekke kurs og moduler som er spesifikke for medisinsk gjenoppliving. Sykepleiere kan få tilgang til det pedagogiske innholdet i sitt eget tempo, noe som er spesielt gunstig for dem som har en travel hverdag. Disse nettkursene dekker emner som spenner fra gjenopplivningsprotokoller til avanserte kliniske ferdigheter.

2. Konferanser og webinarer :
Konferanser og webinarer gjør det mulig for sykepleiere å holde seg oppdatert på de siste fremskrittene innen medisinsk gjenoppliving. De kan lytte til eksperter, stille spørsmål i sanntid og delta i diskusjoner om relevante temaer. Internasjonale konferanser og nettbaserte arrangementer legger også til rette for utveksling av ideer og beste praksis.

3. Interaktive læringsmoduler :
Interaktive læringsmoduler kombinerer teoretisk undervisning med praktiske scenarier og vurderinger. Disse modulene gir en mer oppslukende læringsopplevelse, slik at sykepleierne kan utvikle praktiske ferdigheter i et virtuelt miljø.

4. Vitenskapelige tidsskrifter og artikler :
Ved å lese medisinske tidsskrifter og vitenskapelige artikler kan sykepleiere holde seg oppdatert på den nyeste forskningen og fremskrittene innen medisinsk gjenoppliving. Disse ressursene gir evidensbasert informasjon som er avgjørende for å kunne ta informerte kliniske beslutninger.

5. Samarbeid med eksperter :
Nettbaserte ressurser og kurs kan gi sykepleiere muligheten til å samarbeide med eksperter på medisinsk gjenoppliving. Dette kan omfatte nettbaserte diskusjoner, diskusjonsfora og spørsmål-og-svar-økter, noe som oppmuntrer til en dynamisk utveksling av ideer og kunnskap.

6. Virtuell praktisk opplæring :
Noen nettressurser tilbyr realistiske virtuelle simuleringer der sykepleiere kan øve på ulike gjenopplivningsprosedyrer. Dette gjør det mulig å forbedre de praktiske ferdighetene uten å utsette pasientene for risiko.

7. Fleksibel læring :
En av de viktigste fordelene med nettbaserte ressurser, kurs og konferanser er fleksibiliteten. Sykepleiere kan få tilgang til innholdet når som helst og hvor som helst, noe som gjør det enklere å kombinere opplæringen med arbeidsplaner og personlige forpliktelser.

8. Overvåking og sertifisering :
Mange nettbaserte plattformer tilbyr opplæringssertifikater til deltakere som består vurderingene. Disse sertifikatene kan legges til i sykepleiernes yrkesmapper som bevis på at de har deltatt i etterutdanningsaktiviteter.

9. Kontinuerlig oppdatering:
Nettressursene oppdateres ofte for å gjenspeile de nyeste standardene og beste praksis. Sykepleiere kan være sikre på å få oppdatert informasjon som er relevant for deres daglige praksis.

Ved å bruke disse nettressursene, kursene og konferansene kan gjenopplivningssykepleiere vedlikeholde og forbedre ferdighetene sine, holde seg oppdatert på utviklingen innen fagfeltet og gi pasienter behandling av høy kvalitet.

Deltakelse i praktiske workshops og simuleringsøkter

Deltakelse i praktiske workshops og simuleringsøkter er en viktig og effektiv metode for videreutdanning for sykepleiere innen medisinsk gjenoppliving. Disse aktivitetene gir betydelige fordeler når det gjelder utvikling av kliniske ferdigheter og oppdatering av kunnskap. Slik bidrar deltakelse i disse arrangementene til sykepleiernes videreutdanning:

1. Praktisk læring :
Praktiske workshops og simuleringsøkter gir sykepleierne mulighet til å praktisere ferdighetene de har lært. De kan øve på gjenoppliving, intubering, luftveishåndtering og andre kritiske inngrep i et kontrollert miljø.

2. Gjentakelse og forsterkning :
Regelmessig repetisjon av viktige prosedyrer og intervensjoner bygger opp sykepleiernes ferdigheter og selvtillit. Simuleringsøkter gir muligheter for aktiv læring og repetisjon for å sikre mestring av viktige ferdigheter.

3. Et trygt miljø :
Simuleringsøkter gir et trygt miljø for læring og øving uten at pasientsikkerheten settes på spill. Sykepleiere kan gjøre seg kjent med kritiske situasjoner og komplekse scenarier uten at det får alvorlige konsekvenser hvis det skjer en feil.

4. Realistiske scenarier :
Simuleringsscenarier er utformet for å gjenspeile reelle kliniske situasjoner. Dette gjør det mulig for sykepleiere å utvikle praktiske ferdigheter i autentiske kontekster, slik at de er forberedt på å reagere riktig i nødsituasjoner.

5. Rask beslutningstaking :
Simuleringsøkter utfordrer sykepleierne til å ta raske, informerte beslutninger i kritiske situasjoner. Dette styrker deres evne til å håndtere stress og ta effektive beslutninger under press.

6. Tverrprofesjonelt samarbeid :
Workshops og simuleringer involverer ofte tverrfaglig samarbeid, noe som gir sykepleierne en bedre forståelse av rollene og ansvarsområdene til de andre medlemmene i behandlingsteamet. Dette forbedrer kommunikasjonen og koordineringen under akuttintervensjoner.

7. Tilbakemelding :
Etter hver simuleringsøkt får sykepleierne konstruktive tilbakemeldinger fra trenere og eksperter. Dette gjør det mulig for dem å identifisere sine styrker og forbedringsområder, noe som fremmer kontinuerlig forbedring.

8. Tilpasning til ny teknologi :
Praktiske workshops kan også omfatte innføring i nytt medisinsk utstyr og ny teknologi. Dette gjør det mulig for sykepleierne å holde seg oppdatert på den teknologiske utviklingen og tilpasse seg endringer i gjenopplivningspraksis.

9. Bygge opp selvtillit :
Beherskelse av praktiske ferdigheter og aktiv deltakelse i simuleringer øker sykepleiernes tillit til at de kan reagere effektivt i nødsituasjoner og gi god pleie.

Ved å delta i praktiske workshops og simuleringsøkter kan gjenopplivningssykepleiere forbedre sin kliniske kompetanse, utvikle praktiske ferdigheter og forberede seg på å håndtere nødsituasjoner på en trygg og effektiv måte.

Betydningen av stipendier og finansiering av etter- og videreutdanning
Stipend og finansiering spiller en avgjørende rolle for å fremme videreutdanning av sykepleiere innen medisinsk gjenoppliving. Disse økonomiske ressursene gjør det mulig for helsepersonell å fortsette sin faglige utvikling og tilegne seg nye ferdigheter og kunnskaper. Derfor er stipend og finansiering så viktig for videreutdanningen:

1. Økonomisk tilgjengelighet :
Etterutdanning kan noen ganger være dyrt på grunn av kursavgifter, reise- og oppholdskostnader for å delta på konferanser og workshops. Stipend og finansiering gir sykepleiere mulighet til å delta på kurs og arrangementer som de ellers ikke ville hatt råd til.

2. Oppmuntre til læring :
Stipend og finansiering sender et positivt signal til sykepleierne om at deres innsats for å forbedre sine ferdigheter og

kunnskaper anerkjennes og oppmuntres av institusjonen eller arbeidsgiveren.

3. Forbedre kvaliteten på omsorgen :
Når sykepleiere har tilgang til studiestipend og midler til etterutdanning, kan de få opplæring i spesifikke områder innen medisinsk gjenoppliving. Dette bidrar til å forbedre kvaliteten på pasientbehandlingen ved å implementere de nyeste fremskrittene og beste praksis.

4. Faglig utvikling :
Stipend og finansiering gir sykepleiere mulighet til å utvide sin kompetanse, følge sertifiseringsprogrammer eller delta på videregående kurs. Dette bidrar til faglig utvikling og kan åpne for nye karrieremuligheter.

5. Innovasjon og forskning :
Støtte kan bidra til at sykepleiere kan delta i forsknings- og innovasjonsprosjekter innen medisinsk gjenoppliving. Dette oppmuntrer til utvikling av nye evidensbaserte metoder og praksiser, noe som kommer både pasienter og profesjonen til gode.

6. Beholde de ansatte:
Arbeidsgivere som tilbyr stipend og finansiering, viser at de er opptatt av de ansattes utvikling. Dette kan bidra til å holde på de ansatte, ettersom sykepleierne føler seg verdsatt og støttet i sin søken etter videreutdanning.

7. Bygge opp selvtillit :
Ved å investere i etter- og videreutdanning blir sykepleierne tryggere på egne ferdigheter og kompetanse. Dette fører til at de blir tryggere og mer kompetente i sin behandling av pasientene.

8. Avansement i yrket :
Videreutdanning av sykepleiere bidrar til å heve den faglige standarden og fremme yrket som helhet. Når sykepleiere holder seg oppdatert på de nyeste fremskrittene, kan det styrke yrkets omdømme og øke befolkningens tillit til helsevesenet.

Oppsummert kan vi si at stipendier og finansiering er viktige faktorer for å støtte videreutdanningen av gjenopplivningssykepleiere. De fremmer tilgang til utdanning, oppmuntrer til faglig utvikling, forbedrer kvaliteten på pleien og bidrar til å fremme yrket.

Utvikling av kliniske og tekniske ferdigheter

Forbedring av grunnleggende ferdigheter i intensivbehandling

Å forbedre de grunnleggende ferdighetene innen intensivbehandling er et sentralt mål for videreutdanning av sykepleiere som jobber med medisinsk gjenoppliving. Kjernekompetansen er grunnlaget for klinisk praksis og kvalitetsbehandling av kritisk syke pasienter. Derfor er det så viktig å forbedre disse ferdighetene:

1. Ivaretakelse av pasientsikkerheten :
Grunnleggende ferdigheter innen intensivbehandling omfatter viktige elementer som overvåking av vitale tegn, luftveishåndtering, håndtering av overvåkingsutstyr osv. Å beherske disse ferdighetene sikrer at pasientene overvåkes på riktig måte og at medisinske inngrep utføres på en trygg måte.

2. Rask respons i nødsituasjoner :
Ved å perfeksjonere de grunnleggende ferdighetene er sykepleierne bedre rustet til å gripe raskt inn i nødsituasjoner eller når pasientens tilstand forverres. Rask respons kan bety forskjellen mellom liv og død, og gode ferdigheter i intensivpleie spiller en avgjørende rolle i disse kritiske øyeblikkene.

3. Informert beslutningstaking :
Gode grunnleggende ferdigheter gjør det mulig for sykepleiere å samle inn og tolke klinisk informasjon på en effektiv måte. Dette gjør det lettere å ta informerte beslutninger om pasientens pleieplan, hvilke tiltak som kreves og hvilke justeringer som skal gjøres i sanntid.

4. Forebygging av komplikasjoner :
En grundig forståelse av grunnleggende ferdigheter gjør sykepleierne i stand til å oppdage tidlige tegn på potensielle komplikasjoner. Deretter kan de iverksette forebyggende tiltak for å unngå at pasientens tilstand forverres.

5. Forbedret teamkoordinering :
Når alle medlemmene i gjenopplivingsteamet behersker de grunnleggende ferdighetene, blir det lettere å kommunisere og koordinere innad i teamet. Alle forstår de andre teammedlemmenes roller og ansvarsområder, noe som fremmer et harmonisk samarbeid.

6. Forberede seg på mangfoldet av saker :
Grunnleggende ferdigheter innen intensivbehandling kan brukes i en rekke kliniske tilfeller og situasjoner. Enten det dreier seg om en traumepasient, en pasient med hjertesvikt, en pasient med respirasjonssvikt eller andre situasjoner, er de grunnleggende ferdighetene fundamentet som andre spesifikke ferdigheter bygger på.

7. Bedre faglig selvtillit :
Å beherske grunnleggende ferdigheter i intensivbehandling gir sykepleierne økt tillit til egne evner. Det kan også bidra til å utvikle et tillitsfullt forhold til pasienter og pårørende, fordi de opplever at pleien blir gitt av kompetente fagfolk.

8. Forberede seg på den teknologiske utviklingen :
Selv om den medisinske teknologien stadig utvikler seg, er grunnleggende ferdigheter fortsatt avgjørende. De danner grunnlaget for effektiv bruk av ny teknologi og toppmoderne utstyr innen gjenoppliving.

Kort sagt er forbedring av grunnleggende ferdigheter i intensivbehandling en grunnleggende del av videreutdanningen for sykepleiere innen medisinsk gjenoppliving. Disse ferdighetene ivaretar pasientsikkerheten, fremmer rask respons i nødsituasjoner og bidrar til informert beslutningstaking, samtidig som de styrker tilliten og koordineringen i pleieteamet.

Opplæring i bruk av avansert utstyr og teknologi
Videreutdanning for gjenopplivningssykepleiere omfatter også å lære og mestre bruken av avansert utstyr og teknologi. Med de stadige fremskrittene på det medisinske området har integrering av ny teknologi blitt avgjørende for å forbedre pasientbehandlingen og resultatene. Betydningen av opplæring i bruk av dette avanserte utstyret og denne teknologien er som følger:

1. Forbedring av tekniske ferdigheter :
Avansert utstyr og teknologi, som respiratorer, multiparametriske monitorer, sirkulasjonsstøtteutstyr og mye annet, krever en grundig forståelse av hvordan de fungerer. Etterutdanning gjør det mulig for sykepleiere å tilegne seg de tekniske ferdighetene som trengs for å bruke dette utstyret på en sikker og effektiv måte.

2. Optimalisering av pasientbehandlingen :
Riktig bruk av avansert utstyr og teknologi kan forbedre kvaliteten på behandlingen av intensivpasienter. Når sykepleierne behersker avansert mekanisk ventilasjon, kan de for eksempel tilpasse innstillingene til hver enkelt pasients spesifikke behov.

3. Forebygging av feil og komplikasjoner :
Løpende opplæring i bruk av avansert utstyr omfatter ofte moduler om forebygging av vanlige feil og håndtering av komplikasjoner forbundet med disse teknologiene. Dette bidrar til å redusere risikoen for pasientene og ivareta deres sikkerhet.

4. Holde tritt med den teknologiske utviklingen :
Medisinsk utstyr utvikler seg raskt. Kontinuerlig opplæring gjør det mulig for sykepleiere å holde seg oppdatert på de siste innovasjonene og de nye funksjonene i medisinsk utstyr.

5. Tverrfaglig samarbeid :
Mange avanserte teknologier og utstyr krever tett samarbeid med andre medlemmer av helseteamet, som leger, biomedisinske teknikere og ingeniører. Opplæring i bruk av disse teknologiene bidrar til smidigere kommunikasjon og bedre koordinering i teamet.

6. Forberede seg på komplekse scenarier :
Medisinsk gjenoppliving kan noen ganger være komplisert og kreve bruk av flere avanserte typer utstyr samtidig. Passende etterutdanning gjør sykepleierne i stand til å håndtere disse komplekse situasjonene på en trygg og effektiv måte.

7. Økt trivsel på jobben :
Beherskelse av avansert utstyr og teknologi kan øke sykepleiernes faglige selvtillit og tilfredshet, i visshet om at de er

i stand til å gi omsorg av høy kvalitet ved hjelp av de nyeste metodene og verktøyene.

8. Overholdelse av standarder og forskrifter :
Opplæring i bruk av avansert medisinsk utstyr hjelper sykepleierne med å overholde standarder og forskrifter for sikkerhet og riktig bruk av denne teknologien.

Kort sagt er det viktig med kontinuerlig opplæring i bruk av avansert utstyr og teknologi for å sikre at gjenopplivningssykepleiere er i stand til å yte behandling av høy kvalitet i et medisinsk miljø i stadig endring. Dette bidrar til bedre pasientresultater og tryggere pleie.

Beherskelse av avanserte gjenopplivnings- og intervensjonsteknikker
Beherskelse av avanserte gjenopplivnings- og intervensjonsteknikker er et sentralt element i videreutdanningen av sykepleiere innen medisinsk gjenoppliving. Disse teknikkene gjør sykepleierne i stand til å yte omsorg av høy kvalitet i kritiske medisinske situasjoner. Betydningen av å beherske disse avanserte ferdighetene er som følger:

1. Rask og effektiv respons:
Medisinske gjenopplivningssituasjoner krever umiddelbar og presis inngripen. Ved å beherske avanserte teknikker kan sykepleiere reagere raskt i nødsituasjoner, noe som kan bety forskjellen mellom liv og død for pasientene.

2. Forbedre pasientresultatene :
Avanserte gjenopplivnings- og intervensjonsteknikker er utviklet for å optimalisere pasientenes sjanser til å overleve og bli friske. Godt utdannede sykepleiere er i stand til å bruke disse teknikkene på riktig måte, noe som kan føre til bedre kliniske resultater.

3. Presisjon og sikkerhet :
Kontinuerlig opplæring gjør det mulig for sykepleierne å tilegne seg en grundig forståelse av avanserte teknikker, slik at de kan utføre prosedyrene på en nøyaktig og sikker måte. Dette reduserer risikoen for feil og komplikasjoner.

4. Tilpasning til individuelle pasientbehov :
Hver pasient er unik, og gjenopplivnings- og intervensjonsteknikker må tilpasses pasientens spesifikke behov. Grundig opplæring gjør sykepleierne i stand til å skreddersy behandlingen til pasientens kliniske tilstand.

5. Håndtering av komplekse komplikasjoner :
Pasienter på intensivavdelingen kan ha komplekse medisinske komplikasjoner. Avanserte teknikker gjør sykepleierne i stand til å håndtere disse komplikasjonene effektivt og minimere risikoen for pasienten.

6. Profesjonell selvtillit :
Å beherske avanserte teknikker øker sykepleiernes faglige selvtillit, noe som fører til bedre beslutninger og sikrere og mer effektive prosedyrer.

7. Tverrfaglig kommunikasjon :
Bruk av avanserte teknikker kan kreve et tett samarbeid med andre medlemmer av det medisinske teamet, for eksempel leger og teknikere. En grundig forståelse av disse teknikkene letter kommunikasjonen og koordineringen i teamet.

8. En praksis i stadig utvikling:
Medisin og intensivbehandling er i stadig utvikling, med innføring av nye teknikker og teknologier. Kontinuerlig opplæring gjør det mulig for sykepleierne å holde seg oppdatert på de siste fremskrittene og innlemme de nye metodene i det daglige arbeidet.

9. Forbedring av kliniske ferdigheter :
Å beherske avanserte gjenopplivnings- og intervensjonsteknikker forbedrer sykepleiernes kliniske ferdigheter, noe som kan ha en positiv innvirkning på karrieren og ansettbarheten.

Konklusjonen er at det er viktig at sykepleiere innen medisinsk gjenopplivning behersker avanserte gjenopplivnings- og intervensjonsteknikker. Dette bidrar til å forbedre pasientbehandlingen, optimalisere de kliniske resultatene og sikre at intervensjonene er trygge. Videreutdanning spiller en avgjørende rolle for å utvikle og vedlikeholde disse viktige ferdighetene.

Styrke team- og krisehåndteringsevnen

Opplæring i teamkoordinering i krisesituasjoner
Teamkoordinering i krisesituasjoner er en viktig ferdighet for gjenopplivningssykepleiere. Når en pasient er i kritisk tilstand, kan god kommunikasjon, effektiv koordinering og rask beslutningstaking mellom medlemmene i det medisinske teamet utgjøre forskjellen mellom liv og død. Kontinuerlig opplæring i teamkoordinering i krisesituasjoner er av avgjørende betydning av flere grunner:

1. Optimal forvaltning av ressurser :
I en krisesituasjon kan ressursene være begrensede og må brukes med omhu. Riktig opplæring gjør sykepleierne i stand til å koordinere teamets innsats for å optimalisere bruken av tilgjengelig utstyr og personale.

2. Tydelig og effektiv kommunikasjon :
Åpen og effektiv kommunikasjon er avgjørende i krisesituasjoner. Opplæring i teamkoordinering hjelper sykepleierne til å kommunisere presist og konsist, unngå tvetydigheter og formidle viktig informasjon i sanntid.

3. Rask og informert beslutningstaking :
Beslutninger må tas raskt i en krisesituasjon. Videreutdanning i teamkoordinering gjør sykepleierne i stand til raskt å vurdere situasjonen, innhente relevant informasjon og ta informerte beslutninger for pasientens beste.

4. Fordeling av roller og ansvar :
Hvert medlem av teamet har en spesifikk rolle å spille i en krisesituasjon. Opplæring i teamkoordinering gjør sykepleierne i stand til å forstå rollene og ansvarsområdene til hvert enkelt helsepersonell og til å fordele oppgavene på en effektiv måte for bedre pasientbehandling.

5. Håndtering av stress og press :
Krisesituasjoner kan være ekstremt stressende. Opplæring i teamkoordinering omfatter ofte simuleringsøvelser som gjør det mulig for sykepleierne å øve seg på å håndtere stress og press samtidig som de beholder fatningen og tar effektive beslutninger.

6. Tverrfaglig samarbeid :
Medisinsk gjenoppliving innebærer ofte samarbeid mellom ulike typer helsepersonell, som leger, sykepleiere, teknikere og sosialarbeidere. Etterutdanning i teamkoordinering gjør sykepleiere i stand til å arbeide i harmoni med medlemmene i det tverrfaglige teamet.

7. Kontinuerlig evaluering og prosessforbedring :
Opplæring i teamkoordinering oppmuntrer til kontinuerlig evaluering av prosesser og prestasjoner. Dette gjør det mulig for sykepleierne å reflektere over tiltak som er iverksatt under simuleringer eller virkelige krisescenarier, og identifisere styrker og forbedringsområder.

8. Tilpasning til skiftende situasjoner :
Krisesituasjoner er ofte uforutsigbare og kan utvikle seg raskt. Kontinuerlig opplæring i teamkoordinering gjør sykepleierne i stand til å tilpasse seg endringer, justere planene deretter og iverksette effektive tiltak for å møte pasientens behov.

Kort sagt er opplæring i teamkoordinering i krisesituasjoner avgjørende for å sikre optimal behandling av gjenopplivningspasienter. Det gjør sykepleierne i stand til å utvikle de ferdighetene som trengs for å håndtere krisesituasjoner på en effektiv måte, koordinere teamets innsats og ta informerte beslutninger under stressende forhold. Denne kontinuerlige opplæringen forbedrer pasientsikkerheten og bidrar til positive kliniske resultater.

Lederskap og kommunikasjonsteknikker i intensivavdelingen

Som resusciteringssykepleier er evnen til å utøve effektivt lederskap og kommunisere tydelig og presist avgjørende for å sikre optimal teamkoordinering og kvaliteten på behandlingen av kritisk syke pasienter. Etterutdanning i gjenopplivningsledelse og kommunikasjonsteknikker har som mål å utvikle disse viktige ferdighetene hos sykepleiere. Her er hvorfor denne opplæringen er så viktig:

1. Rask beslutningstaking :
Lederskap innebærer evnen til å ta raske og informerte beslutninger, spesielt i krisesituasjoner. Sykepleiere må være i

stand til raskt å vurdere situasjonen, analysere tilgjengelig informasjon og ta beslutninger for pasientens beste.

2. Teamkoordinering :
En god leder innen medisinsk gjenoppliving er i stand til å koordinere teamets handlinger, fordele oppgaver og sørge for at hvert enkelt teammedlem forstår sin rolle og sitt ansvar. Dette sikrer effektiv behandling og god kommunikasjon mellom teammedlemmene.

3. Klar og tydelig kommunikasjon :
Nøyaktig kommunikasjon er avgjørende for å formidle viktig informasjon i krisesituasjoner. Sykepleiere må kunne kommunisere klart og tydelig med teammedlemmene og unngå tvetydighet i instruksjoner og rapporter.

4. Oppmuntring og motivasjon :
En effektiv leder vet hvordan han eller hun skal oppmuntre og motivere teammedlemmene, selv i stressende situasjoner. Dette kan styrke samholdet i teamet og opprettholde et positivt arbeidsmiljø til tross for utfordringer.

5. Konflikthåndtering :
På intensivavdelingen kan det oppstå konflikter på grunn av stress og press. Opplæring i ledelsesteknikker gjør det mulig for sykepleierne å utvikle ferdigheter til å løse konflikter på en konstruktiv måte, med fokus på pasientens behov.

6. Tilpasningsevne :
Situasjoner på intensivavdelingen kan endre seg raskt. En effektiv leder må være i stand til å tilpasse seg endringer og endre planer og strategier etter pasientens og situasjonens behov.

7. Empati og støtte :
En god leder vet hvordan han eller hun skal være empatisk overfor pasienter og pårørende og samtidig gi emosjonell støtte til teammedlemmene. Denne evnen er spesielt viktig i vanskelige tider.

8. Kommunikasjon med familiene :
Kommunikasjon med pårørende til intensivpasienter krever en sensitiv og forståelsesfull tilnærming. Sykepleierne må være

opplært til å forklare situasjonen tydelig, svare på spørsmål og gi emosjonell støtte.

9. Stressmestring :
Ledere må være i stand til å håndtere sitt eget stress og bevare fatningen i krisesituasjoner. Opplæring i ledelsesteknikker omfatter ofte strategier for å håndtere stress og bevare en positiv innstilling.

10. Kontinuerlig forbedring :
Løpende opplæring i lederskaps- og kommunikasjonsteknikker oppmuntrer til kontinuerlig forbedring ved å oppmuntre sykepleierne til å reflektere over erfaringene sine, motta tilbakemeldinger og delta i diskusjoner med kolleger.

Oppsummert kan vi si at opplæring i gjenopplivningsledelse og kommunikasjonsteknikker er avgjørende for å utvikle de ferdighetene som trengs for effektiv teamkoordinering, rask beslutningstaking og tydelig kommunikasjon. Disse ferdighetene forbedrer pasientsikkerheten, fremmer positive resultater og bidrar til å opprettholde et arbeidsmiljø preget av samarbeid og samhold.

Simulering av komplekse scenarier for å styrke ferdighetene i beredskapsledelse

Simulering av komplekse scenarier er en effektiv undervisningsmetode som brukes i videreutdanningen av sykepleiere innen medisinsk gjenoppliving for å styrke deres ferdigheter i akuttmedisinsk håndtering. Metoden går ut på å skape simulerte, virkelighetsnære situasjoner der sykepleierne må ta beslutninger i sanntid og håndtere ulike aspekter ved gjenoppliving. Derfor er simulering av komplekse scenarier et verdifullt opplæringsverktøy:

1. Praktisk læring :
Simulering gjør det mulig for sykepleiere å praktisere ferdighetene de har lært i et trygt og kontrollert miljø. De kan øve seg på å håndtere komplekse situasjoner uten å utsette virkelige pasienter for risiko.

2. Eksponering for ulike typer saker:
Simuleringsscenarier kan gjengi en rekke kliniske situasjoner, fra vanlige tilfeller til sjeldnere, men kritiske situasjoner. Dette gjør

det mulig for sykepleiere å utvikle ferdigheter til å håndtere et bredt spekter av utfordringer.

3. Stressmestring :
Simulering utsetter sykepleierne for stressende situasjoner som ligner på dem de kan møte på intensivavdelingen. Dette hjelper dem med å venne seg til stress, utvikle mestringsmekanismer og ta beslutninger under stressende forhold.

4. Tverrfaglig samarbeid :
Komplekse scenarier kan innebære samarbeid med annet helsepersonell, for eksempel leger, gjenopplivingsteknikere og sosialarbeidere. Dette styrker den tverrfaglige kommunikasjonen og forståelsen av de ulike teammedlemmenes roller og ansvarsområder.

5. Beslutninger i sanntid:
Simuleringer krever at sykepleierne tar raske, informerte beslutninger i sanntid. Dette krever at de raskt kan vurdere situasjoner, analysere tilgjengelig informasjon og velge den beste handlingen.

6. Refleksjon og læring :
Etter hver simulering er det vanligvis en debriefing der sykepleiere og instruktører analyserer tiltakene som er iverksatt, identifiserer styrker og forbedringsområder og diskuterer erfaringer. Dette oppmuntrer til refleksjon og faglig utvikling.

7. Vurdering av ferdigheter :
Simulering gjør det mulig for trenerne å vurdere sykepleiernes ferdigheter i sanntid. Dette bidrar til å identifisere forbedringsområder og tilpasse opplæringen deretter.

8. Kunnskapsintegrering :
Simulering gjør det mulig for sykepleiere å anvende teoretisk kunnskap i virkelige situasjoner. Dette bidrar til en bedre forståelse av konseptene og styrker anvendelsen av dem i praksis.

9. Bygge opp selvtillit :
Når de lykkes med å håndtere komplekse simuleringsscenarier, øker sykepleiernes tillit til egne ferdigheter. Dette gjør dem bedre rustet til å møte lignende situasjoner i den virkelige verden.

10. Kontinuerlig forbedring :
Simulering er en integrert del av kontinuerlig kompetanseutvikling. Sykepleiere kan delta i regelmessige simuleringer for å holde ferdighetene sine oppdatert og oppdage nye tilnærminger.

Kort sagt er simulering av komplekse scenarier en interaktiv og oppslukende opplæringsmetode som gjør det mulig for gjenopplivningssykepleiere å utvikle og styrke sine ferdigheter i akuttmedisinsk håndtering. Ved å øve i et kontrollert miljø blir sykepleierne bedre forberedt på å håndtere kritiske situasjoner og gi gjenopplivningspasienter omsorg av høy kvalitet.

Etisk opplæring og informert beslutningstaking

Integrere etisk refleksjon i etter- og videreutdanningen
Det er viktig å integrere etisk refleksjon i videreutdanningen av intensivsykepleiere for å sikre at helsepersonell tar informerte etiske beslutninger som respekterer pasientenes verdier og rettigheter. Slik kan denne integreringen gjennomføres:

1. Etisk bevissthet :
Etterutdanningsprogrammer kan inneholde spesifikke økter om etikk i medisinsk gjenoppliving. Dette gjør sykepleierne i stand til å forstå betydningen av etikk i den daglige praksisen og til å gjenkjenne etiske dilemmaer som kan oppstå.

2. Etiske kliniske tilfeller :
Undervisere kan presentere komplekse kliniske tilfeller som reiser etiske spørsmål. Sykepleierne kan diskutere disse tilfellene, identifisere etiske dilemmaer og utforske ulike beslutningsalternativer.

3. Etiske debatter :
Opplæringen kan omfatte debatter om kontroversielle etiske spørsmål innen medisinsk gjenoppliving. Dette oppmuntrer sykepleierne til å reflektere over ulike synspunkter og til å utvikle ferdigheter i å argumentere for og forsvare sine etiske standpunkter.

4. Gruppediskusjoner :
Sykepleiere kan delta i gruppediskusjoner der de deler sine erfaringer med etiske situasjoner i praksis. Dette fremmer samarbeidslæring og bevissthet om mangfoldet av etiske problemstillinger.

5. Analyse av etiske dilemmaer :
Sykepleiere kan inviteres til å analysere tidligere etiske dilemmaer og reflektere over hvordan de ville ha håndtert disse situasjonene annerledes i lys av dagens etiske kunnskap.

6. Tilnærminger til etiske løsninger :
Opplæringsprogrammene kan presentere ulike tilnærminger til etiske løsninger, for eksempel dydsetikk, ansvarsetikk og omsorgsetikk. Dette hjelper sykepleierne til å utvikle ferdigheter i å vurdere situasjoner ut fra ulike etiske perspektiver.

7. Etisk beslutningstaking :
Sykepleiere kan få opplæring i etiske beslutningsmodeller, for eksempel den prinsippbaserte etiske beslutningsmodellen (respekt for autonomi, velgjørenhet, ikke-velgjørenhet, rettferdighet).

8. Kulturell bevissthet :
Etterutdanning kan fokusere på å øke bevisstheten om kulturelle og religiøse etiske hensyn i forbindelse med medisinsk gjenoppliving. Sykepleiere lærer å respektere pasientenes verdier og tro samtidig som de tar etiske beslutninger.

9. Selvrefleksjon :
Sykepleiere oppfordres til regelmessig å reflektere over egen praksis og vurdere om handlingene deres er i samsvar med etiske prinsipper. Dette oppmuntrer til kontinuerlig forbedring av de etiske ferdighetene.

10. Etiske ressurser :
Opplæringsprogrammene kan tilby etiske ressurser, for eksempel artikler, oppslagsverk og etiske retningslinjer, slik at sykepleierne kan holde seg oppdatert på den etiske utviklingen på området.

Ved å integrere etisk refleksjon i intensivsykepleiernes videreutdanning blir de bedre rustet til å håndtere de komplekse etiske dilemmaene som kan oppstå i praksis. Ved å utvikle sine etiske ferdigheter er de bedre rustet til å ta respektfulle og velinformerte beslutninger, og til alltid å sette pasientens interesser først.

Casestudier og diskusjoner om etiske dilemmaer innen intensivbehandling

Casestudier og diskusjoner om etiske dilemmaer i intensivomsorgen er effektive undervisningsverktøy som hjelper sykepleiere med å utvikle sin forståelse av de komplekse etiske problemstillingene som kan oppstå i praksis. Slik kan disse metodene brukes i etterutdanningen:

Casestudier :
I casestudiene presenteres realistiske scenarier basert på faktiske eller potensielle situasjoner innen medisinsk gjenoppliving. Hver kasusstudie belyser spesifikke etiske dilemmaer og inviterer sykepleierne til å vurdere hvordan de ville ha håndtert situasjonen. Typiske trinn i en kasusstudie inkluderer:

- **Presentasjon av caset:** Kurslederen presenterer den kliniske konteksten, pasientens historie og omstendighetene rundt situasjonen.
- **Identifisere etiske dilemmaer:** Sykepleiere analyserer saken for å identifisere etiske problemstillinger som oppstår, for eksempel beslutningstaking for bevisstløse pasienter, begrensning av behandling osv.
- **Gruppediskusjon:** Sykepleierne diskuterer de ulike beslutningsalternativene, fordelene og ulempene ved hvert alternativ og de tilhørende etiske implikasjonene.
- **Utforske verdier:** Deltakerne reflekterer over sine egne faglige og etiske verdier og hvordan disse vil påvirke beslutningene deres i denne sammenhengen.
- **Beslutningstaking:** Sykepleiere deler sine beslutninger og resonnementer med hverandre, noe som skaper et læringsmiljø der det tas hensyn til ulike perspektiver.
- **Retrospektiv analyse: Når** diskusjonen er over, kan kurslederen veilede deltakerne i å analysere beslutningene som ble tatt og de etiske konsekvensene av dem.

Diskusjoner om etiske dilemmaer :
Veiledede diskusjoner om etiske dilemmaer gir sykepleierne mulighet til å undersøke hypotetiske eller virkelige scenarier som reiser komplekse etiske spørsmål. Diskusjonene oppmuntrer deltakerne til å utforske ulike aspekter ved hver situasjon og til å ta hensyn til verdier, pasientrettigheter og medisinske hensyn. Viktige punkter fra disse diskusjonene kan være

- **Presentasjon av dilemmaet :** Kurslederen presenterer et etisk dilemma knyttet til medisinsk gjenoppliving.
- **Analyse av problemstillingene:** Sykepleiere bryter ned dilemmaet ved å vurdere de medisinske aspektene, pasientens verdier, behandlingsalternativene og mulige konsekvenser.
- **Diskutere perspektiver:** Deltakerne diskuterer og debatterer ulike mulige etiske tilnærminger ved hjelp av argumenter basert på etiske prinsipper som autonomi, velgjørenhet, ikke-velgjørenhet og rettferdighet.
- **Reflektere over beslutninger:** Sykepleierne reflekterer over hvilke beslutninger de ville tatt i denne situasjonen, og begrunner valgene sine ut fra egne verdier og forståelse av medisinsk etikk.
- **Oppsummering og konklusjoner:** Kurslederen oppsummerer de ulike perspektivene og avslutter diskusjonen ved å fremheve nyansene og de etiske utfordringene.

Disse undervisningsmetodene gjør det mulig for gjenopplivningssykepleiere å utvikle sine ferdigheter i å gjenkjenne, analysere og løse etiske dilemmaer som de kan støte på i sin praksis. Ved å utforske disse situasjonene i dybden og dele sine synspunkter, styrker sykepleierne sin etiske sensitivitet og evne til å ta veloverveide etiske beslutninger.

Bruk av simuleringer for å øve på etisk beslutningstaking
Bruk av simuleringer for å øve på etisk beslutningstaking er en effektiv metode for å gjøre det mulig for gjenopplivningssykepleiere å konfrontere etiske dilemmaer i et kontrollert og trygt miljø. Slik kan denne metoden brukes i etterutdanningen:

Opprette simuleringsscenarier :
- **Utvelgelse av dilemmaer:** Identifiser relevante og komplekse etiske dilemmaer som ofte oppstår i intensivbehandling, for eksempel beslutninger om å begrense behandling, situasjoner der det er en verdikonflikt mellom pasient og pårørende osv.
- **Scenarioutvikling:** Lag realistiske simuleringsscenarioer basert på faktiske eller potensielle gjenopplivningstilfeller. Sørg for at scenariene belyser de etiske aspektene og de vanskelige valgene som må tas.

Gjennomføring av simuleringer :
- **Innredning av miljøet: Sett opp** et simuleringsrom med virkelighetstro dukker, gjenopplivningsutstyr og et miljø som ligner en intensivavdeling.
- **Introduksjon til deltakerne:** Introduser scenariet og forklar målene med simuleringen for deltakerne.
- **Skuespillernes roller:** Utnevn skuespillere som skal spille rollene til de involverte pasientene, pårørende, kolleger og helsepersonell.
- **Slik fungerer simuleringen:** De deltakende sykepleierne samhandler med skuespillerne og tar beslutninger i sanntid basert på hendelsene som utspiller seg i scenariet.
- **Debriefing:** Etter simuleringen kan du arrangere en debriefing der deltakerne diskuterer valgene sine, de følelsesmessige reaksjonene og de etiske dilemmaene de sto overfor.

Debriefing og analyse :
- **Åpen diskusjon:** Oppfordre deltakerne til å dele sine tanker om valgene de har tatt, hvilke faktorer som har påvirket beslutningene deres og hvilke etiske utfordringer de har opplevd.
- **Utforske alternativer:** Diskutere de ulike alternativene for etisk beslutningstaking og fordelene og ulempene ved hvert alternativ.
- **Refleksjon over verdier:** Oppmuntre sykepleierne til å reflektere over hvordan deres egne verdier og overbevisninger har påvirket valgene deres.
- **Identifisere erfaringene** fra simuleringen**:** Fremhev erfaringene fra simuleringen, ferdighetene som ble utviklet og forbedringsområdene.

- **Etiske referanser:** Tilby relevante etiske ressurser for å øke deltakernes forståelse av problemstillingene som tas opp.

Simuleringer gir gjenopplivningssykepleiere muligheten til å bli eksponert for etiske dilemmaer på en trygg og praktisk måte. Ved å gjenskape realistiske scenarier kan deltakerne øve seg på å ta etiske beslutninger, styrke sine kommunikasjonsevner og bli mer følsomme for de komplekse etiske problemstillingene som kan oppstå i den daglige praksisen.

Utvikling av ferdigheter i kommunikasjon og psykososial omsorg

Opplæring i empatisk kommunikasjon med pasienter og pårørende

Opplæring i empatisk kommunikasjon med pasienter og pårørende er viktig for sykepleiere på intensivavdelinger. Det gjør dem i stand til å etablere positive relasjoner, gi emosjonell støtte og forbedre den generelle opplevelsen for pasienter og pårørende i krisesituasjoner. Slik kan denne opplæringen gjennomføres:

Utvikling av empatiske kommunikasjonsferdigheter :

- **Forstå empati:** Introduser begrepet empati og forklar hvordan det skiller seg fra sympati. Fremhev viktigheten av å sette seg inn i pasientens og familiens situasjon for å forstå deres følelser og behov.
- **Aktiv lytting:** Lær sykepleierne ferdigheter i aktiv lytting, inkludert full oppmerksomhet, øyekontakt, åpen holdning og omformulering av beskjeder for å vise at de forstår og bryr seg.
- **Validering av følelser:** Vis hvordan du validerer følelsene til pasienter og pårørende ved å anerkjenne det de føler uten å dømme dem.
- **Ikke-verbal kommunikasjon:** Fremhev betydningen av ansiktsuttrykk, gester og kroppsspråk for å formidle empati.
- **Åpne spørsmål:** Oppmuntre til bruk av åpne spørsmål for å oppmuntre pasienter og pårørende til å dele sine tanker og følelser.

Bruk av empatisk kommunikasjon :
- **Rollespill:** Tilby rollespill basert på gjenopplivningssituasjoner, der deltakerne kan øve på empatisk kommunikasjon med skuespillere som spiller pasienter og pårørende.
- **Emosjonelle reaksjoner:** Diskuter de emosjonelle reaksjonene som pasienter og pårørende kan få i forbindelse med gjenoppliving, og hvordan de kan håndteres på en sensitiv måte.
- **Håndtering av stress:** Vis hvordan du kan tilby empatisk støtte i vanskelige situasjoner, for eksempel ved dårlige nyheter eller endringer i helsetilstanden.
- **Kommunikasjonsetikk:** Diskuter de etiske hensynene som er involvert i empatisk kommunikasjon, inkludert respekt for konfidensialitet og kulturelle overbevisninger.

Debriefing og tilbakemelding :
- **Debriefing etter scenariene:** Etter simuleringsøvelsene bør du arrangere en debriefing for å diskutere interaksjonene og følelsene til deltakerne.
- **Konstruktiv tilbakemelding:** Gi **konstruktiv** tilbakemelding på deltakernes empatiske kommunikasjonsferdigheter og identifiser styrker og forbedringsområder.
- **Identifisere lærdom :** Oppfordre deltakerne til å reflektere over hva de har lært om empatisk kommunikasjon og hvordan de kan bruke det i sin egen praksis.

Opplæring i empatisk kommunikasjon gjør det mulig for gjenopplivningssykepleiere å utvikle ferdigheter som er avgjørende for å knytte sterke bånd til pasienter og pårørende. Dette forbedrer ikke bare pasientopplevelsen, men reduserer også det emosjonelle stresset for helsepersonell i gjenopplivingssituasjoner.

Teknikker for å gi effektiv emosjonell støtte ved gjenoppliving
Effektiv emosjonell støtte i forbindelse med medisinsk gjenoppliving er viktig for å hjelpe pasienter og pårørende med å takle vanskelige situasjoner. Her er noen teknikker som

sykepleiere kan bruke for å gi effektiv emosjonell støtte i forbindelse med gjenoppliving:

1. **Etablere et betryggende nærvær** : Å være fysisk og følelsesmessig til stede sammen med pasienten og familien kan være til stor trøst. Bruk et varmt og åpent kroppsspråk for å vise at du er der for å støtte dem.

2. **Lytt oppmerksomt:** Å lytte oppmerksomt er en av de viktigste ferdighetene når man skal gi emosjonell støtte. Lytt uten å dømme, og gi pasienter og pårørende det rommet de trenger for å uttrykke følelser og bekymringer.

3. **Validere følelser:** Valider følelsene til pasienter og pårørende ved å anerkjenne hvordan de har det. Du kan for eksempel si: "Jeg forstår at dette må være veldig vanskelig for deg akkurat nå."

4. **Empatisk kommunikasjon:** Vis at du forstår hva de går gjennom ved å bruke empatiske uttrykk som "jeg er her for å støtte deg" eller "jeg er lei for at du må gå gjennom dette".

5. **Behold roen:** Ved å bevare din egen ro kan du bidra til å roe ned andres følelser. Pasienter og pårørende er ofte mer tilbøyelige til å føle seg beroliget hvis de ser at du har situasjonen under kontroll.

6. **Informer forsiktig:** Kommuniser ærlig og forsiktig, og gi tydelig informasjon om den medisinske situasjonen uten å skape unødvendig panikk.

7. **Respekter konfidensialiteten:** Sørg for å respektere konfidensialiteten til medisinsk informasjon og følelsesmessige samtaler, noe som vil bidra til å bygge tillit.

8. **Still åpne spørsmål:** Oppmuntre pasienter og pårørende til å dele sine tanker og bekymringer ved å stille åpne spørsmål som "Hva synes du om den nåværende situasjonen?".

9. **Tilby støtteressurser:** Henvis pasienter og familier til psykologiske støttetjenester, støttegrupper eller rådgivere ved behov.

10. Respekter tro og verdier: Respekter pasientens og familiens kulturelle og religiøse overbevisning når du gir emosjonell støtte.

11. Tett oppfølging: Følg opp pasienter og pårørende regelmessig for å vise at du bryr deg om deres emosjonelle velvære og for å imøtekomme deres behov.

12. Ta vare på deg selv: Å tilby emosjonell støtte kan være følelsesmessig krevende. Sørg for å ta vare på deg selv og be om støtte når du trenger det.

Ved å kombinere disse teknikkene med empatisk kommunikasjon kan gjenopplivningssykepleiere gi betydelig støtte til pasienter og pårørende og bidra til å redusere det følelsesmessige stresset som kan oppstå i kritiske medisinske situasjoner.

Opplæring i kommunikasjon i livets sluttfase og i sorgsituasjoner

Opplæring i kommunikasjon ved livets slutt og i sorgsituasjoner er av avgjørende betydning for gjenopplivningspersonell, slik at de kan tilby medfølende og effektiv støtte til pasienter i livets sluttfase og deres familier. Slik kan denne opplæringen gjennomføres:

1. Bevissthet om kommunikasjon ved livets slutt: Sykepleiere må gjøres oppmerksomme på betydningen av sensitiv og medfølende kommunikasjon ved livets slutt. Det er viktig å forstå de emosjonelle behovene til pasienter og pårørende for å kunne gi riktig støtte.

2. Kommunikasjonsteknikker :
- **Aktiv lytting:** Lær deg å lytte oppmerksomt og la pasienter og pårørende uttrykke følelser, frykt og bekymringer.
- **Validering av følelser:** Lær hvordan du validerer følelsene til pasienter og pårørende ved å anerkjenne hvordan de har det.
- **Empatisk kommunikasjon:** Utvikle empatiske kommunikasjonsferdigheter ved å uttrykke forståelse og støtte.

- **Bruk av åpne spørsmål:** Still åpne spørsmål for å oppmuntre pasienter og pårørende til å uttrykke sine tanker og behov.

3. **Håndtering av vanskelige samtaler :**
   - Lær hvordan du håndterer sensitive temaer som ønsker om livets slutt, palliativ behandling og beslutninger om å avslutte behandling.
   - Kommuniser dårlige nyheter med medfølelse og klarhet.

4. **Respekt for verdier og overbevisninger:** Opplæring i hvordan man kan respektere pasienters og pårørendes religiøse, kulturelle og personlige overbevisninger når man diskuterer livets sluttfase og sorg.

5. **Støtte ved livets slutt:** Lær hvordan du kan støtte pasienter ved livets slutt ved å gi følelsesmessig støtte, håndtere smerter og symptomer og respektere deres verdighet og ønsker.

6. **Støtte til etterlatte familier :**
   - Lær hvordan du kan gi emosjonell støtte til pårørende etter et dødsfall.
   - Lær hvordan du kan veilede familier gjennom de administrative prosedyrene og begravelsesalternativene.

7. **Egenomsorg og håndtering av profesjonell sorg:**
   - Forstå de emosjonelle utfordringene fagpersoner innen gjenoppliving kan møte når de tar seg av pasienter i livets sluttfase.
   - Lær deg strategier for å håndtere ditt eget emosjonelle velvære og forebygge utbrenthet.

8. **Simuleringer og casestudier:** Innlemme simuleringer og casestudier i opplæringen slik at fagpersoner kan øve seg på kommunikasjon ved livets slutt og sorg i trygge omgivelser.

9. **Støtteressurser:** Gjør deg kjent med tilgjengelige ressurser, for eksempel spesialister i palliativ behandling, sosialarbeidere, sorgrådgivere og støttegrupper, slik at du kan henvise pasienter og pårørende til videre hjelp.

Ved å gi intensivsykepleiere tilstrekkelig opplæring i kommunikasjon ved livets slutt og i sorg, er de bedre rustet til å gi medfølende emosjonell støtte, legge til rette for meningsfulle samtaler og respektere pasientenes og de pårørendes ønsker og behov i denne vanskelige tiden.

Håndtering av stress og personlig velvære

Stressmestringsteknikker som er spesifikke for intensivpersonell

Gjenopplivningspersonell utsettes ofte for store mengder stress på grunn av det intense og følelsesladde arbeidet. Her er noen spesifikke teknikker for stressmestring som kan hjelpe dem med å opprettholde sitt mentale og emosjonelle velvære:

1. **Øv deg på mindfulness:** Mindfulness består i å være oppmerksom på øyeblikket uten å dømme. Gjenopplivningspersonell kan lære puste- og meditasjonsteknikker for å være til stede og rolig i stressende situasjoner.

2. **Oppbygging av motstandsdyktighet:** Motstandsdyktighet innebærer evnen til å møte utfordringer og motgang med fleksibilitet og styrke. Fagpersoner kan lære seg å bygge robusthet ved å utvikle problemløsningsferdigheter, dyrke positiv tenkning og praktisere aksept.

3. **Tidsstyring:** Å lære seg å planlegge og organisere tiden effektivt kan redusere stresset forbundet med en travel hverdag. Tidsplanleggingsteknikker bidrar til å unngå overbelastning og forebygge stress knyttet til stramme tidsfrister.

4. **Egenomsorg: Det** er viktig å ta vare på seg selv for å håndtere stress. Oppfordre gjenopplivningspersonell til å spise sunt, trene regelmessig, få nok søvn og delta i avslappende aktiviteter utenom jobben.

5. **Sosial støtte:** Støtte fra venner, kolleger og familie kan redusere stresset betydelig. Oppfordre fagpersoner til å dele følelsene sine med andre og til å oppsøke stunder med sosial avkobling.

6. **Avspenningsteknikker:** Lær fagpersonene avspenningsteknikker som dyp pusting, visualisering og

progressiv muskelavspenning for å redusere fysiske og emosjonelle spenninger.

7. Kommunikasjonsteknikker: Bedre kommunikasjonsevner kan bidra til å uttrykke følelser og bekymringer, noe som kan redusere stress. Oppmuntre til aktiv lytting og åpen kommunikasjon med kolleger og overordnede.

8. Sette grenser : Lær fagfolk å sette klare grenser mellom jobb og privatliv. Det er viktig å koble av fra jobben når man ikke er på jobb for å unngå mental overbelastning.

9. Tilgang til støttetjenester: Informer fagpersoner om tilgjengelige psykologiske og emosjonelle støtteressurser, for eksempel rådgivere innen psykisk helse, støttegrupper og hjelpeprogrammer for ansatte.

10. Latter og underholdning: Humor og fritidsaktiviteter kan fungere som sårt tiltrengt avkobling og bidra til å redusere stress. Oppmuntre til øyeblikk med latter og avslapning for å balansere intensiteten i gjenopplivningsarbeidet.

Ved å innlemme disse stressmestringsteknikkene i den daglige rutinen kan gjenopplivningspersonell forbedre sin emosjonelle motstandskraft, redusere risikoen for utbrenthet og opprettholde sitt mentale og fysiske velvære på lang sikt.

Opplæring i emosjonell robusthet og forebygging av utbrenthet
Opplæring i emosjonell robusthet og forebygging av utbrenthet er viktig for å hjelpe gjenopplivningspersonell med å takle de emosjonelle og fysiske utfordringene i det krevende arbeidet. Her er noen viktige punkter som bør tas opp i løpet av opplæringen:

1. Forståelse av emosjonell robusthet: Forklar hva emosjonell robusthet er og hvorfor det er viktig for fagpersoner innen gjenopplivning. Legg vekt på evnen til å tilpasse seg utfordringer, håndtere stress og komme tilbake etter vanskelige situasjoner.

2. Gjenkjenne tegn på utbrenthet: Lær deg å gjenkjenne faresignalene på utbrenthet, for eksempel konstant utmattelse, manglende motivasjon, dårligere prestasjoner og kynisme i forhold til jobben.

3. Stressmestring: Tilby stressmestringsteknikker, som dyp pusting, meditasjon og muskelavspenning, for å hjelpe fagpersoner med å håndtere stress i hverdagen.

4. Egenomsorg: Legg vekt på viktigheten av å ta vare på seg selv fysisk, følelsesmessig og mentalt. Oppmuntre til å ta vare på seg selv, for eksempel ved å trene regelmessig, sove godt, ha et balansert kosthold og drive med fritidsaktiviteter.

5. Tidsstyring: Lær bort strategier for tidsstyring for å hjelpe fagpersoner med å balansere faglig og personlig ansvar, slik at de unngår overbelastning.

6. Effektiv kommunikasjon: Tren fagpersoner i åpen kommunikasjon og aktiv lytting, noe som kan fremme gjensidig forståelse og lette følelsesmessige spenninger.

7. Lær å be om hjelp: Oppmuntre fagpersoner til å anerkjenne at det er akseptabelt å be om hjelp ved behov. Dette kan omfatte råd, emosjonell støtte og ressurser for stressmestring.

8. Oppbygge motstandskraft i møte med motgang: Gi eksempler på teknikker for å bygge motstandskraft, for eksempel fleksibilitet, akseptere endringer og finne løsninger i stedet for å fokusere på problemer.

9. Håndtering av følelser: Lær fagpersoner å identifisere og uttrykke følelser på en sunn måte, og unngå å undertrykke eller fornekte følelsene sine.

10. Kollegastøtte: Skap et miljø der fagpersoner kan støtte hverandre. Kollegastøttegrupper kan være nyttige for å dele lignende erfaringer og strategier for stresshåndtering.

11. Tilgang til profesjonelle ressurser: Informer fagpersoner om hvilke ressurser som er tilgjengelige i organisasjonen når det gjelder psykisk helse og trivsel, og om hjelpeprogrammer for ansatte.

12. Integrering i den løpende opplæringen: Sørg for at opplæring i emosjonell robusthet og forebygging av utbrenthet integreres i den løpende opplæringen for å sikre at ferdighetene som tilegnes, forblir relevante og anvendelige i den daglige praksisen.

Ved å gi omfattende opplæring i emosjonell robusthet og forebygging av utbrenthet kan fagfolk innen gjenopplivning bedre håndtere de emosjonelle utfordringene i arbeidet og opprettholde sitt fysiske og mentale velvære gjennom hele karrieren.

Betydningen av balanse mellom arbeid og fritid for trivsel og velvære

Balanse mellom jobb og privatliv er avgjørende for at gjenopplivningspersonell skal trives. Her er hvorfor denne balansen er så viktig:

1. Forebygge utbrenthet: En konstant ubalanse mellom jobb og privatliv kan føre til utbrenthet, en profesjonell utmattelse som kjennetegnes av emosjonell utmattelse, depersonalisering og redusert personlig tilfredsstillelse. Å opprettholde en sunn balanse kan bidra til å forebygge utbrenthet.

2. Psykisk og fysisk helse: En god balanse mellom jobb og privatliv bidrar til bedre psykisk og fysisk helse. Det reduserer stress, angst og andre helseproblemer knyttet til overarbeid.

3. Styrke relasjoner : Å ha tid til familie, venner og fritidsaktiviteter styrker relasjoner og forbedrer kvaliteten på det personlige samspillet. Sterke relasjoner bidrar til emosjonell støtte og motstandskraft i møte med stress.

4. Restitusjon og avslapning: Restitusjon og hvile er avgjørende for at kropp og sinn skal kunne slappe av og regenerere. Momenter med avspenning bidrar til mental klarhet og energi til faglige utfordringer.

5. Økt produktivitet: En balanse mellom jobb og privatliv bidrar til bedre konsentrasjon og økt produktivitet i arbeidstiden. Det er mer sannsynlig at fagpersoner er engasjerte og effektive når de har hatt mulighet til å lade batteriene.

6. Konfliktforebygging: For stor ubalanse kan føre til konflikter mellom profesjonelle og personlige forpliktelser. Ved å balansere disse aspektene kan fagpersoner unngå situasjoner med spenninger og frustrasjon.

7. Generell livskvalitet: Å balansere arbeid og privatliv bidrar til en bedre generell livskvalitet. Det gir oss mulighet til å dra full nytte av alle livets områder, inkludert karriere, familie, fritid og helse.

8. Tilpasning til endringer: Et balansert liv gjør yrkesutøvere bedre rustet til å møte uventede endringer og utfordringer på en mer konstruktiv måte, fordi de har et solid fundament av velvære.

9. Selvrefleksjon og personlig utvikling: Balanse gir fagpersoner tid til selvrefleksjon, kontinuerlig læring og personlig utvikling, noe som kan gjøre dem bedre i stand til å håndtere stress og utvikle seg i karrieren.

Kort sagt, en god balanse mellom jobb og privatliv fremmer ikke bare trivselen til de som jobber med gjenoppliving, men også effektiviteten på jobb og evnen til å møte utfordringer med robusthet. Organisasjoner må derfor oppmuntre til og støtte denne balansen for å sikre at teamene deres er sunne og vellykkede på lang sikt.

Sertifisering og akkreditering innen intensivbehandling

Roller og fordeler ved sertifisering innen intensivbehandling

Gjenopplivningssertifiseringer spiller en avgjørende rolle i medisinsk behandling, spesielt på gjenopplivningsavdelinger. Her er de viktigste rollene og fordelene med sertifiseringer innen gjenoppliving:

1. Anerkjent ekspertise: Gjenopplivningssertifiseringer vitner om en fagpersons ekspertise og spesifikke ferdigheter i håndtering av nød- og gjenopplivningssituasjoner. De vitner om deres evne til å yte omsorg av høy kvalitet i kritiske situasjoner.

2. Høye standarder : Sertifiseringer tildeles vanligvis i samsvar med høye standarder for kompetanse, opplæring og kunnskap. De sikrer at fagpersonen er i stand til å følge de nyeste gjenopplivningsprotokollene og beste kliniske praksis.

3. Oppgradering av ferdigheter: Opplæringen som kreves for sertifisering innen gjenoppliving, innebærer ofte oppdatering av ferdigheter og kunnskap. Fagfolk må gjøre seg kjent med de nyeste medisinske fremskrittene, avanserte gjenopplivingsteknikker og gjeldende protokoller.

4. Pasientsikkerhet : Gjenopplivningssertifiseringer sikrer at helsepersonell er i stand til å gi trygg og god behandling til pasienter i akutte situasjoner. Dette bidrar til å minimere feil og risiko for pasientene.

5. Pasientens og familiens tillit: Pasienter og pårørende er trygge på at fagpersonene som behandler dem, har avansert livreddende kompetanse og er opplært til å håndtere kritiske situasjoner. Dette kan redusere angst og øke tilliten til behandlingen.

6. Faglige fordeler : Gjenopplivningssertifiseringer kan åpne dører for fagpersoner ved å forbedre deres karrieremuligheter, ansettelsesmuligheter og lønn. De verdsettes ofte av arbeidsgivere og kan være påkrevd for bestemte stillinger.

7. Tilpasning til ny praksis: Gjenopplivningssertifiseringer oppdateres med jevne mellomrom for å gjenspeile nye medisinske oppdagelser og beste praksis. Dette sikrer at fagfolkene holder seg oppdatert på de nyeste behandlings- og intervensjonsmetodene.

8. Faglig nettverk: Gjenopplivningssertifiseringer gjør det mulig for fagpersoner å bli med i spesialiserte faglige nettverk og fellesskap. Dette gjør det lettere å dele kunnskap, erfaring og ressurser med andre eksperter på gjenoppliving.

9. Bedre kvalitet på behandlingen: Sertifisert gjenopplivningspersonell er bedre forberedt på å gi rask, effektiv og evidensbasert behandling til pasienter i akuttsituasjoner. Dette forbedrer den generelle kvaliteten på behandlingen og kan potensielt redde liv.

Avslutningsvis kan vi konkludere med at sertifiseringer i gjenoppliving spiller en viktig rolle for å opprettholde høye standarder for medisinsk behandling i nødsituasjoner. De sikrer at helsepersonell er opplært, kompetente og klare til å håndtere kritiske situasjoner på en effektiv måte, og bidrar dermed til pasientenes sikkerhet og velvære.

Forberedelses- og eksamensprosess for sertifiseringer
Forberedelses- og eksamensprosessen for å oppnå sertifisering innen gjenoppliving varierer avhengig av sertifiseringsorgan og type sertifisering. Her er imidlertid en generell oversikt over den typiske prosessen:

1. Valg av sertifisering: Velg den sertifiseringen som samsvarer med dine karrieremål og ferdigheter. Det kan være sertifiseringer som BLS (Basic Life Support), ACLS (Advanced Cardiovascular Life Support), PALS (Pediatric Advanced Life Support) eller andre sertifiseringer som er spesifikke for ditt fagområde.

2. Personlig forberedelse: Gjør deg kjent med de spesifikke kravene til sertifiseringen du planlegger å ta. Konsulter ressursene som sertifiseringsorganet stiller til rådighet, for eksempel kursmanualer, studiehåndbøker og retningslinjer.

3. Opplæring og kurs: De fleste gjenopplivningssertifiseringer krever formell opplæring av godkjente kursholdere. Ta kurs som tilbys av akkrediterte leverandører eller medisinske opplæringsinstitusjoner. Disse kursene kombinerer vanligvis klasseromspresentasjoner, praktiske økter og simuleringsøvelser.

4. Selvstudium: I tillegg til klasseromsundervisningen kan det være nødvendig å fortsette selvstudiet ved hjelp av lærebøker, studieguider og nettressurser anbefalt av sertifiseringsorganet. Disse ressursene vil hjelpe deg med å utdype kunnskapen din og forberede deg til eksamen.

5. Øvelse: Øvelse er avgjørende for å mestre ferdighetene som trengs for gjenoppliving. Øv deg med simuleringsscenarier, treningsdukker og praktiske treningsøkter. Jo mer du øver, desto mer komfortabel blir du med teknikkene og protokollene.

6. Eksamen: Når du er ferdig med opplæringen og forberedelsene, må du avlegge en sertifiseringseksamen. Eksamen kan være i form av flervalgsspørsmål, simuleringsscenarier eller en kombinasjon av begge deler. Spørsmålene er basert på ferdigheter, kunnskap og gjenopplivningsprotokoller.

7. Resultater og sertifisering: Når du har bestått eksamen, vil du motta resultatene og, der det er relevant, den tilhørende sertifiseringen. Sertifiseringen viser at du har oppnådd det ferdighetsnivået og den kunnskapen som kreves for å yte gjenopplivningsbehandling av høy kvalitet.

8. Fornyelse : De fleste gjenopplivningssertifiseringer er gyldige i en bestemt periode, vanligvis to til to og et halvt år. Du må fornye sertifiseringen ved å ta oppfriskningskurs og bestå en ny eksamen. Fornyelsesprosessen sørger for at du holder deg oppdatert på de nyeste gjenopplivingsmetodene og -teknikkene.

Det er viktig å merke seg at de spesifikke trinnene kan variere avhengig av sertifiseringsorgan og geografisk område. Før du starter sertifiseringsprosessen, må du sørge for at du forstår de spesifikke kravene og trinnene knyttet til sertifiseringen du ønsker å oppnå.

Opprettholde sertifiseringen gjennom løpende opplæring
Å opprettholde sertifiseringen gjennom etterutdanning er avgjørende for å holde seg kompetent og oppdatert innen gjenoppliving. Slik kan du gjøre det:

1. Fornyelse med jevne mellomrom: De fleste gjenopplivningssertifiseringer har en begrenset varighet, vanligvis to til to og et halvt år. Sørg for at du vet hvor lenge sertifiseringen er gyldig og når den kan fornyes.

2. Oppfriskningskurs: Sertifiseringsorganene tilbyr vanligvis oppfriskningskurs som gir deg mulighet til å oppdatere dine ferdigheter og kunnskaper. Disse kursene er utformet for å dekke de siste oppdateringene innen gjenopplivingsprotokoller og beste praksis.

3. Delta på konferanser og workshops: Delta på medisinske konferanser, workshops og seminarer med fokus på gjenoppliving. Her kan du lære av eksperter på området, utveksle erfaringer med annet helsepersonell og holde deg oppdatert på den siste utviklingen.

4. Bruk av nettressurser: Nettressurser som webinarer, nettkurs og læringsmoduler gir deg fleksibilitet til å fortsette å lære i ditt eget tempo.

5. Delta i simuleringsscenarier: Simuleringsøvelser er en utmerket måte å øve på ferdighetene dine i reelle eller simulerte situasjoner. De gir deg mulighet til å øve på å håndtere ulike nødsituasjoner og forbedre reaksjonsevnen din.

6. Les medisinske tidsskrifter og artikler: Hold deg oppdatert på den nyeste forskningen og oppdagelsene innen gjenoppliving ved å lese medisinske tidsskrifter, artikler og vitenskapelige studier.

7. Undervisning og kunnskapsdeling: Å delta i undervisning og opplæring av annet helsepersonell kan også bidra til å vedlikeholde ferdighetene dine. Når du deler kunnskapen din med andre, styrker du forståelsen av fagene og oppmuntrer til kontinuerlig læring.

8. Før en opplæringslogg: Før en oversikt over alle etterutdanningsaktivitetene du har gjennomført. Dette kan være nyttig når du skal dokumentere at du har gjennomført opplæring i forbindelse med fornyelse av sertifiseringen.

9. Hold deg oppdatert på endringer: Følg med på oppdateringer, nye retningslinjer og anbefalinger publisert av sertifiseringsorganer og medisinske organisasjoner.

Ved å opprettholde sertifiseringen gjennom etterutdanning viser du at du er opptatt av faglig dyktighet og pasientsikkerhet. Sørg for at du oppfyller de spesifikke kravene til resertifisering for å holde deg oppdatert og kompetent innen gjenoppliving.

Kapittel 10

Intensivsykepleiernes erfaringer og opplevelser

Dagliglivet på intensivavdelingen

Refleksjoner om de givende aspektene ved å jobbe på intensivavdelingen

Å jobbe på intensivavdelingen byr på mange personlige og faglige fordeler, til tross for utfordringene som ligger i faget. Her er noen tanker om de givende aspektene ved å jobbe på intensivavdelingen:

1. Å redde liv: Et av de mest givende aspektene ved gjenoppliving er muligheten til å bidra direkte til å redde liv. Raske og effektive inngrep kan utgjøre en betydelig forskjell for pasientens bedring.

2. Gi en ny sjanse: På intensivavdelingen har du ofte muligheten til å gi en ny sjanse til pasienter som befinner seg i en kritisk situasjon. Din ekspertise kan bidra til å snu livstruende situasjoner.

3. Involvering i kritiske øyeblikk: Fagfolk innen gjenopplivning er i frontlinjen når det gjelder behandling av pasienter i kritisk tilstand. Du har muligheten til å håndtere nødsituasjoner som krever rask og presis respons.

4. Teamsamarbeid: Når du jobber i et tverrfaglig team, kan du utvikle sterke profesjonelle relasjoner og samarbeide tett med annet helsepersonell for å oppnå de beste resultatene for pasientene.

5. Kontinuerlig læring: Gjenopplivning er et fagfelt i stadig utvikling. Kontinuerlig læring av nye ferdigheter og tilegnelse av den nyeste medisinske kunnskapen holder sinnet skarpt og stimulert.

6. Påvirkning på familien: Når du bidrar til at en intensivpasient blir frisk, har du også en positiv innvirkning på familiens og de pårørendes liv. Du kan være en betydelig følelsesmessig lettelse for dem rundt deg.

7. Utvikle ferdigheter i stressmestring: Å jobbe med gjenoppliving gir deg muligheten til å lære å håndtere stress og ta beslutninger i svært stressende situasjoner. Disse ferdighetene kan også brukes på andre områder i livet.

8. **Personlig tilfredsstillelse:** Å se fremgangen til pasientene du har tatt hånd om og se dem forlate intensivavdelingen med bedre helse kan gi en følelse av personlig og faglig tilfredsstillelse.

9. **Lære empati og medfølelse:** Å jobbe på intensivavdelingen gir deg mulighet til å utvikle ferdigheter i empati og medfølelse med pasienter og pårørende, noe som også kan berike deg som person.

10. **Håndtere komplekse utfordringer:** Gjenopplivningssaker kan være svært komplekse og kreve grundige analyser. Ved å løse disse medisinske og diagnostiske utfordringene kan du utvikle deg profesjonelt.
Å jobbe med gjenoppliving gir deg muligheten til å utgjøre en betydelig forskjell i livene til pasienter og pårørende, samtidig som du utvikler verdifulle faglige og personlige ferdigheter. De givende øyeblikkene og følelsen av mestring gjør gjenoppliving til et unikt og verdifullt område innen helsevesenet.

Emosjonelle og fysiske utfordringer i hverdagen
Gjenopplivningsarbeid er ekstremt givende, men det innebærer også store følelsesmessige og fysiske utfordringer. Her er noen av utfordringene gjenopplivningspersonell kan møte i hverdagen:

1. **Intense følelser:** Gjenopplivningssituasjoner er ofte ladet med sterke følelser, både suksess og tap. Det kan være vanskelig å håndtere disse følelsene på en profesjonell måte.

2. **Hyppige tap :** Dessverre er det ikke alle gjenopplivningspasienter som overlever. Å håndtere regelmessige dødsfall kan føre til tristhet og følelsesmessig stress.

3. **Stress og press:** Gjenopplivningsarbeid krever raske beslutninger i nødsituasjoner. Det konstante presset og stresset kan være utmattende.

4. Stor arbeidsbelastning: Fagfolk innen gjenopplivning kan ha krevende timeplaner og lange arbeidsdager. Dette kan føre til fysisk og mental utmattelse.

5. Etiske dilemmaer: Vanskelige beslutninger om begrensning av behandling, tiltak ved livets slutt og begrensede ressurser kan skape komplekse etiske dilemmaer.

6. Påvirkning på privatlivet: På grunn av uregelmessig arbeidstid og stress forbundet med gjenopplivning kan det være vanskelig å finne en balanse mellom jobb og privatliv.

7. Helserisiko: Gjenopplivningspersonell utsettes for biologisk risiko og potensielt farlige situasjoner som kan påvirke deres egen fysiske helse.

8. Utbrenthet: Gjenopplivningsarbeid kan være emosjonelt utmattende, noe som kan føre til utbrenthet hvis man ikke har gode mestringsmekanismer.

9. Håndtering av familier: Det kan være vanskelig å kommunisere med familier som er i krise og sårbare, og det krever følsomme kommunikasjonsevner.
10. Tilpasning til ekstreme situasjoner: Komplekse tilfeller og hyppige medisinske nødsituasjoner krever rask tilpasning og robusthet for å forbli effektive.

Det er viktig at gjenopplivningspersonell erkjenner og håndterer disse utfordringene for å opprettholde sitt fysiske og følelsesmessige velvære. Egenomsorg, kontinuerlig opplæring, støtte fra teamet og effektiv stressmestring er avgjørende for å takle kravene i dette krevende yrket.

Hvordan teamarbeid og solidaritet bidrar til å avhjelpe vanskeligheter.
Teamarbeid og solidaritet spiller en avgjørende rolle når det gjelder å avhjelpe vanskelighetene som gjenopplivningspersonell står overfor. Teamarbeid gir viktig støtte og skaper et miljø som bidrar til å løse utfordringer. Slik kan teamarbeid og solidaritet bidra til å redusere vanskeligheter:

1. **Emosjonell støtte:** Teammedlemmene forstår hverandre og kan dele de intense følelsene som er forbundet med gjenoppliving. De tilbyr emosjonell støtte og en skulder å lene seg mot.

2. **Samarbeid:** Å jobbe i team muliggjør effektivt samarbeid. Teammedlemmene deler sine ferdigheter og sin ekspertise for å løse komplekse problemer og ta informerte beslutninger.

3. **Deling av ansvar:** Arbeidsmengden deles mellom teammedlemmene, noe som reduserer individuelt stress og forebygger utbrenthet.

4. **Gjensidig læring:** Fagfolk med ulik erfaring kan lære av hverandre. Nye teammedlemmer kan dra nytte av rådene fra de mer erfarne.

5. **Ressurser:** Teammedlemmene kan dele ressurser og kunnskap for å møte tekniske og medisinske utfordringer.

6. **Støtte i vanskelige tider:** I en kritisk situasjon eller ved tap av en pasient kan teamet gi umiddelbar støtte for å hjelpe kolleger med å håndtere følelsene sine.

7. **Forebygge utbrenthet:** Samhold i teamet kan bidra til å forebygge utbrenthet ved å skape et positivt arbeidsmiljø og dele strategier for å håndtere stress.

8. **Styrke motstandskraften: Det** er lettere å overvinne utfordringer når man deler dem med andre. Teamet bygger kollektiv motstandskraft ved å finne måter å tilpasse seg og takle utfordringer på sammen.

9. **Åpen kommunikasjon:** Åpen kommunikasjon i teamet bidrar til å løse problemer raskt, avklare tvil og sikre effektiv beslutningstaking.

10. **Kontinuerlig læring:** Teammedlemmene kan dele erfaringer, suksesser og fiaskoer, noe som bidrar til kontinuerlig læring og forbedret praksis.

Ved å jobbe sammen og dele sine ferdigheter, erfaringer og følelser skaper medlemmene i gjenopplivningsteamet et støttende miljø som bidrar til å redusere vanskelighetene i dette krevende feltet.

Minneverdige øyeblikk og inspirerende historier

Vitnesbyrd om vellykkede intervensjoner og redning av liv

Historiene om vellykkede intervensjoner og livreddende gjenoppliving er ikke bare inspirerende, de illustrerer også den positive effekten av det harde arbeidet og ekspertisen til fagfolk innen gjenoppliving. Her er noen eksempler på vitnesbyrd som belyser disse verdifulle øyeblikkene:

1. Gjenoppretting etter hjertestans: En pasient med hjertestans blir raskt tatt hånd om av et gjenopplivningsteam. Takket være effektiv HLR, bruk av hjertestarter og rask teamkoordinering får pasienten tilbake en stabil hjerterytme og blir overført til intensivavdelingen. Pasientens fulle restitusjon er en inspirasjon for hele teamet.

2. Rehabilitering etter alvorlig forgiftning: En pasient som er innlagt på intensivavdelingen med alvorlig forgiftning, behandles med rask administrering av motgift og nøye overvåking. Intensivteamet samarbeider tett med toksikologer og intensivspesialister for å stabilisere pasienten. Pasienten kommer seg og uttrykker sin takknemlighet til teamet som reddet livet hans.

3. Tiltak ved akutt respirasjonssvikt: En pasient med akutt respirasjonssvikt blir intubert og lagt i respirator. Teamet overvåker nøye vitale parametere og justerer ventilasjonsparametrene for å optimalisere oksygentilførselen. Takket være teamets ferdigheter viser pasienten en betydelig forbedring og får gradvis tilbake normal respirasjonsfunksjon.

4. Håndtering av en pasient i septisk sjokk: En pasient med septisk sjokk håndteres av et gjenopplivningsteam. Teamet gir raskt antibiotika og vasoaktive medikamenter samtidig som de overvåker pasientens vitale tegn nøye. Pasienten responderer godt på behandlingen og kommer seg gradvis fra sjokket, noe som viser at tidlig intervensjon er effektivt.

5. Rehabilitering etter en større operasjon: En pasient gjennomgår en større operasjon og overføres til intensivavdelingen for intensiv postoperativ overvåking. Teamet følger nøye med på pasientens vitale tegn, håndterer smerte og iverksetter tiltak for å forebygge komplikasjoner. Takket være teamets iherdige innsats kommer pasienten seg bra og kan flyttes til en mindre intensiv avdeling.

Disse historiene illustrerer hvor viktig gjenopplivningspersonalets ferdigheter, koordinering og engasjement er for å redde liv og gi pasienter i kritiske medisinske situasjoner en ny sjanse. Hver eneste suksess er en kilde til motivasjon og stolthet for teamet, og forsterker deres engasjement for det livsviktige oppdraget.

Historier om pasienter som har overvunnet kritiske situasjoner
1. Rehabilitering etter hjerneslag: En pasient legges inn på intensivavdelingen etter et alvorlig hjerneslag. Intensivteamet gir rask behandling og administrerer trombolytiske legemidler for å løse opp blodproppen som forårsaket slaget. Deretter overvåkes pasienten nøye for å forebygge komplikasjoner. Takket være den raske behandlingen og den intensive rehabiliteringen får pasienten gradvis tilbake hjernefunksjonen og en tilfredsstillende livskvalitet.

2. Overlevelse etter alvorlig traume: En pasient er involvert i en alvorlig bilulykke og legges inn på intensivavdelingen med flere traumatiske skader. Gjenopplivningsteamet samarbeider med kirurgene for å stabilisere pasienten, utføre akuttkirurgi og overvåke pasientens tilstand nøye. Pasienten viser en utrolig motstandsdyktighet og kommer seg gradvis takket være intensivbehandling og et rehabiliteringsprogram.

3. Gjenoppretting etter akutt hjertesvikt: En pasient lider av livstruende akutt hjertesvikt. Med rask inngripen og bruk av vasoaktive legemidler stabiliserer gjenopplivningsteamet pasienten og forbedrer hjertefunksjonen. Pasienten overvåkes deretter nøye av et tverrfaglig team, og etter en periode med restitusjon kan pasienten vende tilbake til et normalt liv takket være justeringer i behandlingen og et hjerterehabiliteringsprogram.

4. Suksess etter organtransplantasjon: En pasient som venter på organtransplantasjon, legges inn på intensivavdelingen når et kompatibelt organ blir tilgjengelig. Intensivteamet samarbeider tett med kirurgene for å forberede pasienten på transplantasjonen og overvåke pasientens tilstand etter operasjonen. Med en vellykket transplantasjon og intensiv postoperativ behandling kan pasienten få bedre livskvalitet og stabil helse.

5. Overlevelse etter alvorlig sepsis: En pasient legges inn på intensivavdelingen med alvorlig, livstruende sepsis. Gjenopplivningsteamet administrerer raskt passende antibiotika, håndterer septisk sjokk og overvåker nøye pasientens respons på behandlingen. Med tidlig intervensjon og kontinuerlig intensivbehandling overvinner pasienten sepsisen og blir gradvis frisk.

Disse historiene viser menneskelig motstandskraft og den positive effekten intensivbehandling og gjenoppliving har på pasientenes liv. De illustrerer også viktigheten av medisinsk ekspertise, tverrfaglig samarbeid og helsepersonells besluttsomhet når det gjelder å hjelpe pasienter med å overvinne kritiske medisinske situasjoner og gjenvinne velværet.

Den varige effekten av avgjørende øyeblikk på intensivsykepleiere

De avgjørende øyeblikkene som intensivsykepleiere opplever, har en varig innvirkning på deres profesjonelle og personlige erfaringer. Disse øyeblikkene, enten de er positive eller vanskelige, kan etse seg fast i sykepleiernes hukommelse og påvirke deres syn på karrieren og livet generelt. Slik kan disse øyeblikkene ha en varig innvirkning:

1. Øyeblikk av suksess og bedring: Øyeblikkene når en pasient kommer seg og blir frisk takket være den omsorgen som er gitt under gjenoppliving, kan gi sykepleiere stor tilfredsstillelse. Disse suksessene forsterker følelsen av å ha oppnådd noe og minner dem på hvorfor de valgte dette yrket. Sykepleiere husker ofte disse øyeblikkene med stolthet og tilfredshet, noe som motiverer dem til å fortsette å gi omsorg av høy kvalitet.

2. Tapsøyeblikk: Gjenopplivningssykepleiere blir også konfrontert med tapsøyeblikk når en pasient ikke overlever til tross for deres innsats. Disse øyeblikkene kan være dypt emosjonelle og vanskelige å håndtere. De kan skape en følelse av sorg og ansvar, men de kan også styrke sykepleiernes motstandsdyktighet og besluttsomhet til å gi best mulig pleie.

3. **Kontakt med pasienter og pårørende:** Samspillet med pasienter og pårørende kan gjøre et varig inntrykk på sykepleiere. Sykepleiere utvikler ofte følelsesmessige bånd til pasientene de pleier, spesielt når de tilbringer tid sammen med dem i kritiske perioder. Forholdet til pasienter og familier kan skape en følelse av tilknytning og empati som forblir hos sykepleierne over tid.

4. **Læringserfaringer:** Når gjenopplivningssykepleiere står overfor komplekse utfordringer eller uvanlige situasjoner, kan de få læringserfaringer som bidrar til faglig utvikling. De kan bli oppmuntret til å søke ny kunnskap og nye ferdigheter for å kunne håndtere slike situasjoner bedre i fremtiden.

5. **Påvirkning på psykisk helse:** Enkelte traumatiske eller følelsesmessig vanskelige situasjoner kan ha en varig innvirkning på intensivsykepleieres psykiske helse. De kan oppleve symptomer på posttraumatisk stress eller utbrenthet som følge av disse opplevelsene. Det er viktig at sykepleierne har tilgang til støtteressurser og et støttende arbeidsmiljø for å håndtere disse utfordringene.

Til syvende og sist er avgjørende øyeblikk en naturlig del av det livsviktige arbeidet og kan forme sykepleiernes syn på sin rolle, sin karriere og sitt engasjement for pasientene. Det er viktig for sykepleierne å finne måter å håndtere disse øyeblikkene på, enten de er positive eller utfordrende, for å opprettholde trivselen og fortsette å yte omsorg av høy kvalitet.

Håndtering av følelser og stress på intensivavdelingen

Hvordan sykepleiere håndterer stress og intense følelser
Gjenopplivningssykepleiere utsettes for mye stress og sterke følelser på grunn av det kritiske arbeidet de utfører. For å takle disse utfordringene utvikler de strategier og mestringsmekanismer for å håndtere stress og følelser. Her er noen av måtene sykepleiere håndterer stress og intense følelser på i gjenopplivningsarbeidet:

1. **Opplæring og forberedelse:** Solid opplæring i gjenoppliving og tilstrekkelig forberedelse kan bidra til at sykepleierne føler seg tryggere og bedre rustet til å håndtere stressende situasjoner. Grundige kunnskaper om protokoller og prosedyrer kan redusere angsten forbundet med usikkerhet.

2. **Stressmestringsteknikker:** Sykepleiere lærer stressmestringsteknikker som dyp pusting, meditasjon, yoga og progressiv muskelavslapping. Disse teknikkene bidrar til å redusere stressnivået og fremme avslapning.

3. **Kollegastøtte:** Sosial støtte fra kolleger som forstår de spesifikke utfordringene ved gjenoppliving, kan være uvurderlig. Sykepleiere henvender seg ofte til kolleger for å dele erfaringer, få råd og finne et rom der de kan uttrykke sine følelser.

4. **Profesjonell støtte:** Helseinstitusjoner kan tilby profesjonelle støtteressurser, for eksempel rådgivningstjenester eller støttegrupper for gjenopplivningspersonell. Disse tjenestene tilbyr et sted der man kan snakke om vanskelige opplevelser og få psykologisk støtte.

5. **Balanse** mellom **jobb og privatliv:** Sykepleiere erkjenner viktigheten av å opprettholde en balanse mellom arbeidet på intensivavdelingen og privatlivet. Å finne aktiviteter utenfor jobben som gir glede og velvære, kan bidra til å redusere stress.

6. **Debriefing og tilbakeblikk:** Gjenopplivningsteam arrangerer ofte debriefinger etter vanskelige situasjoner for å diskutere hendelsene, dele følelser og reflektere over hva som gikk bra og hva som kan forbedres.

7. **Etterutdanning:** Deltakelse i etterutdanning og workshops om stressmestring kan hjelpe sykepleierne til å tilegne seg nye ferdigheter i å håndtere stress og intense følelser.

8. **Egenomsorg:** Sykepleiere tar vare på seg selv ved å sørge for at de får nok søvn, trener regelmessig, har et balansert kosthold og deltar i aktiviteter de liker utenom jobben.

9. **Erkjennelse av egne grenser:** Sykepleiere lærer å kjenne sine egne grenser og å be om hjelp når det er nødvendig. De

forstår hvor viktig det er å ta pauser og hvile for å unngå utbrenthet.

Håndtering av stress og intense følelser på intensivavdelingen er en kontinuerlig prosess som krever egnede ferdigheter, ressurser og støtte. Sykepleiere investerer tid og krefter i å utvikle sunne mestringsstrategier for å opprettholde velvære og gi god pasientbehandling.

Strategier for å unngå utbrenthet

Utbrenthet og utmattelse er et stort problem for intensivsykepleiere på grunn av det følelsesmessige og fysiske presset de utsettes for. Her er noen strategier for å unngå utbrenthet i denne sammenhengen:

1. Ta vare på deg selv: Det er viktig å ta vare på seg selv. Sykepleiere må ta regelmessige pauser, sørge for å få nok søvn, ha et balansert kosthold og delta i avslappende aktiviteter utenfor jobben.

2. Sett grenser: Det er viktig å sette klare grenser mellom jobb og privatliv. Dette innebærer at du ikke tar med deg jobbbekymringene hjem, og at du kobler av fra arbeidsoppgavene utenfor arbeidstiden.

3. Søk støtte: Sykepleiere må være forberedt på å be om hjelp når de trenger det, enten det er fra kolleger, veiledere, psykisk helsepersonell eller venner. Sosial støtte kan spille en avgjørende rolle for å forebygge utbrenthet.

4. Delta i avslappende aktiviteter: Aktiviteter som gir glede og avslapning kan bidra til å redusere stress og unngå utmattelse. Dette kan for eksempel være hobbyer, trening, avslapning eller friluftsliv.

5. Utvikle ferdigheter i stressmestring: Å lære seg stressmestringsteknikker som meditasjon, dyp pusting og muskelavspenning kan bidra til å opprettholde følelsesmessig balanse.

6. Øve opp emosjonell robusthet: Robusthet innebærer evnen til å møte utfordringer og prøvelser med fleksibilitet. Sykepleiere kan utvikle motstandsdyktighet ved å se positivt på tilværelsen, lære seg å tilpasse seg vanskelige situasjoner og bygge opp selvtilliten.

7. Unngå isolasjon: Å føle seg isolert kan bidra til utbrenthet. Å samhandle med kolleger, dele erfaringer og delta i sosiale aktiviteter kan styrke følelsen av tilhørighet.

8. Balansere følelser : Sykepleiere må erkjenne og akseptere følelsene sine, samtidig som de utvikler sunne strategier for å håndtere dem. Dette kan omfatte åpne samtaler med kolleger eller psykisk helsepersonell.

9. Løpende opplæring: Deltakelse i løpende opplæringsprogrammer om stressmestring, motstandsdyktighet og velvære kan styrke ferdighetene som trengs for å unngå utbrenthet.

10. Identifiser de tidlige tegnene: Hvis du lærer deg å gjenkjenne de tidlige tegnene på utbrenthet, som kronisk tretthet, irritabilitet, uengasjement og tap av interesse, kan du handle raskt for å forhindre at det utvikler seg.

11. Ta deg fri: For å unngå utbrenthet er det viktig å ta regelmessig fri for å hvile og lade batteriene. Regelmessige pauser bidrar til å opprettholde en positiv innstilling og lade batteriene.
Det er viktig å huske at forebygging av utbrenthet er en kontinuerlig forpliktelse til å ta vare på seg selv. Ved å innlemme disse strategiene i rutinen kan gjenopplivningssykepleiere opprettholde sin mentale, emosjonelle og fysiske helse, samtidig som de yter pasientbehandling av høy kvalitet.

Betydningen av resiliens innen gjenopplivning
Motstandsdyktighet spiller en avgjørende rolle innen gjenoppliving på grunn av de emosjonelle, fysiske og mentale utfordringene som helsepersonell, inkludert sykepleiere, møter daglig. Medisinsk gjenoppliving innebærer ofte intense, stressende og emosjonelle situasjoner, og det er her motstandskraften kommer inn i bildet for å hjelpe sykepleierne med å opprettholde trivsel og effektivitet. Her kan du lese om hvorfor robusthet er så viktig innen gjenoppliving:

1. Stressmestring: Gjenopplivning kan være et svært stressende miljø. Resiliens gjør sykepleiere i stand til å håndtere stress på en konstruktiv måte ved å utvikle effektive mestringsmekanismer for å håndtere nødsituasjoner og traumatiske hendelser.

2. Tilpasningsevne: Robusthet gjør sykepleiere i stand til å tilpasse seg raskt til endringer og uforutsette situasjoner som ofte oppstår under gjenoppliving. De kan bedre takle usikkerhet og skiftende omstendigheter, samtidig som de fortsetter å gi omsorg av høy kvalitet.

3. Håndtering av følelser: Å jobbe med gjenoppliving kan gi opphav til sterke følelser som tristhet, frustrasjon og angst. Resiliens hjelper sykepleierne til å gjenkjenne og håndtere følelsene sine på en sunn måte, slik at de unngår emosjonell utmattelse.

4. Opprettholde medfølelsen: Gjenopplivning kan være følelsesmessig utmattende, men robusthet gjør sykepleierne i stand til å opprettholde medfølelsen med pasienter og familier, selv i vanskelige situasjoner.

5. Effektiv kommunikasjon: Resiliens fremmer effektiv kommunikasjon, noe som er avgjørende for å koordinere teamets innsats, gi informasjon til pasienter og pårørende og opprettholde et harmonisk samarbeid i det medisinske teamet.

6. Faglig utvikling: Robuste sykepleiere er mer tilbøyelige til å holde ut i gjenopplivningskarrieren og til å fortsette å lære og forbedre seg. De er åpne for videreutdanningsmuligheter og de nye ferdighetene som trengs for å takle medisinske fremskritt.

7. Forebygging av utbrenthet: Motstandsdyktighet beskytter mot utbrenthet, som er en høy risiko for gjenopplivningspersonell. Ved å utvikle en robust holdning kan sykepleiere bedre håndtere stressfaktorer og unngå utbrenthet.

8. Bedre psykisk helse: God motstandskraft kan bidra til bedre psykisk helse ved å redusere symptomer på angst, depresjon og posttraumatisk stress som kan oppstå når man utsettes for kritiske situasjoner.

9. Positiv innvirkning på pasientene: Motstandsdyktige sykepleiere er bedre rustet til å yte god omsorg og være til stede på en betryggende måte for pasienter og pårørende. Dette kan forbedre pasientenes opplevelse og styrke deres tillit til det medisinske teamet.

Til syvende og sist gjør resiliens det mulig for gjenopplivningssykepleiere å opprettholde sitt emosjonelle og fysiske velvære samtidig som de yter responsiv og kompetent pasientbehandling. Det er avgjørende for å opprettholde kvaliteten på helsetjenestene og sikre at gjenopplivningspersonell kan fortsette å fungere effektivt til tross for stadige utfordringer.

Forholdet til pasienter og pårørende

Emosjonelle forbindelser og bånd som skapes med pasientene

Som intensivsykepleier er det svært viktig å knytte følelsesmessige bånd til pasientene. Selv om intensivavdelingen ofte fokuserer på intensivmedisinsk behandling, må man ikke undervurdere den menneskelige og emosjonelle dimensjonen. Her er noen av grunnene til at det er så viktig å knytte emosjonelle bånd til pasientene:

1. Medmenneskelig behandling: Gjenopplivningspasienter er ofte sårbare og engstelige. Ved å etablere en emosjonell kontakt kan vi behandle dem med verdighet og respekt, anerkjenne deres individualitet og dempe frykten deres.

2. Trøst og støtte: Gjenopplivningspasienter kan føle seg isolerte og engstelige. Sykepleiere som knytter emosjonelle bånd, gir en følelse av trøst og støtte, noe som kan forbedre deres emosjonelle velvære under oppholdet på intensivavdelingen.

3. Effektiv kommunikasjon: Når en emosjonell forbindelse er etablert, blir kommunikasjonen mer flytende og åpen. Pasientene føler seg mer komfortable med å uttrykke bekymringer og stille spørsmål, noe som bidrar til en bedre forståelse av tilstanden og behandlingen som gis.

4. Bygge tillit: Emosjonelle bånd skaper tillit mellom pasienter og sykepleiere. Når denne tilliten er til stede, er det mer sannsynlig at pasientene følger medisinske instruksjoner og deltar aktivt i tilfriskningen.

5. Pasienttilfredshet: Pasienter husker ofte den emosjonelle omsorgen de fikk. En positiv emosjonell kontakt kan gi et varig inntrykk og bidra til en bedre totalopplevelse for pasienten.

6. Persontilpasset pleie: Ved å etablere en emosjonell kontakt kan sykepleierne bedre forstå pasientenes individuelle behov og preferanser. Dette gjør det mulig å skreddersy pleien på en mer personlig måte, noe som kan ha en positiv innvirkning på resultatene.

7. Psykologisk støtte: Gjenopplivningspasienter kan oppleve intense følelser knyttet til helsetilstanden sin. Følelsesmessige bånd gjør det mulig for sykepleierne å gi psykologisk støtte ved å lytte og gi rom for å uttrykke disse følelsene.

8. Påvirkning på familien: Emosjonelle bånd kan også omfatte pasientens familie og gi dem en følelse av trøst og forståelse i vanskelige tider.

9. Profesjonell tilfredsstillelse: Sykepleiere finner ofte personlig tilfredsstillelse i å skape en meningsfull kontakt med pasientene. Disse relasjonene kan styrke yrkesfølelsen og fornye engasjementet for pleie og omsorg.

Selv om emosjonelle relasjoner krever en viss åpenhet og en pasientsentrert tilnærming, tilfører de en viktig menneskelig dimensjon til gjenopplivningsomsorgen. Sykepleiere som lykkes i å knytte slike bånd, skaper positive opplevelser for pasientene og bidrar til å øke deres generelle velvære under oppholdet på intensivavdelingen.

Utfordringene med å kommunisere med familier i krisesituasjoner

Kommunikasjon med familier i krisesituasjoner på intensivavdelingen byr på unike og komplekse utfordringer. Sykepleierne står ofte overfor sterke følelser, høye forventninger og behovet for å gi sensitiv informasjon. Her er noen av de største utfordringene i kommunikasjonen med pårørende i slike situasjoner:

1. **Sterke følelser: Pårørende** til pasienter på intensivavdelingen opplever vanligvis sterke følelser som frykt, angst, tristhet og sinne. Det kan være vanskelig å kommunisere med følelsesladde mennesker, og det krever en sensitiv tilnærming.

2. **Mangel på informasjon:** Familier kan føle seg overveldet av kompleksiteten i den medisinske behandlingen på intensivavdelingen. De kan ha problemer med å forstå medisinske termer og prosedyrer, noe som kan føre til forvirring og angst.

3. **Høye forventninger:** Familier kan ha høye forventninger til medisinsk behandling og forventer raske og nøyaktige svar. På intensivavdelinger er det imidlertid ofte situasjoner under utvikling, og det kan være vanskelig å gi nøyaktige prognoser.

4. **Behov for nøyaktig informasjon:** Familier trenger nøyaktig og ærlig informasjon for å kunne ta informerte beslutninger om pleien av sine nærmeste. Det kan imidlertid være vanskelig for sykepleiere å gi medisinsk informasjon uten at det går på bekostning av konfidensialitet og nøyaktighet.

5. **Håndtering av dårlige nyheter:** Noen ganger må sykepleiere formidle vanskelige nyheter, for eksempel at en pasient er i ferd med å dø eller har en negativ prognose. Dette krever stor følsomhet og forberedelse for å håndtere følelsene til de pårørende.

6. **Håndtering av familiekonflikter:** Familier kan ha ulike meninger om pleie og beslutninger som skal tas. Sykepleiere må navigere i slike vanskelige situasjoner og samtidig opprettholde en respektfull, pasientsentrert kommunikasjon.

7. **Støtte til familier:** Intensivsykepleiere spiller en viktig rolle som støtte for etterlatte familier. Dette krever empati og aktiv lytting for å hjelpe familiene med å uttrykke sine følelser og finne måter å håndtere dem på.

8. **Språklige og kulturelle barrierer:** Familier kan ha ulik kulturell og språklig bakgrunn, noe som kan gjøre

kommunikasjonen vanskelig. Sykepleiere bør arbeide for å overvinne disse barrierene for å sikre at familiene forstår viktig informasjon.

9. **Begrenset tid:** Gjenopplivningssykepleiere er ofte svært travle og kan ha begrenset tid til å kommunisere med familiene. Det kan være en utfordring å finne riktig tidspunkt og mulighet for meningsfull kommunikasjon.

For å møte disse utfordringene er det viktig at intensivsykepleiere utvikler ferdigheter i empatisk kommunikasjon, håndtering av følelser og tydelig informasjon. Aktiv lytting, tålmodighet og evnen til å tilpasse kommunikasjonen til den enkelte families situasjon og behov er også avgjørende ferdigheter. Kontinuerlig opplæring og bevissthet om viktigheten av kommunikasjon i krisesituasjoner er avgjørende for å hjelpe sykepleierne med å overvinne disse utfordringene og gi effektiv støtte til familiene i vanskelige tider.

Slik opprettholder sykepleiere empati i vanskelige situasjoner

Å opprettholde empati i vanskelige situasjoner er en stor utfordring for intensivsykepleiere. Det er imidlertid avgjørende for å kunne gi god støtte til pasienter og pårørende. Her er noen strategier sykepleiere kan ta i bruk for å bevare empatien i krevende situasjoner:

1. **Øvelse i selvmedfølelse:** Sykepleiere må huske at de også er mennesker, og at det er normalt å kjenne på følelser i vanskelige situasjoner. Selvmedfølelse gjør det mulig å håndtere egne følelser, noe som gjør det lettere å opprettholde empatien overfor andre.

2. **Ta pauser:** Stressende situasjoner kan tære på de emosjonelle reservene. Å ta korte pauser for å lade opp, puste dypt eller ta et øyeblikk for deg selv kan bidra til å opprettholde følelsesmessig energi og empati.

3. **Utvikle sunne grenser: Det er** viktig å sette grenser for å unngå følelsesmessig overbelastning. Sykepleiere må vite når de trenger å trekke seg tilbake og fokusere på noe annet.

4. Kontakt med kolleger: Sykepleiere kan støtte hverandre ved å dele erfaringer og utveksle tips om hvordan de kan håndtere stress og følelser. Kollegastøtte kan bygge emosjonell motstandskraft.

5. Øv deg på mindfulness: Mindfulness hjelper deg å være til stede i øyeblikket og unngå å bli overveldet av negative følelser. Mindfulness-teknikker kan bidra til å opprettholde et balansert perspektiv.

6. Unngå dehumanisering: Å huske at hver pasient er et individ med egne følelser og erfaringer kan bidra til å opprettholde empatien. Unngå å se pasienter utelukkende som medisinske tilfeller.

7. Husk målet med pleien: Å **huske** på at pleien som gis, utgjør en forskjell i pasientens og familiens liv, kan øke følelsen av tilfredshet og mestring.

8. Utvikling av kommunikasjonsferdigheter: Å vite hvordan man uttrykker medfølelse og empati på en effektiv måte kan forbedre samspillet med pasienter og pårørende, samtidig som det hjelper sykepleierne til å føle seg mer følelsesmessig knyttet til dem.

9. Delta i etterutdanning: Opplæring i stressmestring, kommunikasjon og psykososial omsorg kan hjelpe sykepleierne til å tilegne seg spesifikke ferdigheter i å håndtere følelser og samtidig gi god støtte.

10. Ta vare på deg selv: En sunn livsstil, regelmessig mosjon, et balansert kosthold og tid til personlig avslapning bidrar til bedre stressmestring og bevaring av empati.

Det er viktig å huske at det å opprettholde empati ikke betyr å ignorere egne følelser, men å lære seg å håndtere dem på en konstruktiv måte. Ved å ta vare på seg selv og utvikle emosjonelle ferdigheter kan sykepleiere fortsette å gi omsorgsfull pleie samtidig som de opprettholder sitt eget emosjonelle velvære.

Personlig og faglig utvikling

Karriereutvikling og avansementsmuligheter

Intensivsykepleieres faglige utvikling og progresjon er en prosess i stadig utvikling som innebærer at de tilegner seg ferdigheter, erfaring og kvalifikasjoner for å komme videre i karrieren. Typiske stadier i et slikt forløp er som følger:

1. **Grunnutdanning:** Sykepleiere begynner med å ta en grad i sykepleie eller tilsvarende helserelatert utdanning. Denne grunnutdanningen gir dem de ferdighetene og kunnskapene de trenger for å praktisere som sykepleiere.

2. **Klinisk erfaring:** Gjenopplivningssykepleiere starter ofte karrieren med å jobbe på vanlige sykehusavdelinger for å få grunnleggende klinisk erfaring. Dette gir dem mulighet til å utvikle ferdigheter innen sykepleie, kommunikasjon og pasienthåndtering.

3. **Spesialisert opplæring:** Etter å ha opparbeidet seg solid klinisk erfaring kan sykepleiere gjennomgå spesialisert opplæring i gjenoppliving. Dette kan omfatte avansert opplæring i intensivbehandling, hjerte- og lungeredning (HLR) og håndtering av kritiske pasienter.

4. **Innhenting av sertifiseringer :** Profesjonelle sertifiseringer er ofte en viktig del av den faglige utviklingen innen gjenoppliving. Sykepleiere kan oppnå sertifiseringer som ACLS (Advanced Cardiovascular Life Support), PALS (Pediatric Advanced Life Support) og andre sertifiseringer som er spesifikke for gjenoppliving.

5. **Kompetanseutvikling:** Gjenopplivningssykepleiere kan fortsette å utvikle ferdighetene sine ved å ta etterutdanningskurs, delta på workshops og konferanser og holde seg oppdatert på den siste utviklingen på området.

6. **Lederskap og avanserte roller:** Etter å ha opparbeidet seg erfaring velger noen sykepleiere å spesialisere seg ytterligere ved å påta seg lederroller, for eksempel som leder for gjenopplivningsteam. De kan også ta avanserte roller, for eksempel som intensivsykepleier (NP-ICU) eller anestesisykepleier (IADE).

7. Videreutdanning: Videreutdanning er en viktig del av intensivsykepleiernes kontinuerlige faglige utvikling. De kan delta på kurs, seminarer og nettbasert opplæring for å holde seg oppdatert på beste praksis, ny teknologi og medisinske fremskritt.

8. Mentoring og veiledning: Å jobbe sammen med erfarne kolleger og mentorer kan hjelpe sykepleiere med å lære og vokse i rollen sin. Mentorordninger kan gi veiledning, faglige råd og retning for senere karrierestadier.

9. Akademisk avansement: Noen gjenopplivningssykepleiere velger å videreutdanne seg til master i sykepleie (MSN), Nurse Practitioner (NP) eller Doctor of Nursing (PhD) for akademiske eller forskningsmessige oppgaver.

10. Bidrag til forskning og utdanning: Noen gjenopplivningssykepleiere deltar i klinisk forskning og utdanning som instruktører, forelesere eller lærere. Dette bidrar til den kontinuerlige utviklingen av gjenopplivningsfeltet.

Veien til faglig utvikling og avansement er fleksibel og kan variere avhengig av personlige interesser, tilgjengelige muligheter og den enkeltes behov. Kontinuerlig læring, tilegnelse av nye ferdigheter og sertifiseringer er avgjørende for å lykkes og avansere som gjenopplivningssykepleier.

Kontinuerlig læring og tilpasning til endringer

Kontinuerlig læring og tilpasning til endringer er viktige aspekter ved gjenopplivningssykepleieres faglige utvikling. Med tanke på at helse- og gjenopplivningsfeltet er i stadig utvikling, er det viktig at sykepleierne holder seg oppdatert på de siste medisinske fremskrittene, ny teknologi og beste praksis. Slik oppmuntres det til kontinuerlig læring og tilpasning til endringer:

Etterutdanning: Gjenopplivningssykepleiere bør regelmessig delta i etterutdanningsprogrammer. Dette kan omfatte workshops, seminarer, konferanser og nettbaserte kurs. Disse mulighetene gir sykepleierne tilgang til oppdatert informasjon og nye eller forbedrede ferdigheter.

Faglig lesing: Sykepleiere kan lese medisinske artikler, fagtidsskrifter og akademiske publikasjoner for å holde seg oppdatert på den nyeste forskningen og utviklingen innen gjenoppliving.

Deltakelse i faggrupper: Ved å melde seg inn i faggrupper som arbeider med gjenoppliving, kan sykepleierne utveksle kunnskap og erfaring med sine kolleger. Disse gruppene tilbyr ofte opplæringsressurser og muligheter for nettverksbygging.

Tilpasning til ny teknologi: Medisinsk teknologi utvikler seg raskt. Sykepleiere må være forberedt på å lære seg å bruke nytt utstyr og nye overvåkningssystemer, og å integrere den nyeste teknologien i gjenopplivningspraksisen.

Deltakelse i forskning: Intensivsykepleiere kan være involvert i kliniske forskningsprosjekter. På den måten kan de bidra til vitenskapelige fremskritt, samtidig som de tilegner seg nye ferdigheter og holder seg oppdatert på den nyeste kunnskapen.

Spesifikk opplæring i forbindelse med protokollendringer: Når nye pleieprotokoller innføres, må sykepleierne få opplæring i hvordan de skal implementeres. Dette sikrer at de er godt informert om nye retningslinjer og beste praksis.

Fleksibilitet og åpenhet: Intensivsykepleiere må være klare til å tilpasse seg raskt til skiftende situasjoner og nye utfordringer. Det er viktig å være åpen for nye ideer og arbeidsmetoder.

Mentoring og coaching: Samarbeid med erfarne kolleger og mentorer kan hjelpe sykepleierne med å lære og tilpasse seg endringer raskere. Disse mentorene kan dele av sin kunnskap og erfaring for å lette overgangen.

Kontinuerlig læring og tilpasning til endringer sikrer at gjenopplivningssykepleiere holder ferdighetene sine oppdatert og gir pasienter omsorg av høy kvalitet. Ved å holde seg oppdatert og være klar til å tilpasse seg, kan sykepleiere bidra til kontinuerlig forbedring av gjenopplivningspraksis og pasientsikkerhet.

Effekten av erfaring fra intensivavdelingen på langtidskarrieren

Erfaring med gjenoppliving kan ha stor betydning for sykepleieres karriere på lang sikt. Denne unike og krevende erfaringen kan ikke bare forme sykepleiernes ferdigheter og kunnskaper, men også deres karriereretning, valg av spesialisering og personlige utvikling. Her er noen av måtene gjenopplivningserfaring kan påvirke sykepleieres karriere på lang sikt:

1. Klinisk kompetanse: Erfaring fra intensivavdelingen gjør det mulig for sykepleiere å tilegne seg inngående klinisk kompetanse i behandlingen av kritisk syke pasienter. Denne kompetansen kan åpne muligheter for lederstillinger, spesialistroller eller konsulentfunksjoner.

2. Utvikling av lederegenskaper: Arbeid på intensivavdelingen kan styrke ferdighetene innen tidsstyring, rask beslutningstaking og teamkoordinering. Disse ferdighetene kan overføres til leder- eller tilsynsstillinger.

3. Muligheter for spesialisering: Erfaring innen gjenoppliving kan inspirere sykepleiere til å spesialisere seg ytterligere innen områder som kardiovaskulær intensivbehandling, behandling av hjertestans, brannskadebehandling osv.

4. Videreutdanning: Gjenopplivningssykepleiere forstår viktigheten av videreutdanning for å holde ferdighetene sine oppdatert. De er mer tilbøyelige til å videreutdanne seg og delta i faglige utviklingsprogrammer gjennom hele karrieren.

5. Etisk og kommunikativ bevissthet: Erfaring med gjenoppliving kan øke bevisstheten om etikk, kommunikasjon med pasienter og pårørende og håndtering av vanskelige situasjoner. Disse ferdighetene er verdifulle i alle deler av helsevesenet.

6. Robusthet og stressmestring: Intensivsykepleiere utvikler ofte en eksepsjonell robusthet i møte med stress og emosjonelt vanskelige situasjoner. Denne evnen til å håndtere stress kan være nyttig i andre yrkessammenhenger.

7. Bidra til å forbedre praksis: Intensivsykepleiere kan bidra til å forbedre protokoller og pleiepraksis ved å gi tilbakemeldinger og delta i forskningsprosjekter.

8. Personlig utvikling: Arbeid på intensivavdelingen kan fremme personlig utvikling ved å styrke medfølelse, empati og evnen til å håndtere komplekse situasjoner.

9. Varierte karrieremuligheter: Erfaring med gjenoppliving kan åpne dører til en rekke muligheter, inkludert undervisning, kvalitetsledelse, klinisk forskning og andre lederroller.
Kort sagt kan erfaring med gjenoppliving ha en dyptgripende og varig innvirkning på sykepleieres karriere på lang sikt. Det kan gjøre dem til svært kompetente, følsomme og robuste yrkesutøvere, samtidig som det gir dem en rekke muligheter til å gå videre til andre områder innen helse og medisin.

Balanse mellom jobb og privatliv

Strategier for å opprettholde en sunn balanse mellom jobb og privatliv

Det er viktig for sykepleiernes mentale, emosjonelle og fysiske helse å opprettholde en sunn balanse mellom gjenopplivningsarbeidet og privatlivet. Her er noen strategier for å oppnå dette:

1. Sett klare grenser: Sett grenser for arbeidstid og hvileperioder. Overhold disse grensene, og sørg for å ta regelmessige pauser for å restituere deg.

2. Planlegg hvileperioder: Sett av tid i kalenderen til å slappe av, tilbringe tid med familie og venner, gjøre aktiviteter du liker og lade batteriene.

3. Prioriter egenomsorg: Ta vare på din egen fysiske og psykiske helse ved å delta regelmessig i aktiviteter som trening, meditasjon, lesing eller andre aktiviteter som får deg til å slappe av.

4. Bruk fritiden effektivt: På fridagene bør du konsentrere deg om aktiviteter som gir deg ny energi. Unngå å overbelaste deg selv med arbeidsoppgaver i disse periodene.

5. Deleger og be om hjelp: Ikke vær redd for å delegere visse arbeidsoppgaver når det er mulig. Be kollegene eller teamet ditt om hjelp når du trenger det.

6. Bruk teknologi bevisst: Unngå å sjekke jobb-e-post eller svare på anrop utenom arbeidstid, med mindre det virkelig haster.

7. Planlegg hyggelige aktiviteter: Legg inn hyggelige aktiviteter i rutinen, enten det er et godt måltid, en tur på kino, en spasertur osv.

8. Kommuniser med familien din: Sørg for at familien din forstår hva arbeidet med gjenoppliving krever, og diskuter dine behov for tid og støtte.

9. Prioriter: Identifiser de oppgavene og forpliktelsene som virkelig er viktige, og fokuser på dem. Eliminer eller minimer oppgaver som ikke er viktige.

10. Lær deg **å si nei: Det er** viktig å ikke overbelaste deg selv med ekstra ansvar hvis det går ut over balansen mellom jobb og privatliv.

11. Få mest mulig ut av ferien: Bruk fridagene til å lade batteriene og slappe av. Ikke utsett fridagene systematisk.

12. Hold kontakten med det sosiale nettverket ditt: Sosiale relasjoner utenfor jobben er viktig for trivselen. Hold kontakten med venner og familie.

13. Stressmestring: Lær deg teknikker for avspenning, dyp pusting og stressmestring for å håndtere vanskelige situasjoner.

14. Unngå skyldfølelse: Ikke vær redd for å ta deg tid til deg selv. Personlig velvære er avgjørende for å være en effektiv helsearbeider.

Til syvende og sist er det viktig å innse at det å opprettholde en sunn balanse mellom jobb og privatliv er en investering i ditt eget velvære på lang sikt. Ved å ta vare på deg selv vil du være bedre i stand til å yte pasientbehandling av høy kvalitet og takle utfordringene innen gjenoppliving.

Spesifikke utfordringer knyttet til balanse innen gjenopplivning

Det kan være spesielt vanskelig å balansere arbeidet i intensivavdelingen med privatlivet på grunn av de spesifikke utfordringene i faget. Noen av disse utfordringene er

1. **Uregelmessige arbeidstider:** Intensivsykepleiere jobber ofte skift, noe som kan forstyrre søvnmønster, familieaktiviteter og fritid. Vekslingen mellom dag-, kvelds- og nattevakter kan gjøre det vanskelig å planlegge livet utenfor jobben.

2. **Høyt emosjonelt stressnivå:** Gjenopplivningsarbeid utsetter sykepleiere for intense og emosjonelle situasjoner, noe som kan føre til emosjonell tretthet og utmattelse. Dette kan være vanskelig å legge bak seg når skiftet er over.

3. **Påvirkning på det sosiale livet:** Atypiske arbeidstider og stress kan gjøre det vanskelig å delta på sosiale arrangementer eller opprettholde sosiale relasjoner. Intensivsykepleiere kan føle seg isolerte på grunn av det krevende arbeidet.

4. **Begrenset fleksibilitet:** På grunn av uforutsigbarheten i gjenopplivingssituasjoner kan det være vanskelig for sykepleiere å planlegge aktiviteter utenfor jobben på forhånd. Medisinske nødsituasjoner kan oppstå når som helst, noe som kan gjøre det vanskelig å delta i personlige forpliktelser.

5. **Fysisk utmattelse:** Fysisk krevende gjenopplivningsoppgaver, som forflytning av pasienter og håndtering av tungt utstyr, kan føre til fysisk utmattelse. Dette kan gjøre det vanskeligere å opprettholde et aktivt liv utenfor jobben.

6. **Psykisk arbeidsbelastning:** Intensivsykepleiere står overfor komplekse og raske beslutninger som kan få store

konsekvenser. Denne mentale arbeidsbelastningen kan gjøre det vanskelig å skille mellom jobb og privatliv.

7. Behovet for konstant årvåkenhet : Kontinuerlig overvåking av intensivpasienter krever konstant oppmerksomhet. Denne årvåkenheten kan gjøre det vanskelig å slappe av, selv i hvileperioder.

8. Påvirkning på søvnen: Varierende arbeidstider og nattskift kan forstyrre intensivsykepleiernes søvn, noe som kan ha negativ innvirkning på deres generelle velvære.

9. Ansvarsfølelse: Gjenopplivningssykepleiere kan føle et stort ansvar for pasientene, noe som kan føre til at de jobber lengre eller påtar seg større forpliktelser, noen ganger på bekostning av egen fritid.

10. Rask utskiftning av pasienter: Pasientene på intensivavdelingen skifter ofte, noe som betyr at sykepleierne raskt må tilpasse seg nye tilfeller og situasjoner, noe som kan føre til økt press og stress.

For å takle disse utfordringene er det viktig at gjenopplivningssykepleiere utvikler strategier for stressmestring, setter klare grenser, tar vare på sin fysiske og psykiske helse og søker støtte fra kolleger, familie og psykisk helsepersonell ved behov. Hvis man tar tak i disse spesifikke utfordringene, kan det bidra til å skape en sunnere balanse mellom gjenopplivningsarbeidet og privatlivet.

Hvordan balansestyring bidrar til å forlenge levetiden i en karriere som intensivsykepleier
Balansen mellom intensivsykepleieryrket og privatlivet spiller en avgjørende rolle for hvor lenge intensivsykepleieryrket varer. Slik bidrar det til at intensivsykepleiere kan holde lenge i jobben:

1. Forebygge utbrenthet: Ved å opprettholde en sunn balanse mellom jobb og privatliv kan sykepleiere redusere risikoen for utbrenthet. Utbrenthet kan føre til emosjonell utmattelse, redusert jobbtilfredshet og til og med tidlig avgang fra yrket.

2. **Psykisk og fysisk helse:** En balanse mellom jobb og privatliv gjør det mulig for sykepleiere å ta vare på sin psykiske og fysiske helse. God helse bidrar til robusthet i møte med profesjonelt stress og fremmer en lengre og mer givende karriere.

3. **Opprettholde lidenskapen:** Ved å sette av tid til personlige interesser og hobbyer kan sykepleiere opprettholde lidenskapen for yrket på en bærekraftig måte. En balansert livsstil kan bidra til å opprettholde en positiv holdning og entusiasme for det livsviktige arbeidet.

4. **Bevare personlige relasjoner:** Ved å bruke tid på privatlivet kan sykepleiere opprettholde sterke familiære og sosiale relasjoner. Disse relasjonene kan gi støtte i vanskelige tider og bidra til en tilfredsstillende karriere på lang sikt.

5. **Evne til å tilpasse seg:** En balanse mellom arbeid og privatliv gjør det mulig for sykepleiere å lade batteriene og komme tilbake på jobb med større evne til å tilpasse seg utfordringene innen gjenoppliving. Dette kan bidra til en mer bærekraftig karriere ved å gjøre dem i stand til å håndtere stress og krevende situasjoner mer effektivt.

6. **Jobbtilfredshet:** Når sykepleiere er i stand til å balansere sine profesjonelle og personlige forpliktelser, er det større sannsynlighet for at de føler seg tilfredse med arbeidet sitt. Jobbtilfredshet er en nøkkelfaktor for å forbli engasjert og motivert i karrieren.

7. **Karriereutvikling:** Ved å unngå utbrenthet og opprettholde en positiv holdning er det større sannsynlighet for at gjenopplivningssykepleiere vil benytte seg av karriereutviklingsmuligheter som lederskap, undervisning eller forskning.

8. **Redusert turnover :** Når sykepleiere er i stand til å opprettholde en balanse mellom yrkesliv og privatliv, er det mindre sannsynlig at de forlater yrket for tidlig. Dette bidrar til å redusere gjennomtrekken og opprettholde et erfarent og kompetent team.

Kort sagt er det å finne balansen mellom intensivsykepleieryrket og privatlivet et viktig element for å sikre en bærekraftig og tilfredsstillende karriere i dette krevende yrket. Dette bidrar til sykepleiernes mentale, fysiske og emosjonelle helse, fremmer jobbtilfredshet og opprettholder et langsiktig engasjement.

Råd til fremtidige intensivsykepleiere
Anbefalinger fra erfarne sykepleiere for å lykkes på intensivavdelingen

Erfarne gjenopplivningssykepleiere har tilegnet seg verdifull kompetanse i løpet av karrieren. Her er noen anbefalinger de kan gi for å lykkes i dette krevende yrket:

1. **Kontinuerlig læring:** Gjenopplivning er et felt i stadig utvikling. Vær åpen for kontinuerlig læring, tilegn deg nye ferdigheter og oppdater dine medisinske kunnskaper.

2. **Utvikle motstandskraft:** Gjenopplivning kan være følelsesmessig utfordrende. Utvikle strategier for å styrke din emosjonelle motstandskraft slik at du kan takle vanskelige situasjoner og bevare et positivt syn.

3. **Teamarbeid:** Gjenopplivning krever effektiv koordinering og kommunikasjon i teamet. Lær å samarbeide med annet helsepersonell for å sikre behandling av høy kvalitet.

4. **Bygge tillit hos pasienter og pårørende: Det** er viktig å kommunisere empatisk og bygge tillitsfulle relasjoner med pasienter og pårørende. Dette kan forbedre pasientopplevelsen og legge til rette for felles beslutningstaking.

5. **Prioriter egenomsorg:** Ta vare på deg selv fysisk, mentalt og følelsesmessig. Egenomsorg er viktig for å opprettholde ditt velvære på lang sikt og for å kunne yte god pasientbehandling.

6. **Opplæring i stressmestring:** Lær deg stressmestringsteknikker for å takle de intense situasjonene som oppstår i forbindelse med gjenoppliving. Stressmestring vil hjelpe deg med å opprettholde ytelsen og unngå utbrenthet.

7. **Øv deg på aktiv lytting: Å** lytte nøye til pasienter, pårørende og kolleger kan gi viktig informasjon og bidra til positive arbeidsrelasjoner.

8. Verdsette teamarbeid: Å anerkjenne og verdsette bidragene fra hvert enkelt teammedlem, fra sykepleiere til leger og teknikere, fremmer et harmonisk arbeidsmiljø.

9. Vær ydmyk: Gjenopplivning kan være uforutsigbart. Forbli ydmyk i møte med de komplekse tilfellene, og vær klar til å be om hjelp når det er nødvendig.

10. Dyrk medmenneskelighet: Husk at hver pasient er unik og fortjener medmenneskelig og respektfull behandling, uansett hvor alvorlig tilstanden er.

11. Finn en mentor: En erfaren mentor kan gi deg verdifulle råd, innsikt og kunnskap som kan hjelpe deg med din faglige utvikling.

12. Balanse mellom jobb og privatliv: Oppretthold en sunn balanse mellom jobb og privatliv for å unngå utbrenthet og opprettholde engasjementet på lang sikt.
Ved å følge disse anbefalingene kan sykepleiere lykkes og blomstre innen gjenoppliving, yte kvalitetspleie og bidra positivt til pasientenes helse og bedring.

Perspektiver på de viktigste ferdighetene som skal utvikles

Erfarne gjenopplivningssykepleiere forstår hvor viktig det er å utvikle et bredt spekter av ferdigheter for å lykkes på sitt felt. Her er noen perspektiver på de ferdighetene de mener det er viktig å utvikle:

1. Tekniske ferdigheter: Beherskelse av tekniske ferdigheter, som luftveishåndtering, mekanisk ventilasjon, overvåking av vitale tegn og bruk av komplekst medisinsk utstyr, er grunnleggende for å kunne gi gjenopplivningsbehandling av høy kvalitet.

2. Effektiv kommunikasjon: Kommunikasjon med pasienter, pårørende og medlemmer av det medisinske teamet er avgjørende. Erfarne sykepleiere vet hvordan de skal formidle tydelig og empatisk informasjon, og hvordan de skal lytte nøye for å forstå pasientenes behov og bekymringer.

3. **Rask beslutningstaking:** På intensivavdelingen utvikler situasjoner seg raskt og krever rask og nøyaktig beslutningstaking. Erfarne sykepleiere er i stand til raskt å vurdere den tilgjengelige informasjonen og velge det beste tiltaket.

4. **Stressmestring:** Evnen til å bevare roen og håndtere stress i nødsituasjoner er avgjørende. Erfarne sykepleiere bruker stressmestringsteknikker for å opprettholde konsentrasjonen og effektiviteten, selv under stressende omstendigheter.

5. **Samarbeid og teamarbeid:** Gjenopplivning innebærer ofte tett samarbeid med annet helsepersonell. Erfarne sykepleiere vet hvordan de skal jobbe effektivt som en del av et team, kommunisere proaktivt og respektere hverandres roller og bidrag.

6. **Lederegenskaper:** Erfarne sykepleiere kan ofte befinne seg i lederroller i kritiske situasjoner. De må kunne ta beslutninger, lede teamet og løse problemer proaktivt.

7. **Ferdigheter i tidsstyring:** Gjenopplivning krever effektiv tidsstyring for å kunne møte skiftende pasientbehov og utføre flere oppgaver samtidig.

8. **Kliniske vurderingsevner:** Kontinuerlig vurdering av pasientens tilstand er avgjørende for å oppdage endringer og tegn på forverring tidlig. Erfarne sykepleiere er flinke til å gjenkjenne tidlige tegn på komplikasjoner og handle deretter.

9. **Etisk og medmenneskelig:** Erfarne sykepleiere forstår viktigheten av å praktisere etisk og medmenneskelig. De anerkjenner de emosjonelle behovene til pasienter og pårørende, samtidig som de opprettholder sin faglige integritet.

10. **Etterutdanning:** Erfarne sykepleiere forstår at læring og faglig utvikling er avgjørende for å holde seg oppdatert på de siste medisinske og teknologiske fremskrittene.
Ved å utvikle disse viktige ferdighetene og bruke dem konsekvent i praksis, kan erfarne sykepleiere yte omsorg av høy kvalitet, gi et viktig bidrag til pleieteamet og tilby optimal støtte til pasienter i krise.

Oppmuntring og inspirasjon for fremtidige fagpersoner innen gjenopplivning

Fremtidens fagfolk innen gjenoppliving har en verden av muligheter og belønninger i vente. Her er litt oppmuntring og inspirasjon for dem som vurderer å gå inn i dette krevende, men givende yrket:

1. Direkte innvirkning på liv: Som gjenopplivningssykepleier har du muligheten til å utgjøre en reell forskjell i livene til pasienter og deres familier. Dine ferdigheter og ditt engasjement kan bidra til å redde liv og gi avgjørende støtte i vanskelige tider.

2. Kontinuerlig læring: Gjenopplivningsfeltet er i stadig utvikling med ny teknologi, forbedrede protokoller og medisinske oppdagelser. Det betyr at du vil få muligheten til å fortsette å lære og utvikle ferdighetene dine gjennom hele karrieren.

3. Teamarbeid: Å jobbe på intensivavdelingen innebærer tett samarbeid med annet helsepersonell, noe som gir et givende og stimulerende arbeidsmiljø. Du lærer å jobbe i harmoni med leger, sykepleiere og andre teammedlemmer for å gi best mulig pleie.

4. Overskrid grensene dine: Gjenopplivning vil tvinge deg til å utvikle ferdigheter du kanskje ikke hadde forestilt deg at du hadde. Du lærer å holde deg rolig under press, ta raske beslutninger og tilpasse deg skiftende situasjoner.

5. Støtte og solidaritet: Du vil bli en del av et fellesskap av intensivsykepleiere som deler de samme utfordringene og triumfene. Dette fellesskapet kan gi deg verdifull støtte og muligheter for personlig og faglig utvikling.

6. Inspirerende historier : Lytt til historiene til erfarne sykepleiere som har opplevd avgjørende øyeblikk innen gjenoppliving. Disse historiene viser styrken i besluttsomhet, medfølelse og kompetanse i yrket.

7. Evne til å skape koblinger : Innen gjenopplivning får du muligheten til å skape spesielle bånd til pasienter og deres familier. Din støtte og empati i kritiske situasjoner kan sette et varig positivt preg på livene deres.

8. Vær en kilde til håp: Gjenopplivningspasienter trenger ofte håp og støtte fra helsepersonell som tror på at de kan bli friske. Du kan være denne kilden til håp og tillit for dem.

9. Personlig og faglig utvikling: Å jobbe på intensivavdelingen vil utfordre deg til å utvikle deg som fagperson og som menneske. Du vil utvikle ferdigheter innen stressmestring, kommunikasjon og beslutningstaking som du kan bruke på mange områder i livet ditt.

10. Anerkjennelse og takknemlighet: Selv om gjenopplivningsarbeid kan være vanskelig, er det også svært givende. Anerkjennelsen og takknemligheten fra pasienter og pårørende for innsatsen din er ofte verdt alt arbeidet du har lagt ned.

Å jobbe med gjenoppliving krever mot, medfølelse og et sterkt engasjement for helsevesenet. Du har muligheten til å utgjøre en betydelig forskjell i menneskers liv og til å få en givende og tilfredsstillende karriere.

Kapittel 11

Fremtidsutsikter for medisinsk gjenopplivning

Teknologiske fremskritt og innovasjon innen intensivbehandling

Utforske nye teknologier innen intensivbehandling

Utforskningen av nye teknologier innen intensivbehandling åpner for spennende nye muligheter for å forbedre behandlingen av kritisk syke pasienter. Her er en oversikt over noen av disse teknologiene:

1. Telepleie og telemedisin: Fremskritt innen kommunikasjon og teknologi gjør det mulig for leger og intensivsykepleiere å overvåke og konsultere pasienter på avstand. Dette kan gjøre det lettere å overvåke pasienten jevnlig og gi behandling til rett tid, selv på avstand.

2. Kunstig intelligens: Kunstig intelligens kan brukes til å analysere data fra monitorer for vitale tegn, EKG og annet utstyr i sanntid. Det kan bidra til raskt å oppdage uvanlige endringer og forutsi organsvikt, slik at man kan gripe inn tidligere.

3. Virtual Reality (VR) og Augmented Reality (AR): VR og AR kan brukes til opplæring, simulering og til og med pasientkomfort. Simuleringer i virtuell virkelighet kan hjelpe fagfolk med å øve på kritiske scenarier, mens bruk av utvidet virkelighet kan gjøre medisinske prosedyrer mer nøyaktige.

4. Bærbare sensorer og enheter: Miniatyriserte sensorer kan kontinuerlig overvåke pasientens vitale tegn, også utenfor intensivavdelingen. Bærbart utstyr kan bidra til å oppdage små endringer og forebygge komplikasjoner.

5. Biomedisin og genomikk: Fremskritt innen genomikk fører til en bedre forståelse av individuelle risikofaktorer og respons på behandling. Dette kan føre til persontilpassede behandlinger for å oppnå optimale resultater.

6. Stamcelleterapier: Regenerative terapier, inkludert bruk av stamceller, kan åpne nye muligheter for regenerering av skadet vev og organer og dermed forbedre sjansene for helbredelse for alvorlig syke pasienter.

7. Bioteknologi og persontilpassede legemidler: Bioteknologi gjør det mulig å utvikle medisiner som er tilpasset pasientens genetiske profil. Dette kan gjøre behandlingene mer effektive og redusere bivirkningene.

8. Roboter og automatisering: Roboter kan brukes til repetitive eller farlige oppgaver, slik at sykepleierne kan konsentrere seg om mer komplekse oppgaver og gi mer individualisert pleie.

9. Avansert medisinsk avbildning: Avanserte avbildningsteknikker som magnetisk resonanstomografi (MR) og computertomografi (CT) gir detaljerte bilder som hjelper legene med å diagnostisere og overvåke pasientene mer nøyaktig.

10. Sammenkoblede helsenettverk: Sammenkoblede elektroniske pasientjournaler gjør det mulig for helsepersonell å få tilgang til pasientinformasjon i sanntid, noe som fremmer koordinering av behandling og informerte beslutninger.

Utforskningen av disse teknologiene kan bidra til kontinuerlig forbedring av intensivomsorgen ved å gjøre diagnosene mer nøyaktige, behandlingene mer effektive og overvåkningen mer proaktiv. Det er imidlertid viktig å opprettholde en balanse mellom bruken av disse teknologiene og den menneskelige interaksjonen som er nødvendig for å gi omfattende og empatisk pleie.

Den potensielle effekten av kunstig intelligens og dataanalyse

Kunstig intelligens (AI) og dataanalyse har et betydelig potensial innen intensivbehandling. Her er noen områder der disse teknologiene kan få betydning:

1. Tidlig diagnose: KI kan analysere data fra en rekke monitorer og enheter i sanntid for raskt å oppdage tegn på komplikasjoner eller forverring hos pasienter. Dette kan muliggjøre tidlig intervensjon før situasjonen forverres.

2. Forutsi komplikasjoner: Analyse av historiske data og sanntidsdata kan bidra til å forutsi potensielle komplikasjoner, for eksempel sykehusinfeksjoner, organsvikt eller hjertearytmier, slik at medisinske team kan iverksette forebyggende tiltak.

3. **Persontilpasset behandling:** Ved å analysere genomiske, kliniske og miljømessige data kan kunstig intelligens bidra til å skreddersy behandlinger til hver enkelt pasient, noe som øker sjansene for suksess.

4. **Optimalisering av behandling:** KI kan bidra til å finne de mest effektive behandlingene ved å analysere tidligere resultater for lignende tilstander. Dette kan hjelpe legene med å ta informerte beslutninger om hvilke behandlinger som bør iverksettes.

5. **Håndtering av medisiner:** AI kan bidra til å overvåke og administrere pasientenes medisiner, forebygge potensielt farlige interaksjoner og foreslå doseringsjusteringer.

6. **Forutsi lengden på** oppholdet: Ved å analysere pasientdata kan kunstig intelligens forutsi hvor lenge pasienten sannsynligvis vil ligge på intensivavdelingen, noe som gjør det enklere å planlegge ressurser og pleie.

7. **Ressursoptimalisering:** AI kan bidra til å optimalisere ressursbruken ved å forutsi bemanningsbehov, utstyrsbehov og tilgjengelige senger basert på data og trender.

8. **Langtidsovervåking:** AI kan bidra til å overvåke pasientenes bedring etter utskriving fra intensivavdelingen ved å analysere fjernovervåkingsdata og oppdage tegn på tilbakefall.

Det er imidlertid viktig å understreke at kunstig intelligens ikke erstatter helsepersonellets viktige rolle. Disse teknologiene er utviklet for å utfylle og forbedre behandlingen ved å gi relevant informasjon og automatisere visse oppgaver, men den endelige beslutningsprosessen og den menneskelige interaksjonen er fortsatt avgjørende for å levere behandling av høy kvalitet.

Hvordan ny teknologi kan forbedre pasientresultatene
Ny teknologi har potensial til å forbedre pasientresultatene på intensivavdelingen betraktelig. Her er noen av måtene disse teknologiene kan ha en positiv innvirkning på:

1. **Tidlig oppdagelse av komplikasjoner :** Avanserte overvåkningsteknologier, for eksempel sanntidsmonitorer for

vitale tegn og overvåkningssensorer, kan bidra til å oppdage tegn på potensielle komplikasjoner tidlig. Dermed kan helsepersonell gripe inn tidligere og forhindre at pasientens tilstand forverres.

2. Persontilpasset behandling: Ved hjelp av dataanalyse og kunstig intelligens er det mulig å skreddersy behandlinger til hver enkelt pasients unike egenskaper. Dette sikrer at medisinske intervensjoner skreddersys til den enkeltes spesifikke behov, noe som gjør behandlingen mer effektiv.

3. Optimalisering av legemiddelhåndteringen: Teknologier for legemiddelhåndtering kan bidra til å unngå doseringsfeil og skadelige legemiddelinteraksjoner. Dette sikrer at pasientene får de riktige medisinene til riktig tid, noe som reduserer legemiddelrelaterte risikoer.

4. Kontinuerlig fjernovervåking: Utstyr for fjernovervåking gjør det mulig for helsepersonell å overvåke pasientene også etter at de er utskrevet fra intensivavdelingen. Dette gjør det mulig å oppdage eventuelle forverringer raskt og gripe inn i tide, slik at man unngår unødvendige reinnleggelser.

5. Forbedret tverrfaglig koordinering: Teknologi for sanntidskommunikasjon gjør det lettere å koordinere mellom medlemmene i det medisinske teamet, noe som gjør det mulig å ta raskere og mer effektive beslutninger. Dette sikrer en samarbeidsorientert og koordinert tilnærming til pasientbehandlingen.

6. Maskinlæring og dataanalyse: Maskinlæringsteknologi kan analysere store mengder medisinske data for å identifisere skjulte mønstre og trender. Dette kan bidra til å forutsi kliniske utfall, for eksempel potensielle komplikasjoner, og veilede medisinske beslutninger.

7. Simulering og virtuell trening: Simuleringsteknologier gjør det mulig for helsepersonell å trene i komplekse scenarier under høyt press. Dette gjør dem bedre i stand til å yte omsorg og ta raske beslutninger, noe som fører til bedre resultater for pasientene.

8. Langsiktig overvåking og oppfølging av resultater: Teknologier for langsiktig overvåking og datainnsamling etter utskriving kan bidra til å evaluere behandlingens effektivitet på lang sikt og foreta justeringer om nødvendig.

Ved å kombinere disse teknologiene med helsepersonellets kliniske ferdigheter og ekspertise er det mulig å forbedre kvaliteten på pleien, redusere komplikasjoner og øke sjansene for at intensivpasientene kommer seg.

Nye tilnærminger til opplæring og utdanning innen intensivbehandling

Økende bruk av avansert simulering i opplæringen

Den økende bruken av avansert simulering i opplæring i gjenoppliving og intensivbehandling har gjort helsepersonell betydelig bedre rustet til å håndtere komplekse og kritiske situasjoner. Her kan du lese om hvordan avansert simulering har blitt et sentralt element i opplæringen på dette feltet:

1. Gjenskape realistiske scenarier: Avansert simulering gjør det mulig å gjenskape realistiske kliniske scenarier som gjenskaper nødsituasjoner og medisinske komplikasjoner som helsepersonell kan støte på under gjenoppliving. Dette gir deltakerne et trygt læringsmiljø der de kan utvikle sine ferdigheter og ta beslutninger under forhold som ligner på den virkelige verden.

2. Eksponering for en rekke ulike situasjoner: Avansert simulering gir deltakerne mulighet til å bli kjent med en rekke kliniske tilfeller som de kanskje ikke møter så ofte i sin daglige praksis. Dette utvider erfaringene deres og forbereder dem på å håndtere et bredt spekter av kritiske situasjoner.

3. Aktiv, praktisk læring: Simulering oppmuntrer til aktiv læring og aktiv deltakelse. De er ansvarlige for å håndtere den simulerte pasienten, noe som oppmuntrer til engasjement, kritisk tenkning og problemløsning.

4. Stress- og presshåndtering: Avansert simulering utsetter deltakerne for stressende og intense scenarier, og forbereder dem på å håndtere det emosjonelle og kognitive presset som oppstår i nødsituasjoner. Dette bidrar til å utvikle robusthet og evnen til å holde seg rolig og fokusert under vanskelige forhold.

5. Konstruktiv tilbakemelding og evaluering: Under og etter simuleringen får deltakerne konstruktive tilbakemeldinger fra instruktører og medelever. Dette hjelper dem med å identifisere sine styrker og forbedringsområder, noe som legger til rette for kontinuerlig læring og faglig utvikling.

6. Tverrfaglig opplæring: Avansert simulering gir fagfolk fra ulike fagområder mulighet til å jobbe sammen i simulerte situasjoner som etterligner den tverrfaglige dynamikken i gjenopplivningsmiljøet. Dette oppmuntrer til effektiv kommunikasjon og samarbeid mellom teammedlemmene.

7. Øve på spesifikke ferdigheter: Simulering kan brukes til å øve på spesifikke ferdigheter, for eksempel intubering, avansert HLR, luftveishåndtering, administrering av medikamenter osv. Dette gir deltakerne mulighet til å utvikle kompetanse på viktige områder. Dette gjør det mulig for deltakerne å utvikle kompetanse på viktige områder.

8. Overvåking og objektiv vurdering: Simuleringsscenarier blir ofte tatt opp, slik at elever og instruktører kan gjennomgå prestasjonene og identifisere forbedringsområder. Dette legger til rette for objektiv vurdering og måling av ferdighetsprogresjon.

Alt i alt gir avansert simulering en unik mulighet til å forbedre de kliniske ferdighetene, beslutningstakingen og selvtilliten til helsepersonell innen gjenoppliving og intensivbehandling. Simulering utfyller teoretisk kunnskap og klinisk erfaring fra det virkelige liv for å gjøre helsepersonell bedre forberedt og mer kompetente til å håndtere kritiske situasjoner.

Integrering av e-læringsmetoder i etter- og videreutdanning
Integreringen av e-læringsmetoder i etterutdanningen innen gjenoppliving og intensivbehandling har utviklet seg betydelig for å imøtekomme behovene til helsepersonell og fremme kontinuerlig og fleksibel læring. Her ser du hvordan e-læringsmetoder brukes på dette feltet:

1. E-læringsmoduler: E-læringsmodulene er utviklet for å gi fagfolk innen gjenoppliving oppdatert informasjon om de siste fremskrittene innen protokoller, teknologi og klinisk praksis. Disse modulene kan tas i eget tempo, slik at de passer inn i en travel hverdag.

2. Interaktive nettkurs: Interaktive nettkurs kombinerer multimedieelementer som videoer, spørrekonkurranser, nettdiskusjoner og vurderinger for å gjøre læringen mer engasjerende og interaktiv. Helsepersonell kan fordype seg i spesifikke emner knyttet til gjenoppliving og intensivbehandling.

3. Webinarer og nettkonferanser: Webinarer og nettkonferanser gir fagfolk innen gjenoppliving en plattform der de kan lytte til anerkjente eksperter og delta i diskusjoner i sanntid. Slik kan de holde seg oppdatert på den siste utviklingen og stille spørsmål direkte til foredragsholderne.

4. Nettressurser: Nettressurser, som instruksjonsvideoer, artikler, vitenskapelige tidsskrifter og retningslinjer, gir enkel tilgang til kvalitetsinformasjon for å øke forståelsen av spesifikke gjenopplivningstemaer.

5. E-læringsplattformer: Dedikerte e-læringsplattformer gir helsepersonell sentralisert tilgang til en rekke kurs, moduler og ressurser. Disse plattformene kan også spore læringsfremgang og gi sertifikater for fullførte moduler.

6. Virtuell simulering: Med virtuell simulering kan elevene oppleve simulerte gjenopplivningsscenarier ved hjelp av interaktive virtuelle miljøer. Dette gjør det mulig å øve på ferdigheter, ta beslutninger og håndtere nødsituasjoner på en realistisk måte.

7. Nettbasert nettverksbygging: Nettbaserte læringsplattformer og faglige sosiale nettverk gir fagpersoner innen gjenoppliving mulighet til å komme i kontakt, dele erfaringer, stille spørsmål og delta i diskusjoner med kolleger over hele verden.

8. Tilgang til eksperter: E-læringsmetoder kan også gi deltakerne mulighet til å samhandle med eksperter på området gjennom live spørsmål-og-svar-økter, diskusjonsfora og chat-økter.

Integreringen av e-læringsmetoder i etterutdanningen gir fagfolk innen gjenopplivning den fleksibiliteten de trenger for å holde ferdighetene sine oppdatert mens de arbeider i krevende miljøer. Disse metodene gjør det også lettere å få tilgang til oppdatert kunnskap og anerkjente eksperter, noe som bidrar til å forbedre kvaliteten på behandlingen av intensivpasienter.

Å ta hensyn til psykososiale faktorer og psykisk helse

Økt anerkjennelse av betydningen av psykososial omsorg
Den økte anerkjennelsen av betydningen av psykososial omsorg innen gjenoppliving og intensivbehandling gjenspeiler en betydelig utvikling i den generelle tilnærmingen til pasientbehandling. Psykososial omsorg innebærer større oppmerksomhet rundt de emosjonelle, mentale og sosiale behovene til pasienter, pårørende og helsepersonell. Slik har denne erkjennelsen utviklet seg og blir stadig sterkere:

1. **Helhetlig tilnærming til behandling:** Den økende bevisstheten om at helse er mer enn bare det fysiske, har ført til en mer helhetlig tilnærming til behandling. Pasientenes emosjonelle, mentale og sosiale behov anses nå som like viktige som de medisinske aspektene.

2. **Påvirkning på helbredelse og rekonvalesens:** Studier har vist at hensiktsmessig psykososial omsorg kan ha en positiv innvirkning på pasientenes helbredelse og rekonvalesens. Reduksjon av stress, angst og emosjonelle plager kan bidra til raskere tilfriskning.

3. **Betydningen av personalets velvære:** Personell innen intensiv- og gjenopplivning er utsatt for følelsesmessig utfordrende situasjoner. Det er viktig å ta hensyn til personalets psykiske velvære for å unngå utbrenthet.

4. **Støtte til familiene:** Familiene til gjenopplivningspasienter opplever også perioder med mye angst og stress. Å tilby psykososial støtte til disse familiene kan hjelpe dem til å takle situasjonen bedre og ta informerte beslutninger.

5. **Integrering i behandlingsprotokoller:** Behandlingsprotokoller innen gjenoppliving og intensivbehandling integrerer i økende grad psykososiale aspekter, i erkjennelsen av at pasienter og pårørende trenger emosjonell støtte og forståelig informasjon.

6. **Etterutdanning i psykososial omsorg:** Fagfolk innen gjenoppliving får stadig mer opplæring i hvordan de kan gi hensiktsmessig psykososial omsorg. Dette omfatter empatisk

kommunikasjon, stressmestring og ressurser for emosjonell støtte.

7. Bevissthet om langtidseffekter: Erkjennelsen av at gjenopplivningserfaringer kan ha langtidseffekter på pasienter, familier og personale har stimulert til fokus på psykososial omsorg for å redusere disse effektene.

8. Utvikling av helsepolitikken: Helsepolitikken er i ferd med å utvikle seg til å ta hensyn til pasientenes psykososiale behov. Dette kan omfatte retningslinjer for integrering av psykologiske støttetjenester i intensivbehandling.

9. Forskning innen intensivpsykologi: Forskning innen intensivpsykologi har også bidratt til anerkjennelsen av betydningen av psykososial omsorg ved å dokumentere dens positive innvirkning på pasientenes psykiske og fysiske helse.
Kort sagt gjenspeiler den økte anerkjennelsen av betydningen av psykososial omsorg utviklingen mot en mer helhetlig, pasientsentrert tilnærming til gjenoppliving og intensivbehandling. Denne erkjennelsen har positive konsekvenser for kvaliteten på den omsorgen som gis, og for trivselen til pasienter, pårørende og helsepersonell.

Integrering av psykisk helsepersonell i intensivteamene
Integrering av psykisk helsepersonell i gjenopplivnings- og intensivteam har blitt stadig mer relevant for å gi omfattende psykososial støtte til pasienter, pårørende og helsepersonell. Her er hvordan det fungerer og hvilke fordeler det gir:

1. Spesialkompetanse: Psykisk helsepersonell, for eksempel kliniske psykologer, sosialarbeidere eller rådgivere innen psykisk helse, har spesialkompetanse i å håndtere de emosjonelle og psykologiske aspektene ved pasienter og deres familier.

2. Vurdering og intervensjon: Disse fagpersonene kan vurdere de psykososiale behovene til pasienter og familier, tilby emosjonell og psykologisk støtte i tilfelle problemer og bidra til å utvikle strategier for å takle de emosjonelle utfordringene knyttet til gjenoppliving.

3. Støtte til helsepersonell: Medisinske team på intensivavdelinger står også overfor stressende og emosjonelle situasjoner. Psykisk helsepersonell kan hjelpe personalet med å håndtere utbrenthet, stress og følelser knyttet til arbeidet.

4. Hjelp til å kommunisere med familiene: Psykisk helsepersonell kan lette kommunikasjonen mellom det medisinske teamet og familiene ved å forklare medisinsk informasjon på en forståelig måte og ved å gi emosjonell støtte til familiene i kritiske øyeblikk.

5. Redusere posttraumatisk stress: Ved å gripe raskt inn overfor pasienter og personale kan psykisk helsepersonell bidra til å redusere risikoen for posttraumatisk stress knyttet til opplevelser på intensivavdelingen.

6. Bedre helhetsopplevelse: Ved å utvide gjenopplivingsteamet med psykisk helsepersonell kan man forbedre helhetsopplevelsen for pasienter og pårørende ved å gjenkjenne og imøtekomme psykologiske og emosjonelle behov.

7. Integrering av psykologisk velvære: Integrering av disse fagpersonene fremmer en helhetlig tilnærming til omsorg, og anerkjenner at psykisk helse er like viktig som fysisk helse.

8. Tverrfaglig samarbeid: Tverrfaglig samarbeid med psykisk helsepersonell oppmuntrer til en tverrfaglig tilnærming, der medlemmer av det medisinske teamet og psykisk helsepersonell bruker sine respektive ferdigheter for å gi helhetlig behandling.

9. Redusere stigma: Ved å inkludere fagpersoner innen psykisk helse i medisinske team kan man redusere stigmaet rundt psykiske helseproblemer ved å vise at psykisk helse er en prioritet.
Integreringen av psykisk helsepersonell i gjenopplivnings- og intensivteamene er en positiv utvikling som har som mål å gi omfattende omsorg tilpasset de emosjonelle behovene til pasienter, pårørende og helsepersonell.

Den positive effekten av å ta hensyn til psykisk helse på pasientenes resultater
Å ta hensyn til psykisk helse i forbindelse med gjenoppliving og intensivbehandling har en betydelig og positiv innvirkning på

pasientutfallet. Slik kan det å ta hensyn til psykisk helse påvirke pasientenes kliniske og emosjonelle resultater:

1. Stress- og angstreduksjon: Gjenopplivning er en stressende og angstprovoserende situasjon for pasienter og pårørende. Når psykisk helse tas i betraktning og behandles på riktig måte, kan stress- og angstnivået reduseres, noe som kan ha en positiv innvirkning på kroppens fysiologiske respons og bidra til raskere restitusjon.

2. Bedre samarbeid og etterlevelse av behandlingen: Det er mer sannsynlig at pasienter som blir tatt hensyn til sin psykiske helse, samarbeider med helsevesenet, følger instruksjonene og engasjerer seg aktivt i behandlingen. Dette kan bidra til raskere tilfriskning og bedre resultater.

3. Redusere fysiske komplikasjoner: Ubehandlet stress, angst og depresjon kan ha en negativ innvirkning på immunforsvaret og øke risikoen for fysiske komplikasjoner. Ved å ta hensyn til den psykiske helsen kan vi redusere denne risikoen og forbedre kroppens motstandskraft mot sykdom.

4. Fremme motstandsdyktighet: Pasienter som får psykisk helsehjelp, er bedre i stand til å takle de medisinske og emosjonelle utfordringene knyttet til gjenoppliving. Dette kan fremme motstandsdyktighet og hjelpe pasientene til å håndtere tilstanden bedre.

5. Bedre livskvalitet: Å ta hensyn til psykisk helse kan bidra til å forbedre den generelle livskvaliteten til gjenopplivningspasienter. Bedre psykisk helse kan gjøre pasientene bedre i stand til å takle de fysiske begrensningene og følelsesmessige utfordringene som er forbundet med tilstanden.

6. Redusert liggetid på sykehus: Pasienter som blir tatt hensyn til sin psykiske helse, kan komme seg bedre, noe som kan bety kortere liggetid på sykehus. Dette kan også redusere kostnadene forbundet med pleie og omsorg.

7. Forebygging av langvarige psykologiske komplikasjoner: Ved å ta hensyn til psykisk helse fra starten av kan man forebygge langvarige psykologiske komplikasjoner, for eksempel posttraumatisk stresslidelse, ved å hjelpe pasientene med å håndtere følelser og emosjonelle reaksjoner.

8. Bedre totalopplevelse: Pasienter som føler seg mentalt og emosjonelt støttet, har en tendens til å ha en mer positiv opplevelse av intensivoppholdet. Dette kan påvirke hvordan de oppfatter pleien de får, og hvilken tillit de har til helsevesenet.

Oppsummert kan man si at det å ta hensyn til psykisk helse ved gjenoppliving har en positiv innvirkning på pasientenes kliniske og emosjonelle tilstand og generelle livskvalitet. Dette viser hvor viktig det er å ha en helhetlig tilnærming til helsevesenet og anerkjenne at psykisk helse spiller en avgjørende rolle for pasientenes rekonvalesens og velvære.

Persontilpasset behandling og presisjonsmedisin innen intensivbehandling

Hvordan genetiske fremskritt påvirker intensivbehandlingen

Genetiske fremskritt får stadig større betydning for intensivbehandlingen og gir verdifull informasjon om genetisk predisposisjon for sykdom, respons på behandling og risiko for komplikasjoner. Slik påvirker genetiske fremskritt gjenopplivningsbehandlingen:

1. Persontilpasset behandling : Genetisk informasjon kan bidra til å tilpasse behandlingen til pasientens genetiske disposisjon. Dette gjør det mulig å velge legemidler og behandlinger som er bedre tilpasset pasientens individuelle respons, noe som kan gjøre behandlingen mer effektiv og redusere risikoen for uønskede bivirkninger.

2. Forutsi risikoen for komplikasjoner : Genetisk testing kan bidra til å identifisere pasienter som har større sannsynlighet for å utvikle spesifikke komplikasjoner under intensivbehandling, for eksempel bivirkninger av visse legemidler eller koagulasjonsproblemer. Denne informasjonen gjør det mulig for legene å ta mer informerte beslutninger for å forebygge disse komplikasjonene.

3. Tidlig oppdagelse av arvelige sykdommer: Fremskritt innen genetikk gjør at arvelige sykdommer og genetiske tilstander som kan påvirke helsen til en intensivpasient, kan oppdages raskere. Dette gjør det mulig å iverksette forebyggende tiltak eller tilpasse behandlingen deretter.

4. Vurdere respons på behandling : Ved å analysere genene som er involvert i legemiddelrespons, kan legene forutsi hvordan en pasient vil reagere på en bestemt behandling. Dette kan bidra til å velge den mest effektive behandlingen og unngå prøving og feiling.

5. Håndtering av kroniske sykdommer: Genetisk informasjon kan bidra til håndtering av kroniske sykdommer ved å identifisere de genetiske faktorene som påvirker sykdomsutviklingen. Dette gjør det mulig å iverksette mer målrettede og persontilpassede behandlingsstrategier.

6. Forebygging av bivirkninger: Noen pasienter kan få bivirkninger av legemidler eller behandlinger på grunn av sin genetiske profil. Kunnskap om disse genetiske predisposisjonene gjør det mulig for legene å unngå behandlinger som kan forårsake slike reaksjoner.

7. Forebygging og foregripelse: Ved å identifisere genetiske risikoer kan legene forutse potensielle problemer og iverksette forebyggende tiltak for å minimere risikoen for pasientens helse.

8. Fremskritt innen klinisk forskning: Genetiske fremskritt gjør det mulig for forskere å utforske nye veier i forståelsen av sykdommer og biologiske mekanismer. Dette kan føre til nye oppdagelser om de underliggende årsakene til sykdommer innen intensivbehandling og til nye terapeutiske tilnærminger.

Kort sagt, genetiske fremskritt gir viktig informasjon for å persontilpasse intensivbehandling, optimalisere behandlinger og forebygge komplikasjoner. Kombinasjonen av genetikk og intensivbehandling åpner nye muligheter for å forbedre pasientresultatene og gi mer presis og effektiv behandling.

Bruk av presisjonsmedisin for å optimalisere behandlinger
Bruk av presisjonsmedisin innen intensivbehandling har som mål å tilpasse behandlingen til pasientens individuelle egenskaper, for eksempel genetikk, biomolekylær profil og kliniske data. Slik optimaliserer presisjonsmedisin behandlingen på intensivavdelingen:

1. Valg av målrettede behandlinger : Presisjonsmedisin gjør det mulig for legene å velge de mest hensiktsmessige behandlingene basert på pasientens spesifikke egenskaper, for eksempel den genetiske profilen. Dette kan føre til mer effektive intervensjoner ved at man unngår behandlinger som kanskje ikke passer for pasienten.

2. **Forebygging av bivirkninger:** Ved å kjenne pasientens genetiske predisposisjon kan legene forutse bivirkninger av visse legemidler eller behandlinger. Dette bidrar til å unngå risiko for pasientens helse.

3. **Dosejustering:** Presisjonsmedisin gjør det mulig å bestemme den optimale dosen av et legemiddel for hver enkelt pasient ved å ta hensyn til individuelle faktorer som metabolisme og respons på legemidler.

4. **Behandling av spesifikke sykdommer:** Ved å analysere de genetiske markørene som er forbundet med spesifikke sykdommer, kan presisjonsmedisin bidra til å identifisere pasienter som har størst sannsynlighet for å utvikle visse tilstander. Dette muliggjør tidlig, målrettet intervensjon.

5. **Forutsi respons på behandling:** Presisjonsmedisin kan forutsi hvordan en pasient vil respondere på en bestemt behandling ved å analysere pasientens genetiske egenskaper. Dette kan bidra til å identifisere hvilke behandlinger som har størst sannsynlighet for å lykkes.

6. **Tidlig oppdagelse av komplikasjoner:** Ved å overvåke genetiske og molekylære markører kan presisjonsmedisin bidra til å identifisere tidlige tegn på komplikasjoner og forverring av pasientens tilstand.

7. **Persontilpasset overvåking:** Presisjonsmedisin gjør det mulig å overvåke pasientene på en personlig måte ved å justere behandlingen i henhold til endringer i pasientens tilstand og respons på tiltak.

8. **Fremskritt innen klinisk forskning:** Presisjonsmedisinske tilnærminger oppmuntrer til forskning på de underliggende årsakene til intensivsykdommer, noe som kan føre til nye oppdagelser om biologiske mekanismer og innovative behandlinger.

Ved å integrere presisjonsmedisin i gjenoppliving kan legene ta mer informerte beslutninger og tilby mer personlig tilpasset og effektiv behandling. Det er imidlertid viktig å merke seg at implementering av presisjonsmedisin krever en avansert teknologisk infrastruktur, sofistikert dataanalyse og tett samarbeid mellom ulike medisinske disipliner.

Etiske og logistiske implikasjoner av persontilpasset behandling på intensivavdelingen

Persontilpasning av intensivbehandling gjennom presisjonsmedisin reiser en rekke viktige etiske og logistiske spørsmål:

Etiske implikasjoner :
- **Konfidensialitet og databeskyttelse:** Persontilpasset behandling er ofte avhengig av sensitive genetiske og medisinske data. Det er avgjørende å garantere konfidensialitet og beskyttelse av denne informasjonen for å unngå risiko for diskriminering eller uautorisert offentliggjøring.
- **Likhet og tilgang:** Persontilpasset behandling kan potensielt skape ulikheter hvis ikke alle pasienter har like god tilgang til disse avanserte teknologiene. Det er viktig å sikre at alle pasientgrupper får tilgang til fordelene ved persontilpasset behandling.
- **Informert samtykke:** Pasientene må informeres åpent om hva persontilpasset behandling innebærer, inkludert potensielle fordeler og risikoer. Informert samtykke må innhentes før genetisk eller biomolekylær informasjon brukes i beslutningsprosessen.
- **Komplekse etiske dilemmaer:** Persontilpasset behandling kan reise etiske dilemmaer knyttet til offentliggjøring av genetiske resultater som kan ha konsekvenser for andre familiemedlemmer, samt kommunikasjon av komplekse medisinske prediksjoner til pasienter.

Logistiske konsekvenser :
- **Infrastruktur og teknologi:** Persontilpasset behandling krever avansert infrastruktur og teknologi for å samle inn, lagre, analysere og tolke pasientenes genetiske og kliniske

data. Dette kan by på utfordringer når det gjelder kostnader og ressurstilgang.
- **Opplæring av helsepersonell:** Helsepersonell må få opplæring i bruk av presisjonsmedisinske teknologier og tolkning av genetiske resultater for å kunne ta informerte beslutninger og informere pasientene.
- **Integrering i kliniske protokoller:** Persontilpasset behandling må integreres i eksisterende kliniske protokoller på intensivavdelingen. Dette kan kreve justeringer og økt koordinering mellom medlemmene i det medisinske teamet.
- **Datatolkningens kompleksitet:** Tolkning av genetiske og biomolekylære data kan være komplisert og kreve spesialkompetanse. Helsepersonell må være klar over teknologiens begrensninger og behovet for kontekstuell tolkning.
- **Økonomiske hensyn:** Implementering av presisjonsmedisin kan være forbundet med kostnader, blant annet til gentesting og dataanalyse. Det er viktig å veie de kliniske fordelene opp mot de økonomiske kostnadene.

Oppsummert kan man si at persontilpasset gjenopplivningsbehandling gjennom presisjonsmedisin kan gi betydelige fordeler, men det krever en gjennomtenkt og etisk tilnærming for å overvinne logistiske utfordringer og sikre høy kvalitet og rettferdig behandling for alle pasienter.

Miljømessig bærekraft og ressursforvaltning i intensivavdelingen

Miljøhensyn ved håndtering av medisinsk avfall

Miljøhensyn i håndteringen av medisinsk avfall blir stadig viktigere på grunn av avfallets potensielle innvirkning på miljøet og folkehelsen. Her er noen punkter du bør ha i bakhodet:

1. Selektiv sortering: Det er avgjørende å sortere medisinsk avfall etter type (smittefarlig avfall, kjemisk avfall, skarpt avfall osv.). Dette minimerer risikoen for krysskontaminering og legger til rette for riktig behandling og avhending.

2. Hensiktsmessig håndtering av smittefarlig avfall: Avfall som er forurenset med smittestoffer, må behandles i henhold til sikkerhetsprotokoller for å hindre smittespredning. Det er vanlig å bruke spesielle avfallsposer, autoklaver eller forbrenningsovner for å inaktivere patogener.

3. Reduksjon ved kilden: Helseinstitusjoner kan iverksette tiltak for å redusere avfallsmengden, for eksempel ved å bruke gjenbrukbare produkter i stedet for engangsprodukter der det er mulig.

4. Farmasøytisk avfallshåndtering: Ubrukte eller utløpte legemidler kan betraktes som farlig avfall. De må avhendes i henhold til lokale forskrifter for å hindre at de slippes ut i miljøet.

5. Resirkulering: Materialer som papp, plast og glass som brukes i helseinstitusjoner, kan ofte resirkuleres. Det er viktig å etablere egnede resirkuleringsprogrammer for å redusere mengden avfall som skal kastes.

6. Opplæring av personalet: Helsepersonell må få opplæring i god praksis for håndtering av medisinsk avfall og hvordan de ulike avfallstypene skal sorteres riktig.

7. Lokale forskrifter og standarder: Lokale forskrifter og standarder varierer med hensyn til håndtering av medisinsk avfall. Det er viktig å overholde lokale krav til avfallshåndtering og -behandling.

8. Innovasjon: Det er viktig å forske på nye, mer miljøvennlige teknologier og metoder for håndtering av medisinsk avfall. Mer bærekraftige behandlingssystemer, for eksempel dampsterilisering, kan utforskes.

9. Bevisstgjøring: Opplæring av helsepersonell, pasienter og allmennheten om viktigheten av riktig håndtering av medisinsk avfall kan bidra til å forbedre rutinene og minimere miljørisikoen. Kort sagt er det viktig å integrere miljøhensyn i håndteringen av medisinsk avfall for å minimere den negative miljøpåvirkningen, redusere risikoen for folkehelsen og fremme bærekraftig praksis i helseinstitusjoner.

Ansvarlig bruk av medisinske ressurser og energiressurser
Ansvarlig bruk av medisinske ressurser og energiressurser innen intensivbehandling er avgjørende for å redusere miljøpåvirkningen, optimalisere kostnadene og sikre bærekraften i helsevesenet. Her er noen viktige punkter for ansvarlig bruk:

1. Optimalisere bruken av legemidler : Legemidler bør forskrives med omhu for å unngå sløsing. Det er viktig å følge hensiktsmessige doseringsprotokoller og regelmessig revurdere behovet for å fortsette behandlingen.

2. Effektiv håndtering av medisinsk utstyr: Medisinsk utstyr, som katetre og slanger, skal brukes i henhold til retningslinjene og fjernes så snart det ikke lenger er nødvendig for å minimere risikoen for infeksjoner og komplikasjoner.

3. Redusere unødvendige tester og undersøkelser: Ved å unngå overflødige eller ikke-nødvendige tester og undersøkelser reduseres ressursbruken, f.eks. medisinsk utstyr, kjemikalier og energiforbruket til utstyret.

4. Energisparing: Ved å slå av medisinsk utstyr når det ikke er i bruk, optimalisere innstillingene for å spare energi og bruke energieffektiv teknologi kan energiforbruket reduseres.

5. Væske- og produkthåndtering: Bruk medisinske væsker og produkter i tilstrekkelige mengder for å unngå svinn. Protokoller for håndtering av væsker og blodprodukter må følges.

6. Resirkulering og reprosessering : Der det er mulig, bør du vurdere resirkulering eller reprosessering av visse medisinske materialer, for eksempel rene engangslaken og -klær.

7. Bevisstgjøring av personalet: Det er viktig å lære opp helsepersonell i ansvarlig ressursbruk. De bør kjenne til beste praksis for å redusere sløsing.

8. Resultatovervåking: Sporing og analyse av forbruksmønstre for medisinske ressurser og energiressurser kan bidra til å identifisere områder der det kan gjøres forbedringer.

9. Integrering av miljøhensyn i protokoller: Pleieprotokoller må ta hensyn til miljøkonsekvensene av hvert enkelt inngrep og oppmuntre til ansvarlig ressursbruk.

10. Tverrfaglig samarbeid: Medisinske, administrative og tekniske team må jobbe sammen for å implementere strategier som tar sikte på å optimalisere ressursbruken og samtidig sikre behandling av høy kvalitet.

Ansvarlig bruk av medisinske ressurser og energiressurser i intensivomsorgen bidrar til å bevare miljøet, redusere kostnadene for helseinstitusjonene og sikre at omsorgen forblir bærekraftig på lang sikt.

Hvordan bærekraft kan forme gjenopplivningspraksis i fremtiden

Bærekraft vil spille en stadig viktigere rolle i utformingen av fremtidens gjenopplivningspraksis. Miljømessige og etiske spørsmål knyttet til ressursforbruk, medisinsk avfallshåndtering og helsevesenets innvirkning på miljøet blir stadig oftere tatt i betraktning. Her ser du hvordan bærekraft kan påvirke gjenopplivningspraksis i fremtiden:

1. Integrering av miljøansvarlig praksis: Helseinstitusjoner kan i økende grad integrere miljøansvarlig praksis i sine gjenopplivningsprotokoller. Dette kan omfatte avfallsreduksjon, ansvarlig energi- og ressursforvaltning og bruk av mer bærekraftige materialer.

2. Bruk av energieffektive teknologier: Den teknologiske utviklingen vil fortsette å gi mer energieffektivt medisinsk utstyr, noe som vil redusere energiforbruket under gjenopplivingsprosedyrer.

3. Redusere emballasje og avfall: Medisinsk utstyr kan omdesignes for å redusere unødvendig emballasje og minimere avfallsmengden. Biologisk nedbrytbare eller resirkulerbare materialer kan også favoriseres.

4. Resirkulering og reprosessering : Helseinstitusjoner kan opprette resirkuleringssystemer for materialer som kan gjenbrukes, for eksempel medisinske tekstiler og instrumenter.

5. Opplæring i bærekraft: Fagpersoner innen gjenopplivning kan få opplæring i bærekraftprinsipper og beste praksis for å sikre ansvarlig ressursbruk.

6. Tverrfaglig samarbeid: Bærekraft krever samarbeid mellom ulike avdelinger og pleieteam, inkludert medisinsk, administrativt, teknisk og miljømessig personale.

7. Fremme en global tilnærming: Gjenopplivningspraksiser kan undersøkes i en bredere sammenheng med tanke på bærekraften i helsevesenet som helhet, inkludert miljøpåvirkningen fra den omsorgen som gis og sykehusets infrastruktur.

8. Prioritere behandling av høy kvalitet: Selv om bærekraft er et viktig mål, må det ikke gå på bekostning av kvaliteten på behandlingen. Bærekraftige strategier bør implementeres på en måte som sikrer optimal pasientbehandling.

Til syvende og sist vil bærekraft påvirke måten gjenopplivningsbehandling utføres på, samtidig som det vil fremme mer miljøvennlig praksis. Helseinstitusjoner og gjenopplivningspersonell må balansere pasientenes kliniske behov med behovet for å minimere miljøpåvirkningen.

Tverrfaglig samarbeid for optimale resultater

Styrke samarbeidet mellom helsepersonell
Å styrke samarbeidet mellom helsepersonell er avgjørende for fremtidens gjenoppliving. En tverrfaglig og samarbeidsorientert tilnærming kan forbedre pasientresultatene, fremme mer effektiv kommunikasjon og muliggjøre omfattende og helhetlig behandling. Slik kan samarbeidet mellom helsepersonell styrkes i forbindelse med gjenoppliving:

1. Tverrfaglige team: Gjenopplivning innebærer ofte komplekse situasjoner som krever ekspertise fra en rekke ulike yrkesgrupper, for eksempel leger, sykepleiere, anestesileger, farmasøyter, sosionomer, psykologer etc. Tverrfaglige team kan samarbeide om å gi helhetlig behandling. Tverrfaglige team kan samarbeide for å gi helhetlig behandling.

2. Åpen kommunikasjon: Tydelige og åpne kommunikasjonskanaler mellom ulike typer helsepersonell er avgjørende for å sikre at viktig informasjon deles på riktig måte og at behandlingsbeslutninger tas på et informert grunnlag.

3. Felles beslutningstaking: Helsepersonell bør samarbeide når de tar komplekse beslutninger, og ta hensyn til hverandres kunnskap og ekspertise for å utvikle optimale behandlingsplaner.

4. Tverrprofesjonell utdanning: Tverrprofesjonell utdanning og opplæring kan hjelpe ulike helseprofesjoner til å forstå hverandres roller, ansvarsområder og bidrag til gjenopplivingsteamet.

5. Regelmessige teammøter: Regelmessige teammøter kan gjøre det lettere å koordinere og planlegge behandlingen, slik at teammedlemmene kan diskutere saker, dele oppdateringer og bidra med ulike perspektiver.

6. Gjensidig respekt: Effektivt samarbeid avhenger av gjensidig respekt for hver enkelt helsearbeiders ferdigheter og roller. Alle bør oppmuntres til å gi et meningsfylt bidrag til pasientbehandlingen.

7. Deling av kunnskap: Samarbeid kan også innebære deling av nye medisinske oppdagelser, forskning og beste praksis mellom helsepersonell for kontinuerlig å forbedre behandlingen.

8. Bruk av kommunikasjonsteknologi: Digitale kommunikasjonsverktøy og informasjonshåndteringssystemer kan gjøre det enklere å dele informasjon raskt og sikkert mellom medlemmene i gjenopplivingsteamet.

Til syvende og sist kan økt samarbeid mellom helsepersonell forbedre kvaliteten på gjenopplivningsbehandlingen ved å utnytte de ulike ferdighetene og kunnskapene til hvert enkelt teammedlem. Det kan også skape et mer harmonisk og effektivt arbeidsmiljø, noe som ikke bare kommer pasientene til gode, men også helsepersonellet selv.

Intensivsykepleierens rolle i tverrfaglige team

Intensivsykepleiernes rolle i tverrfaglige team er av avgjørende betydning for å sikre helhetlig pleie av høy kvalitet til kritisk syke pasienter. Sykepleiere spiller en viktig rolle i samarbeidet med annet helsepersonell, som leger, anestesileger, farmasøyter og terapeuter, for å gi helhetlig og koordinert pleie. Slik bidrar sykepleiere til disse teamene:

1. **Overvåking og vurdering:** Gjenopplivningssykepleiere er ansvarlige for kontinuerlig overvåking av pasienter, innsamling av vitale data og tolkning av kliniske tegn. De spiller en nøkkelrolle når det gjelder tidlig oppdagelse av endringer i pasientens helsetilstand og formidling av denne informasjonen til teammedlemmene.

2. **Administrering av behandlinger:** Sykepleiere administrerer medisiner, intravenøse væsker og andre tiltak i henhold til medisinske instruksjoner. De overvåker nøye pasientenes reaksjoner på behandlingene og justerer dosene om nødvendig.

3. **Håndtering av medisinsk utstyr:** Sykepleiere har kompetanse i bruk og håndtering av medisinsk utstyr som respiratorer, monitorer for vitale tegn, katetre og sonder. De sørger for at utstyret fungerer som det skal og er optimalt konfigurert.

4. **Kommunikasjon og koordinering:** Sykepleiere sørger for kommunikasjon mellom de ulike medlemmene i behandlingsteamet. De formidler relevant informasjon, legger til rette for diskusjoner om behandlingsplaner og bidrar til å koordinere tiltak.

5. **Støtte til pasienter og pårørende:** Sykepleiere står ofte i frontlinjen når det gjelder å gi emosjonell støtte til pasienter og pårørende. De forklarer prosedyrer, svarer på spørsmål og bidrar til å dempe angst og bekymring.

6. **Nøyaktig dokumentasjon:** Gjenopplivningssykepleiere fører fullstendige og nøyaktige journaler over pleien som gis, observasjoner som gjøres og tiltak som utføres. Denne dokumentasjonen er avgjørende for å kunne overvåke pasientens fremgang og kommunisere med andre teammedlemmer.

7. **Infeksjonskontroll** : Sykepleiere spiller en nøkkelrolle i forebygging av infeksjoner ved å iverksette strenge aseptiske tiltak, overvåke katetre og utstyr og fremme pasienthygiene.

8. **Opplæring og utdanning:** Sykepleiere er ofte involvert i opplæring og etterutdanning av mindre erfarne teammedlemmer og deler sin kunnskap og ekspertise innen intensivbehandling.

9. **Tverrprofesjonelt samarbeid:** Sykepleiere samarbeider med annet helsepersonell for å ta beslutninger i fellesskap, og tar hensyn til ulike ferdigheter og perspektiver.

Samlet sett bidrar intensivsykepleiere i stor grad til tverrfaglige teams suksess ved å bidra med klinisk ekspertise, oppmerksomhet på detaljer og et engasjement for pasientsentrert omsorg.

Bedre resultater takket være smidig kommunikasjon mellom fagområdene

Flytende og effektiv kommunikasjon mellom de ulike fagområdene i et gjenopplivingsteam har stor betydning for å forbedre de kliniske resultatene og kvaliteten på pasientbehandlingen. Slik forbedrer tverrfaglig kommunikasjon resultatene:

1. **Tidlig oppdagelse av kliniske endringer:** Når medlemmene i gjenopplivningsteamet kommuniserer regelmessig og deler sine observasjoner, kan tegn på forverring av pasientens tilstand oppdages tidligere. Dette gjør det mulig å gripe raskt inn for å forebygge eller behandle potensielle komplikasjoner.

2. **Felles beslutningstaking:** Kommunikasjon mellom ulike faggrupper gjør det lettere å ta beslutninger basert på en mer fullstendig forståelse av pasientens situasjon. Leger, sykepleiere, farmasøyter og andre teammedlemmer bidrar med sine perspektiver for å utvikle mer effektive behandlingsplaner.

3. **Konsistent behandling:** Tydelig kommunikasjon mellom fagområdene sikrer at alle teammedlemmene er på bølgelengde når det gjelder behandlingsmål og tiltak som skal iverksettes. Dette reduserer risikoen for feil og inkonsekvens i behandlingen.

4. Bedre ressursforvaltning: Tverrfaglig kommunikasjon betyr at tilgjengelige ressurser kan brukes mer effektivt. Fagpersoner kan samarbeide om å bestemme hvilke tester eller behandlinger som er mest hensiktsmessige, slik at man unngår dobbeltarbeid eller utelatelser.

5. Utdanning på tvers: Medlemmene i gjenopplivingsteamet har ulike ferdigheter og kunnskaper. Regelmessig kommunikasjon gjør det mulig for fagpersoner å lære av hverandre, dele sin ekspertise og utvide sin forståelse av intensivbehandling.

6. Kontinuitet i pleien: Flytende kommunikasjon sikrer kontinuitet i pleien når ulike team skiftes til å ta seg av en pasient. Viktig informasjon overføres fra ett team til et annet på en strukturert og presis måte.

7. Fagfolks engasjement og tilfredshet: Tverrfaglig kommunikasjon styrker teamfølelsen og oppmuntrer til bedre samarbeid mellom fagfolkene. Dette kan bidra til et positivt arbeidsmiljø, der teammedlemmene føler seg verdsatt og involvert.

8. Økt pasientsikkerhet: Effektiv kommunikasjon reduserer medisinske feil og komplikasjoner og forbedrer dermed pasientsikkerheten. Potensielle problemer kan identifiseres og løses raskere takket være kollektiv årvåkenhet.

9. Planlegging av behandlingsoverganger: Når pasienter flyttes fra en intensivavdeling til en annen eller til et lavere omsorgsnivå, må kommunikasjonen mellom de ulike fagdisiplinene være god for å sikre en smidig overgang og fullstendig overføring av informasjon.

Kort sagt er god tverrfaglig kommunikasjon avgjørende for å gi optimal gjenopplivningsbehandling. Det fremmer samarbeid, gjensidig forståelse og effektiv bruk av hver enkelt fagpersons ferdigheter, noe som resulterer i positive pasientresultater og bedre kvalitet på behandlingen.

Kapittel 12

Ressurser og referanser

Oppslagsverk og håndbøker om intensivbehandling

Liste over viktige bøker og håndbøker for videre studier
Her er en liste over viktige bøker og håndbøker som kan gi deg mer kunnskap om gjenoppliving og intensivbehandling:

- "Marino's The ICU Book" av Paul L. Marino
- "The Washington Manual of Critical Care" av Marin H. Kollef og Warren Isakow.
- "Critical Care Nursing: Diagnosis and Management" av Linda D. Urden og Kathleen M. Stacy
- "Pulmonal patofysiologi: det grunnleggende" av John B. West
- **"Ohs håndbok i intensivbehandling"** av Andrew D. Bersten og Jonathan Handy
- "Irwin and Rippe's Intensive Care Medicine" av Richard S. Irwin og James M. Rippe
- "The Ventilator Book" av William Owens
- "Neurocritical Care Board Review: Questions and Answers" av Thomas P. Bleck og D. Joanne Lynn. Joanne Lynn
- **"Intensivmedisin"** av Jean-Louis Vincent og Edward Abraham
- **"Klinisk intensivmedisin"** av Jean-Louis Vincent og Eric A. J. Hoste

Ikke glem at gjenoppliving og intensivbehandling er i stadig utvikling. Sørg for å konsultere de nyeste kildene for å holde deg oppdatert på de siste fremskrittene og anbefalingene.

Her er noen ressurser for opplæring i intensivbehandling og gjenoppliving:
- **Faglige foreninger og sammenslutninger**: Organisasjoner som American Association of Critical-Care Nurses (AACN), Society of Critical Care Medicine (SCCM) og European Society of Intensive Care Medicine (ESICM) tilbyr opplæringsressurser, konferanser og publikasjoner.
- **Nettbaserte læringsplattformer**: Plattformer som Medscape, UpToDate og Coursera tilbyr nettbaserte kurs i intensivbehandling og gjenoppliving.

- **Bøker og håndbøker**: I tillegg til bøkene som er nevnt ovenfor, finnes det en rekke håndbøker og guider som er spesifikke for intensivbehandling.
- **Videoer og webinarer**: Søk etter opplæringsvideoer om spesifikke temaer innen gjenoppliving på plattformer som YouTube. I tillegg arrangerer mange medisinske foreninger og institusjoner webinarer om aktuelle emner innen intensivbehandling.
- **Konferanser og kongresser**: Ved å delta på medisinske konferanser og kongresser, for eksempel kongressen til Society of Critical Care Medicine (SCCM) eller European Society of Intensive Care Medicine (ESICM), kan du holde deg oppdatert på de siste fremskrittene og beste praksis innen gjenoppliving.
- **Etterutdanningsprogrammer**: Mange sykehus og medisinske institusjoner tilbyr etterutdanningsprogrammer for helsepersonell innen intensivbehandling.
- **Kliniske simuleringer**: Kliniske simuleringer gjør det mulig for helsepersonell å trene i et simulert miljø, noe som kan være svært nyttig for å utvikle gjenopplivningsferdigheter.
- **Medisinske tidsskrifter og forskningsartikler**: Medisinske tidsskrifter som spesialiserer seg på gjenoppliving, for eksempel "Critical Care Medicine" og "Intensive Care Medicine", publiserer forskningsartikler og oversikter som er gode kilder til informasjon.

Sørg for at du velger evidensbaserte ressurser av høy kvalitet til opplæringen i gjenoppliving og intensivbehandling. Kombinasjonen av lesestoff, videoer, praktisk trening og klinisk erfaring vil hjelpe deg med å utvikle ferdighetene dine og holde deg oppdatert på dette stadig skiftende feltet.

Bøker som dekker spesifikke emner innen medisinsk intensivbehandling
Her er en liste over bøker på fransk og engelsk som dekker spesifikke emner innen medisinsk gjenoppliving:

Bøker på fransk :
- "Réanimation: Le Traité de Référence" av G. Dhonneur og C. Hervé, Masson (2019). Hervé, Masson (2019) -

- Denne avhandlingen går i dybden på alle aspekter av medisinsk gjenoppliving.
- "Urgences et réanimation : Protocoles de soins" av D. Messika et al, Elsevier Masson (2020) - En praktisk guide til pleieprotokoller i intensiv- og akuttavdelinger.
- "Réanimation 4. utgave" av B. Riou et al, Elsevier Masson (2020) - et oppslagsverk for fagfolk innen gjenoppliving.

Bøker på engelsk :
- "Marino's The ICU Book" av P. Marino, LWW (2018) - En omfattende lærebok om intensivbehandling og gjenoppliving på engelsk.
- "Oh's Intensive Care Manual" av A. Bersten et al, Elsevier (2017) - En høyt respektert håndbok i intensivbehandling.
- "Textbook of Critical Care" av J.L. Vincent et al, Elsevier (2016) - Et oppslagsverk som dekker alle aspekter av intensivbehandling.
- "Critical Care Medicine: Principles of Diagnosis and Management in the Adult" av J.P. Hall et al, Elsevier (2018) - En omfattende guide til intensivmedisin.
- "The Washington Manual of Critical Care" av M.D. Doherty et al, LWW (2018) - En praktisk guide til håndtering av gjenopplivningspasienter.
- "Manual of Intensive Care Medicine" av R.M. Dunn et al, LWW (2019) - En håndbok for leger som arbeider på intensivavdelingen.
- "Irwin and Rippe's Intensive Care Medicine" av R.S. Irwin et al, LWW (2017) - En omfattende lærebok i intensivmedisin.

Det er viktig å merke seg at listen ovenfor ikke er uttømmende, og at det jevnlig utgis nye bøker som gjenspeiler utviklingen innen medisinsk gjenoppliving. Når du velger spesifikke bøker, må du sørge for at de oppfyller opplæringsbehovene dine og er basert på oppdatert vitenskapelig dokumentasjon.

Nettsteder for medisinske foreninger og faglige organisasjoner

Her er en liste over nettsidene til medisinske foreninger og fagorganisasjoner innen intensivbehandling og gjenoppliving, der du kan finne informasjon, retningslinjer, ressurser og opplæringsmuligheter innen dette feltet:

Nettsteder på engelsk :
- Society of Critical Care Medicine (SCCM) - (på engelsk) https://www.sccm.org/
- European Society of Intensive Care Medicine (ESICM) - (på engelsk) https://www.esicm.org/
- Den amerikanske foreningen for intensivsykepleiere (AACN) - https://www.aacn.org/
- Australian and New Zealand Intensive Care Society (ANZICS) - (Australsk og newzealandsk intensivmedisinsk forening) https://www.anzics.com.au/
- World Federation of Societies of Intensive and Critical Care Medicine (WFSICCM) - (på engelsk) http://www.wfsiccm.org/
- British Association of Critical Care Nurses (BACCN) - (på engelsk) https://www.baccn.org/
- American College of Chest Physicians (CHEST) - (på engelsk) https://www.chestnet.org/
- International Society of Nephrology (ISN) - (på engelsk) https://www.theisn.org/
- Den nasjonale foreningen for akuttmedisinske teknikere (NAEMT) https://www.naemt.org/
- Den globale sepsisalliansen - Global Sepsis Alliance https://www.global-sepsis-alliance.org/

Franske nettsteder :
- Det franske gjenopplivningsselskapet (SRLF) https://www.srlf.org/
- Den franske foreningen for anestesi og intensivbehandling (SFAR) https://sfar.org/
- Foreningen for intensivsykepleiere (AIISI) - https://aiisi.fr/
- Association de Formation en Anesthésie Réanimation des Alpes du Nord (AFARAN - Northern Alps Anaesthesia and Intensive Care Training Association) - (Association de Formation en Anesthésie Réanimation des Alpes du Nord - AFARAN) http://www.afaran.org/
- Fransk forening for respirasjonsmedisin (SPLF) https://splf.fr/
- Society for Disaster Medicine (SMC) - (Foreningen for katastrofemedisin) http://www.smc.asso.fr/
- Société Francophone de Tabacologie (SFT) - (på engelsk) https://www.societe-francophone-de-tabacologie.org/
- Den franske foreningen for studier og behandling av smerte (SFETD) https://sfetd-douleur.org/

- Det franske kardiologiselskapet (SFC) https://www.cardio-online.fr/
- South West Resuscitation Association (ARSO) - (på engelsk) http://arso-reanimation.fr/
-

Disse nettstedene gir deg tilgang til oppdatert informasjon, kliniske retningslinjer, opplæringsressurser og nyheter innen intensivbehandling og gjenoppliving.

Nettbaserte plattformer for etter- og videreutdanning og pedagogiske ressurser
Her er noen nettbaserte plattformer som tilbyr etterutdanningskurs og pedagogiske ressurser innen intensivbehandling og gjenoppliving:

- **Coursera** (https://www.coursera.org/): Tilbyr en rekke nettbaserte kurs relatert til helsevesenet, inkludert kurs i intensivbehandling, gjenoppliving og andre medisinske emner.
- **edX** (https://www.edx.org/): Tilbyr nettbaserte kurs fra mange prestisjefylte universiteter om en rekke helseemner, inkludert intensiv- og akuttmedisin.
- **MedBridge** (https://www.medbridgeeducation.com/): En nettbasert opplæringsplattform som tilbyr spesifikke kurs i intensivbehandling og gjenoppliving for helsepersonell.
- **UpToDate** (https://www.uptodate.com/): En nettressurs som gir oppdatert medisinsk informasjon om ulike spesialiteter, inkludert gjenoppliving.
- **Nurse.com** (https://www.nurse.com/): Tilbyr en rekke nettbaserte kurs for sykepleiere, blant annet med fokus på intensivbehandling og gjenoppliving.
- **Critical Care Reviews** (https://www.criticalcarereviews.com/): Tilbyr forskningsoppsummeringer og diskusjoner av de nyeste publikasjonene innen intensivbehandling og gjenoppliving.
- **Intensivavdelingens ledelse og praksis** (https://healthmanagement.org/c/icu): En nettressurs som tilbyr artikler, informasjon og utdanningsressurser om intensivbehandling.
- **Nettverk for intensivbehandling** (https://intensivecarenetwork.com/): Et nettsted som tilbyr

konferansevideoer, artikler og opplæringsressurser for fagfolk innen gjenoppliving.
- **Global Intensive Care** (http://www.globalintensivecare.org/): En plattform som tilbyr nettbaserte konferanser og utdanningsressurser innen intensivbehandling.
- **Medscape** (https://www.medscape.com/): Tilbyr artikler, nyheter og nettbaserte kurs for helsepersonell, blant annet innen intensivbehandling og gjenoppliving.

Sørg for å sjekke kvaliteten på innholdet som tilbys på disse plattformene, og velg de som best oppfyller dine behov når det gjelder etterutdanning og pedagogiske ressurser innen intensivbehandling og gjenoppliving.

Blogger og forum for erfarings- og kunnskapsdeling innen intensivbehandling

Her er noen blogger og fora der du kan finne delte erfaringer, diskusjoner og kunnskap innen intensivbehandling og gjenoppliving:

- **EMCrit** (https://emcrit.org/): En blogg og podcast som drives av Dr. Scott Weingart, og som dekker en rekke emner innen akuttmedisin og intensivbehandling.
- **INTENSIV** (https://intensiveblog.com/): En blogg drevet av helsepersonell med informasjon og tanker om intensivbehandling og intensivmedisin.
- **Resus.ME** (https://resus.me/): En blogg med fokus på gjenoppliving og akuttmedisin, drevet av Dr. Cliff Reid.
- **Livet i overhalingsbanen** (https://litfl.com/): En blogg som dekker en rekke medisinske emner, blant annet intensivbehandling og gjenoppliving.
- **Allnurses Critical Care Forum** (https://allnurses.com/critical-care-nursing-c10/): Et nettforum der intensivsykepleiere kan utveksle erfaringer, stille spørsmål og dele råd.
- **Studentlegenettverket Critical Care Forum** (https://forums.studentdoctor.net/forums/critical-care.103/): Et forum der medisinstudenter og helsepersonell diskuterer emner relatert til intensivbehandling.
- **Reddit /r/Residency** (https://www.reddit.com/r/Residency/): En subreddit dedikert til leger i spesialisering,

der diskusjoner om intensivbehandling og gjenoppliving også kan finne sted.
- **Reddit /r/Nurse** (https://www.reddit.com/r/nursing/): En subreddit for sykepleiere med diskusjoner om intensivbehandling og gjenoppliving.
- **ACCP Critical Care Community** (https://www.sccm.org/MyICUCare/Critical-Care-Community): Et nettsamfunn fra Society of Critical Care Medicine (SCCM) der fagfolk innen gjenopplivning kan utveksle ideer og informasjon.
- **Bloggen om anestesi og intensivbehandling** (https://acc-rac.ca/blog/): En blogg drevet av Canadian Association of Critical Care Nurses (CAPCN) og Canadian Nurses Association (CNA), som dekker en rekke emner innen intensivbehandling.

Når du deltar i diskusjoner på blogger og forumer, må du respektere reglene i fellesskapet og innhente pålitelig informasjon fra troverdige kilder.

Konferanser og arrangementer om gjenoppliving

Gjenopplivningskonferanser, symposier og kongresser

Her er noen av de viktigste konferansene og arrangementene innen medisinsk gjenoppliving og intensivbehandling. Husk å sjekke nettsidene til de relevante medisinske foreningene for å få oppdatert informasjon om kommende arrangementer:

- **International Congress of Intensive Care Medicine and Resuscitation (Réanimation)**: Denne kongressen arrangeres av Société de Réanimation de Langue Française (SRLF) og tar for seg de siste fremskrittene innen intensivmedisin og gjenoppliving.
  - Nettsted : https://www.congres-reanimation.com/
- **European Society of Intensive Care Medicine (ESICM) Annual Congress**: En årlig kongress som samler helsepersonell fra hele verden for å diskutere utvikling og fremskritt innen intensivmedisin.
  - Nettsted : https://www.esicm.org/events/annual-congress/

- **Årskongressen til Society of Critical Care Medicine (SCCM)**: Denne årlige kongressen arrangeres av SCCM og inneholder undervisningssesjoner, workshops og presentasjoner om intensivbehandling og akuttmedisin.
- Nettsted : https://www.sccm.org/Education-Center/Annual-Congress
- **International Symposium on Intensive Care and Emergency Medicine (ISICEM)**: Et internasjonalt symposium som samler eksperter innen intensiv- og akuttmedisin for å diskutere de siste fremskrittene og den nyeste forskningen.
- Nettsted : http://www.intensive.org/
- **American Thoracic Society (ATS) International Conference:** En årlig konferanse som dekker en rekke emner relatert til pulmonologi og intensivbehandling.
- Nettsted : https://conference.thoracic.org/
- **World Congress of Intensive Care Medicine**: En verdenskongress som dekker de siste fremskrittene innen intensivmedisin.
- Nettsted : http://www.criticalcare2017.com/
- **International Symposium on Critical Care Medicine**: Et **internasjonalt** symposium som utforsker den siste utviklingen innen intensivmedisin.
- Nettsted : https://www.isccm.org/ISCCM2019/

Vær oppmerksom på at datoer og informasjon om disse arrangementene kan endres fra år til år. Sørg for å sjekke de offisielle nettsidene for den nyeste informasjonen.

Fordeler med å delta på nettverks- og læringsarrangementer
Å delta på arrangementer som konferanser, symposier og kongresser innen medisinsk gjenoppliving og intensivbehandling gir mange fordeler når det gjelder nettverksbygging og læring. Her er bare noen av fordelene:

- **Kunnskapsutveksling**: Arrangementene samler eksperter, forskere og helsepersonell fra hele verden og gir en utmerket mulighet til å lære om de nyeste fremskrittene, kasuistikker og forskning innen gjenoppliving.
- **Etterutdanning**: Kurs, workshops og presentasjoner gir deg muligheten til å utvide dine ferdigheter og kunnskaper,

noe som er viktig for å holde deg oppdatert i et medisinsk fagfelt i stadig utvikling.
- **Faglig nettverksbygging**: Arrangementer samler likesinnede fagpersoner og legger til rette for nettverksbygging med kolleger, eksperter og potensielle mentorer. Dette kan føre til muligheter for samarbeid og veiledning.
- **Erfaringsutveksling**: Deltakerne får mulighet til å dele egne erfaringer, utfordringer og beste praksis med andre fagpersoner. Dette bidrar til gjensidig læring og en dypere forståelse av problemene som oppstår i praksis.
- **Oppdag ny teknologi og praksis**: Utstillere og sesjoner om teknologiske innovasjoner gir deg muligheten til å oppdage nytt utstyr, teknikker og verktøy som kan forbedre kvaliteten på gjenopplivningsbehandlingen.
- **Inspirasjon og motivasjon**: Å lytte til anerkjente foredragsholdere og eksperter på området kan inspirere og motivere fagfolk innen gjenoppliving til å fortsette å gjøre sitt beste.
- **Validering av ferdigheter**: Ved å delta på kurs og workshops får du mulighet til å praktisere ferdighetene dine og få konstruktive tilbakemeldinger fra kolleger og eksperter.
- **Oppdaterte protokoller og retningslinjer**: Arrangementer gir informasjon om de nyeste retningslinjene, protokollene og beste praksis innen gjenoppliving, noe som bidrar til å forbedre kvaliteten på behandlingen.
- **Utvidet perspektiv**: Konferansene samler fagfolk fra hele verden og gir et internasjonalt perspektiv på spørsmål og utvikling innen gjenoppliving.
- **Karrieremuligheter**: Arrangementer kan også være en anledning til å oppdage nye muligheter for karriere, akademisk samarbeid eller forskningssamarbeid.

Oppsummert kan vi si at deltakelse på gjenopplivningsarrangementer er en verdifull plattform for læring, idéutveksling og nettverksbygging med fagpersoner innen samme felt, samtidig som det bidrar til å forbedre pasientbehandlingen.

Slik velger du de arrangementene som passer best for dine behov

Å velge de arrangementene som er mest relevante for dine behov og mål, kan være en viktig beslutning for din faglige utvikling innen gjenoppliving. Her er noen trinn som kan hjelpe deg med å velge de arrangementene som best oppfyller dine behov:

- **Definer målene dine**: Identifiser hva du ønsker å oppnå ved å delta på et arrangement. Enten det er for å lære nye ferdigheter, oppdage de siste fremskrittene innen gjenoppliving, bygge profesjonelle relasjoner eller presentere ditt eget arbeid, vil klare mål hjelpe deg med å velge riktig arrangement.
- **Identifiser dine interesseområder**: Medisinsk gjenoppliving dekker et bredt spekter av emner. Identifiser de spesifikke områdene som interesserer deg mest, for eksempel mekanisk ventilasjon, sjokkbehandling, pasientkommunikasjon osv.
- **Søk etter relevante arrangementer**: Bruk søkemotorer på nettet, nettsteder for medisinske foreninger og registreringsplattformer for å finne relevante konferanser, symposier og kongresser innen gjenoppliving.
- **Les programmet**: Ta en titt på programmet for å se hvilke temaer som tas opp, undervisningsøktene, workshopene og foredragsholderne. Sørg for at temaene dekker dine interesser og behov.
- **Sjekk ut foredragsholdere og presentatører**: Eksperter og opinionsledere innen gjenoppliving kan tilføre arrangementet merverdi. Undersøk foredragsholdernes profiler for å se om de er anerkjente på området.
- **Se etter anmeldelser og attester**: Hvis det er mulig, bør du se etter anmeldelser og attester fra tidligere deltakere for å få et inntrykk av kvaliteten og verdien av arrangementet.
- **Vurder sted og kostnader**: Ta hensyn til hvor arrangementet skal finne sted, hvor lett tilgjengelig det er og hvilke kostnader det medfører, inkludert påmeldingsavgift, reise og overnatting.
- **Sjekk mulighetene for nettverksbygging**: Arrangementer byr ofte på muligheter til å knytte kontakter med andre fagpersoner. Sørg for at det finnes spesifikke økter eller aktiviteter for å knytte kontakter.

- **Vurder relevansen for karrieren din**: Tenk på hvordan deltakelse i dette arrangementet kan være til nytte for karrieren din på kort og lang sikt.
- **Planlegg i god tid**: Når du har valgt et arrangement, bør du planlegge det slik at det passer inn i timeplanen og ansvarsområdene dine.

Til syvende og sist er det viktig å velge relevante arrangementer med omhu for å sikre at du maksimerer læringen, nettverksmulighetene og den faglige utviklingen innen gjenoppliving.

Praktiske verktøy og mobilapplikasjoner

Mobilapplikasjoner for overvåking av vitale tegn og pasientbehandling

Det finnes en rekke mobilapplikasjoner som er utviklet for å overvåke vitale tegn og håndtere pasienter på intensiv- og gjenopplivningsavdelinger. Disse applikasjonene kan være nyttige for helsepersonell, slik at de kan overvåke pasientene effektivt og ta informerte beslutninger. Her er noen eksempler på populære applikasjoner på dette feltet:

- **Epocrates**: Denne applikasjonen gir detaljert medisinsk informasjon, behandlingsprotokoller og verktøy for beregning av legemiddeldoser. Den registrerer også legemiddelinteraksjoner og allergier.
- **MedPage Today**: En applikasjon som tilbyr medisinske oppdateringer, forskningsartikler og konferansesammendrag i sanntid, noe som kan være nyttig for å holde seg oppdatert på den siste utviklingen innen gjenoppliving.
- **Medscape**: Denne applikasjonen inneholder medisinske nyheter, legemiddelinformasjon, behandlingsprotokoller og ressurser for klinisk beslutningstaking.
- **Pedi STAT**: En applikasjon som er spesielt utviklet for akuttmedisinsk behandling av barn, med beregninger av medisindoser, alvorlighetsgrad og informasjon som er spesifikk for barn.
- **Calculate by QxMD**: Denne applikasjonen inneholder beregningsverktøy for medisinske vurderinger, alvorlighetsgrader og medisindoser. Den dekker et bredt spekter av medisinske spesialiteter.

- **Critical Care ACLS Guide**: En applikasjon som inneholder ACLS-protokoller (Advanced Cardiovascular Life Support) for gjenoppliving ved hjertestans og andre nødsituasjoner.
- **MDCalc**: Denne applikasjonen tilbyr en rekke medisinske skalaer og skårer som brukes til å vurdere pasientens alvorlighetsgrad og veilede kliniske beslutninger.
- **Patient Keeper**: En applikasjon som gjør det mulig for helsepersonell å konsultere pasientenes elektroniske journaler, få tilgang til laboratorieresultater og se medisinske bilder.
- **Cerner CareAware**: En applikasjon for sanntidsovervåking av vitale tegn hos pasienter som er koblet til fjernovervåkingssystemer.
- **AirStrip ONE**: En applikasjon som gjør det mulig for helsepersonell å få tilgang til pasienters vitale data og medisinske bilder på avstand.

Sørg for å sjekke at applikasjonene du velger, er pålitelige og sikre, og at de overholder regelverket om konfidensialitet for medisinske data. Det er også lurt å rådføre seg med annet helsepersonell og be kolleger om anbefalinger.

Verktøy for beregning av legemiddeldoser og hurtigvurderinger

Det finnes en rekke verktøy og applikasjoner for beregning av medisindoser og raske vurderinger på intensivavdelingen. Disse verktøyene kan være svært nyttige for å sikre at dosene som gis, er nøyaktige, og for raskt å kunne vurdere alvorlighetsgraden av en klinisk situasjon. Her er noen eksempler:

- **MedCalc**: En applikasjon som tilbyr en rekke medisinske kalkulatorer, inkludert beregning av legemiddeldoser, alvorlighetsgrad og risikovurderinger.
- **Pedi QuikCalc**: Et verktøy som er spesielt utviklet for helsepersonell som behandler barn, og som tilbyr beregninger av medisindoser basert på vekt, alder og andre spesifikke parametere.
- **Pedi Safe Medication Calculator**: En applikasjon som beregner medisindoser for pediatriske pasienter basert på vekt og alder.

- **Anesthesiologist**: En applikasjon for anestesileger som tilbyr beregninger av anestesimiddeldoser og verktøy for perioperativ pasientbehandling.
- **Calculate by QxMD**: I tillegg til sine mange funksjoner tilbyr denne applikasjonen også kalkulatorer for legemiddeldoser og kliniske vurderinger.
- **PalmPEDi**: Et spesifikt verktøy for pediatrisk behandling i nødsituasjoner, med doseringsberegninger og veiledninger for håndtering av pediatriske nødsituasjoner.
- **DrugDoses: En** applikasjon som gir medisindoser for voksne og barn, med beregninger basert på vekt og andre parametere.
- **SafeDose**: Denne applikasjonen gir informasjon om legemidler, anbefalte doser og legemiddelinteraksjoner.
- **Infusjonskalkulator**: Et praktisk verktøy for beregning av intravenøs infusjonshastighet, noe som er spesielt viktig på intensivavdelingen.
- **NIH Stroke Scale**: En applikasjon for rask vurdering av alvorlighetsgraden av hjerneslag ved hjelp av NIH Stroke Scale.

Det er viktig å merke seg at bruken av disse verktøyene krever en solid forståelse av de grunnleggende prinsippene for farmakologi og medisinske protokoller. Helsepersonell bør alltid kontrollere de anbefalte dosene og justere dem i henhold til pasientens kliniske situasjon.

Digitale ressurser for å effektivisere gjenopplivningsbehandling

Det finnes en rekke digitale ressurser som kan effektivisere gjenopplivningsarbeidet ved å gi rask informasjon, praktiske veiledninger og oppslagsverk. Her er noen eksempler:

- **UpToDate**: En medisinsk nettressurs med oppdatert klinisk informasjon og evidensbaserte anbefalinger for en lang rekke medisinske situasjoner, inkludert gjenoppliving.
- **PubMed**: En nettbasert database med medisinske publikasjoner der du kan søke etter artikler og studier om spesifikke temaer innen gjenoppliving.
- **SCCM Guidelines App**: Appen Society of Critical Care Medicine (SCCM) gir enkel tilgang til kliniske retningslinjer for gjenoppliving og intensivbehandling.

- **ACLS-algoritmer**: En applikasjon som inneholder avanserte ACLS-algoritmer (Basic Cardiac Emergency Life Support) som veileder helsepersonell i håndtering av kritiske situasjoner.
- **ICU Trials**: En applikasjon som gir informasjon om aktuelle kliniske studier innen intensivbehandling, slik at klinikere kan holde seg oppdatert på den nyeste forskningen.
- **Critical Care ACLS Guide**: En praktisk ressurs som inneholder ACLS-algoritmer, medikamentveiledninger og referanseinformasjon for håndtering av gjenopplivningssituasjoner.
- **APSFs nyhetsbrev** : Nyhetsbrevet fra Anesthesia Patient Safety Foundation (APSF) inneholder oppdateringer om de nyeste metodene og hensynene innen pasientsikkerhet.
- **Ekkokardiografi på** intensivavdelingen: En applikasjon for ekkokardiografi på intensivavdelingen som gir informasjon om ekkokardiografiske visninger og raske vurderinger av hjertefunksjonen.
- **Critical Care Top 40**: En applikasjon med hurtigveiledninger og tips for håndtering av vanlige situasjoner på intensivavdelingen.
- **APGAR Score**: En applikasjon for rask vurdering av helsetilstanden til nyfødte barn ved hjelp av APGAR-score.

Disse digitale ressursene kan lastes ned til smarttelefoner, nettbrett og datamaskiner for enkel tilgang under gjenopplivningsbehandling. Det er imidlertid viktig å bruke dem i tillegg til klinisk kunnskap og faglige ferdigheter, og alltid konsultere offisielle medisinske kilder når det er nødvendig.

Faglige anbefalinger og retningslinjer

Legeforeningens retningslinjer for gjenopplivingspraksis
Retningslinjer for gjenopplivningspraksis fra medisinske foreninger er viktige ressurser som gir evidensbaserte anbefalinger og beste praksis for håndtering av kritiske situasjoner innen intensivbehandling. Her er noen eksempler på medisinske foreninger som publiserer slike retningslinjer:

- **Society of Critical Care Medicine (SCCM)**: Denne foreningen publiserer retningslinjer for en lang rekke emner

knyttet til intensivbehandling, inkludert behandling av ulike medisinske tilstander, mekanisk ventilasjon, sepsis, bruk av antibiotika osv.
- **European Society of Intensive Care Medicine (ESICM)**: ESICM gir også ut anbefalinger og retningslinjer om ulike spørsmål knyttet til intensivbehandling, inkludert behandling av respirasjonssvikt, hemodynamiske forstyrrelser og ernæring i intensivbehandling.
- **American Heart Association (AHA)**: AHA publiserer retningslinjer for hjerte- og lungeredning (HLR), håndtering av hjertestans, behandling etter hjertestans og andre aspekter ved hjertestans.
- **European Resuscitation Council (ERC)**: ERC gir anbefalinger og retningslinjer som ligner på AHAs, men med et europeisk perspektiv på gjenoppliving og hjertebehandling.
- **American College of Chest Physicians (CHEST)**: Denne organisasjonen publiserer retningslinjer for behandling av luftveislidelser, tromboembolisme og andre luftveislidelser på intensivavdelingen.
- **Infectious Diseases Society of America (IDSA)**: IDSA tilbyr retningslinjer for riktig bruk av antibiotika og infeksjonshåndtering i forbindelse med gjenoppliving og intensivbehandling.
- **National Institute for Health and Care Excellence (NICE)**: Dette britiske organet utsteder anbefalinger om en rekke helseemner, inkludert gjenoppliving og intensivbehandling.

Det er viktig å merke seg at disse retningslinjene kan endres i takt med medisinske fremskritt og ny vitenskapelig dokumentasjon. Helsepersonell som arbeider med gjenoppliving, bør alltid lese de nyeste versjonene av disse retningslinjene for å sikre at deres praksis er i tråd med gjeldende, evidensbaserte anbefalinger.

Bruk av anbefalinger som rettesnor for kliniske beslutninger
Å bruke anbefalinger fra retningslinjer fra medisinske fagmiljøer som rettesnor for kliniske beslutninger i forbindelse med gjenoppliving er en viktig del av det å gi kritisk syke pasienter evidensbasert behandling av høy kvalitet. Slik kan disse anbefalingene brukes effektivt:

- **Oppdatert kunnskap**: Retningslinjene er basert på den nyeste vitenskapelige dokumentasjonen og beste praksis. Helsepersonell innen gjenoppliving bør holde seg oppdatert med regelmessige oppdateringer av retningslinjene for å holde seg à jour med den medisinske utviklingen.
- **Felles beslutningstaking**: Retningslinjene gir et objektivt grunnlag for diskusjoner med pasienter og pårørende. Helsepersonell kan forklare behandlingsalternativene basert på anbefalingene og samarbeide med pasientene om å ta informerte beslutninger.
- **Standardisering av** behandlingen: Anbefalingene bidrar til å standardisere behandlingstilnærmingene, slik at pasientene får ensartet behandling av høy kvalitet uansett hvor de behandles.
- **Redusere variasjon i praksis**: Ved å følge retningslinjene kan helsepersonell redusere unødvendig variasjon i behandlingspraksis og forbedre resultatene.
- **Optimalisering av ressurser**: Anbefalinger bidrar til effektiv bruk av medisinske ressurser ved å styre behandlingsvalg basert på tilgjengelig dokumentasjon.
- **Økt pasientsikkerhet**: Anbefalinger bidrar til å unngå uhensiktsmessige eller ineffektive behandlinger, og dermed til økt pasientsikkerhet.
- **Etterutdanning**: Retningslinjene er en kontinuerlig kilde til læring for helsepersonell innen gjenoppliving, og hjelper dem med å utvikle ferdighetene sine og holde seg oppdatert på utviklingen innen klinisk praksis.
- **Kommunikasjon med teamet**: Anbefalingene gir et felles grunnlag for kommunikasjon og samarbeid i det tverrfaglige gjenopplivingsteamet.
- **Etikk og deontologi**: Retningslinjene hjelper helsepersonell med å navigere i komplekse og etiske situasjoner ved å gi evidensbaserte råd.

Til syvende og sist er retningslinjer et verdifullt verktøy for å støtte informert klinisk beslutningstaking, forbedre pasientutfallene og fremme konsekvent klinisk praksis av høy kvalitet innen gjenoppliving.

Betydningen av jevnlig oppdatering av kunnskap basert på retningslinjer

Regelmessig oppdatering av kunnskap basert på retningslinjer er av avgjørende betydning innen medisinsk gjenoppliving. Her er grunnen til det:

- **Vitenskapelig evidens i stadig utvikling**: Medisinsk forskning utvikler seg kontinuerlig og genererer ny evidens og informasjon. Retningslinjene oppdateres for å gjenspeile de nyeste funnene og medisinske fremskrittene, slik at anbefalingene er basert på den nyeste evidensen.
- **Pasientsikkerhet**: Ny vitenskapelig informasjon kan noen ganger sette spørsmålstegn ved eksisterende praksis. Ved å holde seg oppdatert kan helsepersonell unngå å fortsette å bruke foreldede eller potensielt skadelige metoder.
- **Bedre resultater**: De nye anbefalingene kan føre til bedre behandlingsmetoder, noe som i siste instans kan forbedre resultatene for intensivpasienter.
- **Behandlingskvalitet**: Oppdatert kunnskap basert på retningslinjene sikrer at helsepersonell gir behandling basert på den nyeste kunnskapen og beste praksis, og bidrar dermed til bedre behandlingskvalitet.
- **Etikk og deontologi**: Regelmessig oppdatering av kunnskapen gjør det mulig for helsepersonell å navigere i etiske dilemmaer og komplekse situasjoner med presisjon, basert på den nyeste tilgjengelige informasjonen.
- **Etterutdanning**: Oppdatering av kunnskap fremmer etterutdanning og oppmuntrer helsepersonell til å fortsette å lære gjennom hele karrieren.
- **Redusere variasjon i praksis**: Ved å holde seg oppdatert på de nyeste anbefalingene kan unødvendig variasjon i praksis reduseres, noe som kan føre til en mer enhetlig tilnærming til pasientbehandlingen på intensivavdelingen.
- **Pasienters og pårørendes tillit**: Pasienter og pårørende har større tillit til helsepersonell som er oppdatert på den nyeste medisinske informasjonen og beste praksis.
- **Forebygging av feil**: Ved å basere seg på oppdatert informasjon er helsepersonell bedre rustet til å unngå feil og ta informerte beslutninger.

Kort sagt er regelmessig oppdatering av retningslinjebasert kunnskap avgjørende for å kunne gi gjenopplivningspasienter sikker og evidensbasert behandling av høy kvalitet, samtidig som man holder tritt med den medisinske utviklingen.

Ressurser for å håndtere stress og velvære

Applikasjoner og guidede meditasjoner for avspenning og velvære

Her er noen franske applikasjoner og ressurser som tilbyr guidede meditasjoner, avslapnings- og velværeøvelser:

- **Petit Bambou:** En fransk meditasjonsapp som tilbyr guidede økter for avspenning, stressmestring og mindfulness.
- **Mindful Attitude**: Denne applikasjonen tilbyr guidede meditasjoner på fransk for å utvikle mindfulness, stressmestring og avspenning.
- **Calm**: Selv om Calm-appen hovedsakelig er på engelsk, tilbyr den også guidede meditasjoner på fransk og beroligende historier som hjelper deg å slappe av.
- **Mediter med Petit BamBou** (bok): Denne boken inneholder et utvalg guidede meditasjoner skrevet av Petit Bambou-teamet. Den kan brukes som et supplement til øktene som tilbys i applikasjonen.
- **Zenfie: En** applikasjon som tilbyr meditasjon, avslapning og pusteøvelser på fransk for å fremme velvære.
- **Pause**: En avspennings- og meditasjonsapplikasjon på fransk, med øvelser tilpasset ulike tider på døgnet.
- **Namatata**: Denne applikasjonen tilbyr guidede meditasjonsøkter på fransk for å fremme avslapning, konsentrasjon og velvære.
- **Respirelax**: En applikasjon utviklet av Assistance Publique - Hôpitaux de Paris (AP-HP) som tilbyr koherensøvelser for å håndtere stress og angst.

Husk å sjekke beskrivelsene og anmeldelsene av appene for å finne den som passer best for deg. Det finnes også nettressurser, YouTube-kanaler og podcaster på fransk som tilbyr guidede meditasjoner og avslapningsteknikker som kan hjelpe deg med å opprettholde velværet.

Betydningen av å ta vare på den mentale helsen som gjenopplivningspersonell

Det er svært viktig å ta vare på den mentale helsen som gjenopplivningspersonell. Å jobbe i et intensivmedisinsk miljø kan være ekstremt krevende både følelsesmessig og fysisk, og dette kan påvirke den mentale helsen din. Derfor er det viktig å ta vare på den mentale helsen din:

- **Risiko for utbrenthet**: Utbrenthet er vanlig i helsevesenet, særlig innen intensivbehandling, på grunn av konstant press, høy arbeidsmengde og vanskelige følelsesmessige situasjoner. Å ta vare på den psykiske helsen kan bidra til å forebygge utbrenthet.
- **Påvirkning på kvaliteten på pleien**: Din mentale tilstand kan ha en direkte innvirkning på kvaliteten på pleien du gir. Hvis du har en god psykisk helse, kan du være mer oppmerksom, fokusert og effektiv i arbeidet ditt.
- **Stressmestring**: Stress er uunngåelig på intensivavdelingen. Hvis du lærer deg å håndtere stress på en sunn og tilpasningsdyktig måte, blir du bedre i stand til å takle daglige utfordringer og opprettholde prestasjonsnivået.
- **Mellommenneskelige relasjoner**: Gjenopplivning krever tett samarbeid med kolleger og pasientens familie. God mental helse vil fremme bedre relasjoner og effektiv kommunikasjon.
- **Pasient- og familiestøtte**: Hvis du har god psykisk helse, kan du gi tilstrekkelig emosjonell støtte til pasienter og deres familier som har det vanskelig.
- **Forebygging av feil**: Mental og emosjonell utmattelse kan føre til medisinske feil. Ved å ta vare på din mentale helse reduserer du risikoen for feil som kan få alvorlige konsekvenser.
- **Personlig velvære**: Å ta vare på den mentale helsen din er en viktig del av ditt generelle velvære. Det vil hjelpe deg med å opprettholde balansen mellom jobb og privatliv.
- **Styrke motstandskraften**: God psykisk helse styrker motstandskraften, evnen til å møte utfordringer og komme seg ut av stressende situasjoner.

For å opprettholde den mentale helsen din må du sørge for å ta regelmessige pauser, opprettholde god søvnhygiene, trene, pleie dine personlige relasjoner og ikke nøle med å be om hjelp hvis du føler behov for det. Om nødvendig kan du oppsøke psykisk helsepersonell for å få ytterligere støtte. Hvis du gir deg selv lov til å ta vare på den psykiske helsen din, er det ikke bare bra for deg selv, men også for pasientene og teamet du jobber sammen med.

Faglige organisasjoner og nettverksbygging

Presentasjon av organisasjoner som arbeider med intensivbehandling og gjenoppliving

Her er noen av de viktigste organisasjonene innen intensivbehandling og gjenoppliving som tilbyr ressurser, informasjon og muligheter for faglig utvikling på dette feltet:

- **Société de Réanimation de Langue Française (SRLF):** Denne franske foreningen har som mål å fremme forskning og opplæring innen intensivbehandling. Den organiserer konferanser, kurs og publikasjoner for fagfolk innen intensivbehandling. Nettsted : www.srlf.org
- **Society of Critical Care Medicine (SCCM):** En internasjonal organisasjon for intensiv- og akuttmedisin som tilbyr konferanser, publikasjoner og ressurser for fagfolk innen gjenopplivning. Nettsted : www.sccm.org
- **European Society of Intensive Care Medicine (ESICM):** Denne europeiske foreningen tilbyr utdanningsressurser, konferanser og diskusjonsfora for intensivmedisinere. Nettsted : www.esicm.org
- **American Association of Critical-Care Nurses (AACN):** En amerikansk organisasjon for intensivsykepleiere som tilbyr utdanningsmuligheter, publikasjoner og faglige standarder. Nettsted: www.aacn.org
- **World Federation of Societies of Intensive and Critical Care Medicine (WFSICCM):** Denne globale føderasjonen samler ulike **intensivmedisinske** foreninger for å fremme internasjonalt samarbeid og kunnskapsdeling. Nettsted: www.wfsiccm.org
- **Australian and New Zealand Intensive Care Society (ANZICS):** En forening som representerer intensivpersonell i Australia og New Zealand, og som tilbyr utdanning, konferanser og forskningsinitiativer. Nettsted : www.anzics.com.au

- **Canadian Critical Care Society (CCCS)**: En kanadisk organisasjon dedikert til intensivbehandling, som tilbyr konferanser, utdanningsressurser og profesjonelle standarder. Nettsted: www.canadiancriticalcare.org
- **Intensive Care Society (ICS): En** britisk forening som støtter intensivpersonell gjennom opplæring, konferanser og publikasjoner. Nettsted : www.ics.ac.uk
- **Japanese Society of Intensive Care Medicine (JSICM): En japansk** forening som fremmer fremragende intensiv **medisin** gjennom konferanser, publikasjoner og forskningsinitiativer. Nettsted : www.jsicm.org

Disse organisasjonene tilbyr fordeler som tilgang til ressurser, nettverksbygging og opplæringsmuligheter, samt muligheten til å holde seg oppdatert på de siste fremskrittene innen intensivbehandling og gjenoppliving.

Fordeler med å bli medlem av en bransjeforening

Medlemskap i fagforeninger innen intensivbehandling og gjenoppliving gir mange fordeler for fagfolk i denne sektoren. Her er noen av de viktigste fordelene:

- **Tilgang til opplæringsressurser**: Fagforeninger tilbyr ofte opplæringsressurser som webinarer, konferanser, nettkurs og fagpublikasjoner. Dette gjør det mulig for medlemmene å holde seg oppdatert på den nyeste utviklingen og beste praksis på området.
- **Nettverksbygging**: Foreninger gir mulighet til å bygge nettverk med andre fagpersoner som deler de samme interessene. Dette kan legge til rette for utveksling av ideer, kunnskap og beste praksis, samt etablering av faglig samarbeid.
- **Deltakelse på konferanser og arrangementer**: Foreningene arrangerer jevnlig konferanser, symposier og workshops. Dette gjør det mulig for medlemmene å holde seg oppdatert på den nyeste forskningen, teknologiske innovasjoner og trender på området.
- **Profesjonelle standarder og karriereutvikling**: Profesjonsforeninger fastsetter ofte standarder og retningslinjer for yrkesutøvelsen. Medlemskap gjør det mulig for medlemmene å overholde etiske og faglige

standarder, samtidig som det gir muligheter for faglig utvikling og veiledning.
- **Tilgang til stipend- og støttemuligheter**: Noen foreninger tilbyr stipend, forskningsstipend og finansieringsmuligheter for å støtte medlemmenes videreutdanning, forskning og faglige utvikling.
- **Synlighet og anerkjennelse**: Medlemskap i en fagforening kan bidra til økt faglig anerkjennelse og troverdighet. Det kan også være en fordel for fagpersoner som ønsker å avansere i karrieren eller få lederstillinger.
- **Regelmessige oppdateringer**: Foreningens medlemmer mottar ofte regelmessige oppdateringer om de siste nyhetene, kommende arrangementer, opplæringsmuligheter og utviklingen på området.
- **Samfunnsengasjement**: Medlemskap i en forening gjør det mulig for fagpersoner å bidra til samfunnet og til å fremme fagfeltet. Dette kan gjøres ved å delta i komiteer, dele erfaringer eller utføre frivillig arbeid.
- **Påvirke sektoren**: Profesjonsforeninger kan spille en rolle når det gjelder å påvirke politikk og regelverk knyttet til gjenoppliving og intensivbehandling. Medlemmene kan delta i viktige diskusjoner og bidra til å forme fagfeltets fremtid.

Kort sagt, medlemskap i fagforeninger gir utøvere av gjenoppliving en rekke fordeler når det gjelder å holde seg oppdatert, utvikle seg faglig, knytte kontakter og bidra til kontinuerlig forbedring av fagfeltet.

Muligheter for nettverksbygging og engasjement i gjenopplivningsmiljøet.

Innen gjenopplivningsfaget finnes det mange muligheter for nettverksbygging og engasjement som gjør det mulig for fagfolk å knytte kontakter, utveksle ideer og bidra til utviklingen av fagfeltet. Noen av disse mulighetene inkluderer:

- **Konferanser og arrangementer** : Gjenopplivningskonferanser, symposier og workshops gir gode muligheter til å møte kolleger og eksperter på området. Disse arrangementene gir mulighet til å dele

erfaringer, diskutere de siste fremskrittene og lære av hverandre.
- **Lokale og regionale møter**: Mange regioner arrangerer lokale eller regionale møter for fagpersoner innen gjenoppliving. Disse mindre arrangementene er en ideell anledning til å knytte lokale kontakter og diskutere spørsmål som er spesifikke for regionen.
- **Nettbaserte diskusjonsgrupper**: Nettbaserte fora og diskusjonsgrupper, enten det er profesjonelle plattformer eller dedikerte sosiale medier, gjør det mulig for fagfolk innen gjenoppliving fra hele verden å komme i kontakt med hverandre, stille spørsmål, dele informasjon og få råd.
- **Profesjonelle foreninger**: Medlemskap i en profesjonell gjenopplivningsforening gir muligheter for nettverksbygging i fagmiljøet, samt muligheten til å delta i arrangementer, arbeidsgrupper og komiteer som bidrar til utviklingen av faget.
- **Deltakelse i forskningsprosjekter**: Deltakelse i forskningsprosjekter gir fagpersoner innen gjenoppliving mulighet til å samarbeide med andre eksperter for å løse komplekse problemer og bidra til kunnskapsutvikling på området.
- **Tverrfaglig samarbeid**: Gjenopplivning involverer ofte tverrfaglige team. Samarbeid med leger, sykepleiere, terapeuter og annet helsepersonell gir muligheter for nettverksbygging og gjensidig læring.
- **Engasjement i veldedige organisasjoner eller frivillig arbeid**: Deltakelse i frivillige aktiviteter eller veldedighetsprogrammer knyttet til gjenoppliving kan gi muligheter for nettverksbygging samtidig som du bidrar til en viktig sak.
- **Deltakelse i komiteer eller arbeidsgrupper**: Sykehus og foreninger har ofte komiteer eller arbeidsgrupper som arbeider for å forbedre gjenopplivningsbehandlingen. Ved å delta i slike grupper kan du samarbeide med andre fagpersoner og ha en positiv innvirkning.
- **Etterutdanning og kurs**: Etterutdanningsarrangementer, som kurs, workshops og seminarer, gir deg mulighet til å lære mer og til å treffe andre med lignende interesser.
- **Deltakelse i bevisstgjøringskampanjer**: Kampanjer for å øke bevisstheten om gjenoppliving eller forebygging av hjertesykdom gir deg mulighet til å komme i kontakt med andre som er involvert i fagfeltet og fremme viktige saker.

Ved å delta aktivt i disse nettverks- og engasjementsmulighetene i gjenopplivningsmiljøet kan fagpersoner utvide sin kunnskap, bygge sterke faglige relasjoner og bidra til kontinuerlig forbedring av gjenopplivningsomsorgen.

www.ingramcontent.com/pod-product-compliance
Lightning Source LLC
Chambersburg PA
CBHW050045230526
45470CB00004B/1413